Knaur.

Knaur.

Die Autoren:

Annette Sabersky ist Ernährungswissenschaftlerin und Journalistin. Als Redakteurin war sie fünf Jahre bei einem Verbrauchermagazin tätig. Heute arbeitet sie als freie Autorin in Hamburg, vor allem zu den Themen Ernährung und Kindergesundheit.

Dr. Jörg Zittlau ist Soziologe und Sportmediziner. Er arbeitet in Bremen als freier Journalist mit den Schwerpunkten Ernährung und alternative Heilverfahren.

Annette Sabersky
Jörg Zittlau

Die großen Ernährungslügen

Essen mit Nebenwirkungen

KNAUR TASCHENBUCH VERLAG

Besuchen Sie uns im Internet:
www.knaur.de

Originalausgabe Juli 2007
Knaur Taschenbuch.

Umschlaggestaltung: ZERO Werbeagentur, München
Satz: Adobe InDesign im Verlag
Druck und Bindung: CPI – Clausen & Bosse, Leck
Printed in Germany
ISBN 978-3-426-78002-2

INHALT

EINLEITUNG

Die große Verwirrung

Wir werden mit Informationen über Ernährung bombardiert. Mit widersprüchlichen Informationen, um genau zu sein. Fischölkapseln seien wirklich gesund, hieß es eine Zeitlang, nun hat irgendwer etwas Nachteiliges daran gefunden. Süßstoffe machen dünn, behaupteten die Ärzte jahrelang – doch sie können auch krank machen, wie aktuelle Studien zeigen. Vitaminpillen seien ein echter Jungbrunnen, beteuern verschiedene Anbieter – aber sie machen womöglich auch Krebs, sagen Ernährungsberater. Und Salz? Hatten wir nicht gelernt, dass Salz schadet? Nun ist zu hören, dass es doch gar nicht so schlimm sei.

Was stimmt denn nun? Heute kursieren mehr Vorurteile, Halbwahrheiten, Binsenwahrheiten und Unwahrheiten über Ernährung denn je. Die Folge: Niemand kennt sich noch aus, die meisten Menschen wissen nicht mehr, was oder wem sie glauben sollen. Studien zufolge empfindet die Mehrheit der Konsumenten die Aufklärung in Sachen Ernährung als höchst widersprüchlich. Im Dschungel von Ernährungspyramiden, Glyxtabellen, Fettfallenführer, Ernährungsempfehlungen einschlägiger Gesellschaften und noch mehr Nährwerttabellen findet sich kaum noch jemand zurecht.

Leider sind diejenigen, die Hilfestellung leisten könnten, manchmal gar nicht hilfreich: die Wissenschaftler, die sich mit der Erforschung gesunder Ernährung beschäftigen. Denn ihre Aussagen widersprechen sich vielfach. Auf die Frage, ob das Salz zum Frühstücksei nun erlaubt sei, erhält man Antworten von »Bloß nicht!« über »Ab und zu« bis hin zu »Aber klar doch!«.

Dazu muss man wissen, dass das Wenigste von dem, was gemeinhin behauptet wird, tatsächlich eindeutig bewiesen ist. Viele

Erkenntnisse stammen aus Tierversuchen, die einfach auf den Menschen übertragen wurden, obwohl einem schon der gesunde Menschenverstand sagen könnte, dass das gar nicht so ohne weiteres vergleichbar ist. Homo sapiens ist nun mal kein Schwein, kein Kaninchen und auch keine Ratte. Auch ist jeder Mensch verschieden, so dass sich selbst Erkenntnisse, die an menschlichen Versuchspersonen ermittelt wurden, nicht unbedingt verallgemeinern lassen.

Hinzu kommt: Es werden zwar viele Ernährungsstudien durchgeführt, ihre Qualität lässt aber oftmals zu wünschen übrig, weil entweder zu wenige Personen daran teilgenommen haben, sie nur befragt, aber nicht untersucht wurden oder es keine Gruppe gab, mit der die Testpersonen verglichen wurden. So existieren zwar seit Jahren Empfehlungen für den »richtigen« Fettverzehr. Eine wissenschaftlich saubere Grundlage wurde aber erst kürzlich dafür geschaffen. Gar nicht so selten versinkt auch die eine oder andere Studie in den Schubladen der Industrie, weil sie zwar zu einer eindeutigen Aussage kommt – aber zu einer, die den Auftraggebern gar nicht schmeckt. Eine aktuelle US-Studie brachte ans Tageslicht: Komplett von der Industrie gesponserte Untersuchungen zur gesundheitlichen Bedeutung von Milch, Saft und Limonade brachten vier- bis achtmal häufiger Ergebnisse hervor, die den Auftraggebern genehm waren, als solche, die ohne firmengebundene Geldgeber auskamen. Bei vielen der weitverbreiteten Informationen rund ums Essen und Trinken handelt es sich also nicht um fundierte Aussagen, sondern allenfalls um Ansichten und Meinungen.

Dieses Buch soll aufklären. Es will Ihnen ein Werkzeug an die Hand geben, mit dessen Hilfe Sie sich selbst ein Urteil bilden können. Wir beschreiben darum zunächst die Hintergründe, aus denen die zahlreichen Ernährungslügen entstanden sind, versuchen aber auch, Antworten auf die brennendsten Fragen zu geben, die sich die Verbraucher stellen. Beispielsweise sind wir nach Auswertung der vorliegenden Studien zu dem Schluss gekommen, dass Salz und

Zucker gar nicht *sooo* schlimm sind – wenn man das rechte Maß hält. Wir erklären aber beispielsweise auch, warum Vitaminpillen – ebenso wie übrigens die allseits begehrten Fischölkapseln – absolut entbehrlich sind.

Wichtig ist also zu wissen, wer einem eine bestimmte Ernährungsempfehlung gibt und von welchen Interessen er geleitet ist. Das ist zwar nicht immer so einfach zu durchschauen. Aber je mehr wir wissen, umso bewusster können wir uns entscheiden. In diesem Sinne wünschen wir Ihnen eine erkenntnisreiche Lektüre, und: Lassen Sie sich von niemandem in die Suppe spucken!

Annette Sabersky und Jörg Zittlau

KAPITEL 1

Verachtet und begehrt: Die Wahrheit über Fastfood und Fertigkost

Ulrike hätte es wissen müssen. Als erklärte Anhängerin von ökologischer Kost hätte ihr klar sein sollen, dass es nicht gutgehen kann, wenn man sich ein Fertiggyros vom Discounter in die Pfanne schmeißt. Doch sie hatte einfach keine Zeit mehr gehabt, weder für den Einkauf noch für die Zubereitung. Also gab es für sie und ihre Tochter die undefinierbaren Fleischstückchen zum Mittagessen. Und das hatte sie nun davon: Ihre Tochter bekam Magenkrämpfe und sie selbst einen juckenden Hautausschlag auf dem Bauch. Sicherlich, all das würde schon irgendwann wieder abklingen. Doch für Ulrike stand fest: »Nie wieder Fertigfutter! Besser hungern, als sich jemals wieder solch einen Junk reinzudröhnen.«

Fertigkost als eine Art Droge, die man sich hineinzieht? Georges Knecht will sich diesem Statement nicht ohne weiteres anschließen. Er ist Chef des Schweizer Kochverbands und oberster Chef der Inselspitalküche in Bern. Als solcher kann er unmöglich auf Fertigkost verzichten. Etwa zwei Drittel des von ihm verwendeten Gemüses ist »vorgerüstet«, in der Patisserie kommt er auf einen »Convenience«-Anteil von 30 Prozent, hier arbeitet er mit fertigen Kuchenböden und Cremepulvern.

Fertiggerichten wie dem Gyros von Ulrike kann aber auch der Kochprofi nichts abgewinnen: »So etwas brauchen wir nicht.« Dagegen seien koch-, aber noch nicht verzehrfertige Produkte wie Tiefkühlgemüse und Saucenpulver für Großküchen und auch für den Privathaushalt unentbehrlich geworden. Knecht selbst pflegt den »spielerischen Umgang« mit ihnen. Was konkret heißt: sich nicht auf dem »fertig« von Fertigkost auszuruhen, sondern kreativ damit umzugehen: Wird bei Knecht die vorgefertigte Kartoffelmasse für die Kroketten angerührt, dann rührt er Mandeln, Mohn oder Pinienkerne darunter. Und die vorgefertigte Spargelsuppe bekommt mit frischem Bärlauch den letzten Schliff. Sozusagen individuelle Küchennoten auf Conveniencegrundlage.

Doch wird damit wirklich so etwas wie kulinarische Individualität bewahrt? Oder dient es nur der Beruhigung des Gewissens?

Conveniencefood: Wer will das eigentlich?

Der Begriff »Convenience« kommt aus dem Englischen und bedeutet »bequem«. Und unserer Bequemlichkeit dienen sie tatsächlich. Convenienceprodukte sind ess- oder zumindest garfertig vorbereitete Lebensmittel: Buttergemüse aus dem Tiefkühlkarton, Paella aus dem Beutel, Stracciatella-Joghurt im Glas, der panierte Fisch von Käpt'n Iglo, Babygläschen mit Spaghetti bolognese von einem netten Opa namens Hipp.

Dennoch gehört Fertigkost zu jenen Bereichen der Ernährung, über die besonders eifrig gestritten wird. Ihre Gegner sehen in ihr den Verfall der kulinarischen Sitten, vorangetrieben durch eine Lebensmittelindustrie, die brutal ihre Marktinteressen durchsetzt. Befürworter sehen dagegen in Fertigkost die Chance schlechthin, ihre Zeit für Sinnvolleres zu nutzen als für das Raspeln von Gurken und das mühsame Kneten von Pizzateig. Auch wenn sie dazu gedacht sind, uns das Leben zu erleichtern, bescheinigt eine Studie der Bundesforschungsanstalt für Ernährung den Conveniencelebensmitteln, dass sie »kein gutes Image« haben: 80 Prozent der Verbraucher würden diesen Begriff noch nicht einmal kennen, und der Rest betrachte ihn eher negativ.

»Dennoch kommt Convenience in praktisch jedem Haushalt (97 Prozent) zur Anwendung«, so die Ernährungsforscher. Was im

Fazit bedeutet: Alle kaufen es, doch kaum einer will es. Das ist nicht unbedingt das, was man sich unter einem selbstbestimmten Leben vorstellt.

Vielleicht hilft es, Convenience in seinem gesellschaftlichen Zusammenhang zu sehen. »Es ist zu einfach«, erklärt Ernährungswissenschaftlerin Gesa Schönberger von der Dr. Rainer Wild Stiftung in Heidelberg, »den Käufern von Conveniencefood eine Ausrichtung auf puren Konsum oder die Degeneration der Sitten vorzuwerfen.« Die vorgefertigten Lebensmittel sollten schlicht dabei helfen, Zeit zu sparen, und damit kämen sie »einem Phänomen der Moderne entgegen«, nämlich einem von Zeitnot und immer enger werdenden Terminen bestimmten Leben.

Convenience kommt also den Ansprüchen des modernen Lebens entgegen. Zwar sind wir zu außergewöhnlichen Anlässen noch dazu bereit, Zeit zum Zubereiten von Nahrung zu investieren. Doch im Alltag schwebt über Kochtopf und Mikrowellenherd erbarmungslos der Hammer der Zeitoptimierung. Das Zubereiten der Mahlzeiten hat gefälligst reibungslos zu funktionieren, so wie alles im Leben gefälligst reibungslos zu funktionieren hat, vom Auto über die Ausbildung bis zu Partnerschaft und Sex. Nicht umsonst haben wir in Bezug aufs Essen eine schnoddrig-technokratische Sprache entwickelt, die man eher im Maschinenraum eines Schleppkahns als in einer Küche vermuten würde: »Ich werf mal eben eine Suppe in die Mikrowelle«, »Hab mir heute morgen in aller Schnelle ein Müsli reingezogen«, »Der Kaffee zieht gerade durch«.

Convenience ist das Produkt einer Gesellschaft, deren Mitglieder zunehmend auf Optimierung und Funktionalität ihres Lebens geeicht sind. Bevor man also darüber zetert, sollte man kritisch seine eigene Lebenseinstellung hinterfragen. Die Lebensmittelindustrie hat mit ihren Convenienceprodukten nur auf gesellschaftliche Entwicklungen reagiert, sie zwingt uns nicht, diese Waren zu kaufen. Was freilich nicht heißen soll, dass man Mitleid mit ihr haben muss.

Denn für die Industrie war der Durchbruch von Convenience der wärmste finanzielle Regen, den es jemals in ihrer Geschichte gab. Und sie setzt alles daran, diesen Regen nicht mehr versiegen zu lassen.

Ein bisschen Grün als Deko

Jeder Mensch muss essen und trinken, und in den Wohlstandsländern tut er das mehr als reichlich. Von daher ist es nicht verwunderlich, dass die Lebensmittelindustrie Jahr für Jahr gigantische Umsätze macht. Im Jahr 2006 erklärte die Bundesvereinigung der deutschen Ernährungsindustrie (BVE) ganz unbescheiden: »Mit 5900 Betrieben, mehr als einer halben Million Beschäftigten und einem Umsatz von rund 130 Milliarden Euro zählt die Ernährungsindustrie zu den wichtigsten Industriezweigen in Deutschland.«

Umsatzspitzenreiter ist mit über einem Fünftel das Fleisch. Obst und Gemüse kommen nicht einmal auf 7 Prozent und liegen damit noch deutlich unter den Quoten von Süßigkeiten (9,2) und alkoholischen Getränken (9,6), die man ja eher zu den Genusswaren zählen muss.

Das große Geld machen die Lebensmittelhersteller also nicht mit Vitaminen und Mineralien, sondern mit Kalorien, Zucker und Promille. Neu daran ist, dass man sich in unseren Breiten mittlerweile überwiegend von vorgefertigten Lebensmitteln ernährt. Wer heute jemanden sehen will, der an einer Möhre knabbert, muss Bugs Bunny im Fernsehen anschalten; und wer gar jemandem beim Zubereiten einer Mahlzeit zuschauen will, muss auf eine der zahlreichen Kochsendungen im Fernsehen zappen. In der Realität dominieren die Convenienceprodukte. Viel Essen für wenig Arbeit, viel Geschmack für wenig Aufwand.

So gut wie jeder Haushalt greift regelmäßig zu diesen Küchenhilfen. Einer von zehn Bundesbürgern isst mehr als drei Fertiggerichte pro Woche. Die tatsächliche Quote dürfte viel höher sein, denn selbst viele Profiköche schieben mittlerweile fleißig Plastikschalen in den Mikrowellenherd. Wie Claus-Peter Hutter von der Umweltakademie Baden-Württemberg berichtet, stammt in über zweitausend Restaurants die Paella nicht etwa aus eigener Herstellung, sondern aus der Tiefkühltruhe: »Dabei braucht man nur noch Wasser oder – wenn das Fertiggericht mal richtig aufgemotzt werden soll – Fischsud hinzuzufügen. Ein bisschen frisches Grün zur Deko oben drauf, und nach wenigen Minuten kommt dann die dampfende, frisch aussehende Paella auf den Tisch. Man braucht also nicht mehr Koch gelernt zu haben, um eine Gaststätte betreiben zu können.«

Billige Pizza in teuren Küchen

Kein Wunder, dass sich die Branche über jährliche Umsatzsprünge freuen darf. Auf der »Chilled Food«, einer der führenden Messen für Convenienceprodukte, klopfte man sich im September 2006 ehrfurchtsvoll selbst auf die Schultern, weil der Markt für kühlfrische Fertigkost bereits im ersten Halbjahr 2006 um fast 10 Prozent gestiegen war. Der Absatz tiefgefrorener Lebensmittel – sie bilden das Gros des Conveniencesortiments – liegt mittlerweile bei über 3 Millionen Tonnen jährlich. Die Hälfte davon wird in Privathaushalten verzehrt, der Pro-Kopf-Verzehr liegt bei 38 Kilogramm pro Jahr. Ein Fünftel davon landet als Fertigpizza auf dem Teller. Das zeigt, wie sehr Convenience und Globalisierung des Geschmacks Hand in Hand gehen, denn Pizza gehört wahrlich nicht zu den Speisen, die als typisch deutsch gelten.

Wer von Fertigkost und den Umsätzen ihrer Anbieter spricht, muss auch von Großküchen und Fastfood sprechen. Denn egal, ob

Dönerbude oder McDonald's, ob Unimensa oder Kantine im Finanzamt – sie alle funktionieren nur aufgrund ausgefeilter Conveniencetechnik. Und das Geschäft läuft gut, denn diese Branchen können traumhafte Umsätze und Besucherzahlen feiern: 2005 wurden in deutschen Kantinen knapp 1,5 Milliarden Mahlzeiten ausgegeben – etwa 4,5 Millionen mehr als ein Jahr zuvor. Bei den Fastfood-Anbietern ging es noch lebhafter zu. Sie konnten 2,86 Milliarden Gäste begrüßen, die dort insgesamt 13,2 Milliarden Euro ausgegeben haben.

Branchenprimus ist zweifelsohne McDonald's. Im Geschäftsjahr 2005 gelang der Fastfood-Kette in Deutschland ein neuer Umsatzrekord: Mit 2,4 Milliarden Euro konnte man das Vorjahresergebnis um 5,2 Prozent steigern und die klare Marktführerschaft in der Gastronomie weiter ausbauen. Die Gästezahlen sprechen ebenfalls Bände: 848 Millionen Menschen betraten die Restaurants mit dem großen M. Das waren im Durchschnitt über 2,3 Millionen Gäste pro Tag!

Mit der bequemen und schnellen Kost werden also dicke Geschäfte gemacht. Das muss nicht zwangsläufig mit unlauteren Machenschaften einhergehen; Geldverdienen an sich ist ja nichts Schlimmes. Allerdings hat die Lebensmittelbranche, gerade weil es ihr so gut geht, mit Problemen zu kämpfen. Und die erhöhen zumindest die Neigung, es mit dem Wohlergehen der Kundschaft nicht ganz so genau zu nehmen.

So will die Lebensmittelindustrie, wie alle anderen Branchen auch, permanent ihre Umsätze steigern. Doch wie soll das funktionieren? Die Bevölkerungszahlen zeigen nicht nach oben, so dass bis auf weiteres nicht mit einer Zunahme essender und trinkender Kunden zu rechnen ist. Und die, die schon da sind, geben immer weniger für ihre Verpflegung aus. Laut einer Studie des Forschungsverbunds »Ernährungswende« verdoppelten die Verbraucher zwar seit den sechziger Jahren ihre Ausgaben für den privaten Konsum – doch die fürs Essen und Trinken wurden halbiert. Wie Studienleiterin Ulrike Eberle betont, spricht dies für »eine immer geringere ökonomische Wertschätzung für Ernährung«.

Das wird auch dadurch untermauert, dass in deutschen Haushalten für die Ausstattung der Küche – also für Geschirr, Kühlschrank, Spülmaschine und dergleichen – pro Jahr ähnlich viel Geld investiert wird wie für das, was dort zubereitet wird. Das Kochfeld ist aus edlem Keramik, und der Backofen reinigt sich von allein, doch auf den Designerküchentisch kommt die Pizza aus der Pappschachtel vom Discounter – so sieht sie aus, die Küchenlogik der modernen Verbraucher. Die Umsätze der Lebensmittelindustrie werden dadurch freilich nicht gesteigert. Also musste man sich etwas ausdenken, um den Verkauf anzukurbeln.

Strategien wie in Marlboro Country

Mickey Chopra (Südafrika) und Ian Darnton-Hill (USA), zwei Wissenschaftler, die sich mit den Themen Gesundheit und Ernährung beschäftigen, haben sich näher mit den Marktstrategien der Lebensmittelindustrie auseinandergesetzt und kommen zu dem Schluss, dass man sie mit denen der Tabakindustrie vergleichen kann.

»Ein Vergleich, der auf den ersten Blick abwegig erscheint«, wie sie im *British Medical Journal* betonen, »weil ja schließlich jeder täglich essen und trinken, aber nicht jeder rauchen muss.« Nichtsdestoweniger bestünden offensichtliche Parallelen zwischen den Strategien dieser beiden Industriezweige, und die Auswirkungen ihrer Produkte auf die Gesundheit der Menschen seien, wenn man das grassierende Übergewicht in den Industrienationen betrachtet, ähnlich verheerend.

Beispielsweise setzen auch die Lebensmittelhersteller in großem Umfang auf Marketing und Werbung. Essen und Trinken werden allein in den USA jährlich mit 30 Milliarden Dollar beworben, kein anderer Industriezweig gibt so viel für Reklame aus. Und es sind Kinder, die zur Hauptzielgruppe dieser Werbemaßnahmen zählen. In den USA bekommt jedes Kind pro Jahr etwa zwanzigtausend Fastfood-Spots auf dem Bildschirm zu sehen.

Aber auch wer hierzulande in eine McDonald's-Filiale geht, merkt schon bald, dass man sich die Kinder als Kunden heranzieht. Wobei man fairerweise sagen muss, dass der Burgerbrater damit eine echte »Versorgungslücke« geschlossen hat: Wer als Familie mit kleinen Kindern in ein Restaurant geht, muss mit schrägen Blicken vonseiten des Personals und auch der Kundschaft rechnen – beim »Mäc« hingegen und auch bei Ikea kann man die Kids an Klettergerüsten und Rutschen toben lassen.

Wenn es gilt, ein bestimmtes Nahrungssegment in einem Land durchzusetzen, werden schon mal ein paar Extramillionen in die Reklame gepumpt. Wie etwa in Südostasien, als die Marke Coca-Cola mit einer Verdreifachung des Werbeetats durchgeboxt wurde. Mittlerweile kennen zwei Drittel aller Chinesen den coffeinhaltigen Softdrink, vor zwanzig Jahren war es noch nicht einmal jeder zehnte.

Auch im Globalisierungsgedanken sehen Chopra und Darnton-Hill einen gemeinsamen Nenner von Tabak- und Lebensmittelindustrie. »Man sieht bei ihnen deutlich das Bemühen«, so die beiden Wissenschaftler, »die eigenen Marken weltweit zu vermarkten.« Das Ziel der Lebensmittelkonzerne lautet: Der Kunde in China soll am besten dasselbe essen und trinken wie der Kunde in Deutschland und den USA. Dann kann man in noch größeren Massen produzieren und dadurch eine Menge Produktionskosten sparen. In der Branche bezeichnet man so etwas als »Kostendegressionseffekt«.

Eine weitere Strategie besteht darin, in den eigentlich schon mehr als gesättigten Industrienationen Appetit auf neue Speisen zu erzeugen. In den USA kommen jährlich über elftausend neue Getränke und Speisen auf den Markt; in Deutschland schwappen, wie die Marktforscher von ACNielsen ermittelt haben, pro Jahr allein 1500 neue Schokoladen und fast 600 neue Feinkostsaucen über die Konsumenten herein. Tyson Foods, der weltweit führende Fleischproduzent, hat etwa 4600 unterschiedliche Hühnerfleischprodukte im Programm. Viele davon werden auch in Deutschland verkauft, denn in den USA finden sage und schreibe 25 Prozent der weltweiten Hühnerfleischproduktion statt, in allen EU-Ländern zusammen sind es gerade einmal 14 Prozent.

Tabak- und Lebensmittelindustrie ähneln sich auch darin, dass sie Kritiker als Ignoranten und ewige Nörgler anprangern oder sie sogar offen diffamieren. So beklagt der amerikanische McDonald's-Kritiker Eric Schlosser, dass er bei Radiosendern und Schulen angeschwärzt wurde: »Man sagte, ich sei ungeeignet, um mit Kindern zu diskutieren.« Auf seinen Lesungen wurden »von wildfremden Leuten« Flugblätter verteilt, in denen ihm unterstellte wurde, ein Drogenverführer, Sozialist und Ausländerfeind zu sein.

Zur Sicherung ihrer Renditen schreckt die Lebensmittelindustrie also mitunter auch vor unsauberen Mitteln nicht zurück. Dennoch sollte man nicht den Fehler machen, Fastfood- oder Fertigprodukte unreflektiert zu verteufeln. Denn die gehören schon längst zu unserem Alltag, genauso wie Auto, Telefon und Aspirintablette, hinter denen ebenfalls die Interessen einer mächtigen Industrie stehen. Besser ist es, ihre tatsächlichen Vor- und Nachteile herauszuarbeiten, um zu einem vernünftigen Umgang mit ihnen zu kommen.

Der Hunger bleibt

»Mit diesen einfach und schnell verwendbaren Produkten kann man Zeit sparen und braucht weniger Kochkenntnisse«, sagt die Schweizerische Gesellschaft für Ernährung. Das ist sicherlich ein Vorteil für denjenigen, der viele Menschen zu bekochen hat, und auch für den, der keine Zeit fürs Kochen oder keine Ahnung davon hat. Tatsache ist freilich, dass man auch niemals Ahnung vom Kochen bekommen wird, wenn man sich fleißig aus dem Conveniencesegment bedient. Soziologen warnen bereits, dass schon die ersten Generationen nachwachsen, die sich ohne Fertigprodukte kein warmes Essen mehr zubereiten können.

Andererseits eröffnet Convenience selbst Kunden mit einem gewissen Kochverstand kulinarische Welten, die ihnen sonst zu Hause auf ewig verschlossen bleiben würden. Denn wer ist schon imstande, eine leckere Paella für sich zu kochen? Und wenn es das fertig geschnipselte Tiefkühlgemüse nicht geben würde, fänden wohl noch weniger Menschen den Zugang zu vegetarischer Kost.

Neben der Zeitersparnis beim Zubereiten nimmt durch Convenience auch das Tempo beim Verzehr deutlich zu. Der Sauerbraten in der Aluschale beispielsweise ist schon fertig portioniert und braucht nicht mehr mühsam abgeschnitten zu werden. Besonders eklatant ist die Zeitersparnis beim Fastfood: Im Schnitt dauert es etwa dreieinhalb Minuten, bis ein Schnellmenü vertilgt ist. In der täglichen Terminhetze ist das ein erheblicher Zeitgewinn. Das Problem dabei ist bloß: Erst nach fünfzehn Minuten signalisiert der Körper ein wirklich befriedigendes Sättigungsgefühl. Der Fastfood-Konsument wird also trotz vollen Magens hungrig den Saal verlassen. Oder aber er ordert nach. Und das passiert häufig. Die Kaloriendimensionen driften so schnell ins Uferlose ab.

Aber nicht nur von der körperlichen Seite her ist Fastfood problematisch, sondern auch von der geistig-seelischen Dimension her. Denn ist Zeitersparnis immer auch ein Zugewinn von Lebensqualität? Oft bedeutet sie auch nur einen Zugewinn an Langeweile. Das Leben wird ohnehin immer länger, da kann man auch ruhig mal ein paar Minuten zum Gurkenraspeln aufwenden – und dabei innerlich zur Ruhe kommen.

Mit dem Menü kommt es dicke

Fastfood-Ketten wie McDonald's wurden in den letzten Jahren immer wieder als Dickmacher gebrandmarkt. Daraufhin veröffentlichten sie die Kalorienwerte ihrer Speisen, um deutlich zu machen, dass in ihren Produkten gar nicht so viel Dickmacherpotential steckt. Für die einzelnen Speisen mag das durchaus zutreffen, doch wer regelmäßig in der sogenannten Systemgastronomie einkehrt, greift fast immer zu den angebotenen Menüs, allein schon, um Geld zu sparen. Und da kommt es kalorienmäßig ganz dicke. So hat ein Big Mäc 503 Kilokalorien (kcal), eine mittlere Portion Pommes 333 und eine mittlere Cola 168. Macht zusammen über 1000 kcal. Eine Frau braucht durchschnittlich etwa 2000 kcal am Tag, mit einer Fastfood-Session hat sie sich also schon mehr als die Hälfte davon einverleibt. Bei Kindern sind damit sogar bereits zwei Drittel des Tagesbedarfs gedeckt, und sie werden von der Systemgastronomie als Hauptkunden anvisiert.

Laut Angaben des Dortmunder Forschungsinstituts für Kinderernährung nehmen Fastfood-Kids etwa 15 Prozent mehr Kalorien zu sich als andere Kinder, und damit steigt natürlich auch ihr Risiko für Übergewicht. Forscher der Harvard-Universität in Boston veröffentlichten 2005 eine Studie zum Ernährungsverhalten und der Gewichtsentwicklung von 3031 Amerikanern. Dabei zeigte sich, dass diejenigen, die ihren Fastfood-Verzehr steigerten, auch sofort an Körpergewicht zulegten. Bereits zwei Fastfood-Mahlzeiten pro Woche reichten aus, um das Gewicht binnen eines Jahres um 4,5 Kilogramm ansteigen zu lassen. Außerdem stieg die Insulinresistenz auf das Doppelte, was als zentraler Risikofaktor für Diabetes gilt.

Risikofaktor Nuggets

Ein großes Problem von Fastfood – vor allem in Fertigpommes und Chicken Nuggets sowie in Kartoffelchips, Popcorn und anderem kross gebackenen Naschgebäck – sind die Transfettsäuren. Sie fördern neben Übergewicht auch Entzündungen in den Blutgefäßen und gehören damit zu den großen Risikofaktoren für Herz-Kreislauf-Erkrankungen. In Dänemark ist ihre Anwendung seit einigen Jahren gesetzlich reglementiert und dadurch fast auf null zurückgegangen. Das Essen schmeckt dort, entgegen der Drohungen der Lebensmittelindustrie, trotzdem noch gut. Geschmack kann man eben auch auf andere Weise erzeugen.

Doch Transfettsäuren sind extrem billig und sorgen zudem für eine große Lagerstabilität der Lebensmittel, weswegen sie in vielen anderen Ländern weiterhin massiv eingesetzt werden. Auch in Deutschland, und erst recht in den USA.

In Dänemark ist das freilich kaum nachvollziehbar. »Es gibt keinen Grund, Transfettsäuren nicht weltweit zu verbieten«, erklärt Steen Stender, Professor für Biochemie am Gentofte Universitätskrankenhaus in Kopenhagen. »Wenn man sie weltweit verbannt, wird das nur diejenigen stören, die diese Stoffe verkaufen.«

In Dänemark ging übrigens die Quote der Herzerkrankungen in den letzten fünf Jahren um 20 Prozent zurück.

Wie Heroin

Nun konnte man natürlich schon ahnen, dass Fastfood zahlreiche Dicke mit Herz- und Zuckerproblemen produziert. Offenbar verdankt es diesen Effekt aber nicht nur seinem Kalorienreichtum. Wissenschaftler der Princeton-Universität fanden Hinweise darauf, dass Fastfood ähnlich süchtig macht wie Heroin. Im Laborversuch reagierten Mäuse, die auf eine hochprozentige Zucker- und Fettdiät (wie sie typisch ist für Fastfood) eingestellt waren, auf ein drastisches Reduzieren der Kost wie bei einem Drogenentzug: Sie wurden fahrig, zittrig und unkonzentriert.

Erklärbar wird dieses Phänomen dadurch, dass hohe Fett- und Zuckeranteile die Ausschüttung von Glückshormonen anregen. Werden Fett und Zucker dann plötzlich reduziert, reagiert der Körper mit Entzugserscheinungen wie Unruhe, Zittern und Angstzuständen.

Trügerische Keimfreiheit

Die Lebensmittelindustrie argumentiert gerne damit, dass ihre Produkte, weil sie unter strengen Kontrollen produziert und steril verpackt werden, weitgehend frei von Keimen seien. Bei einem offen in der Theke liegenden Fleischstück beispielsweise müsse man mit viel mehr Keimbefall rechnen.

Das ist an sich richtig. Andererseits kann man an Convenienceprodukten leichter Fälschungen und Vertuschungen vornehmen. Wenn der frische Brokkoli verrottet oder das frische Stück Schweinefleisch vergilbt, sieht man ihm das an, und man riecht es auch. Dem panierten Tiefkühlfisch in der Pappschachtel merkt man hingegen nicht an, ob er beim Transport oder Zwischenlagern einige Stunden Antauen hinter sich hat. Und die Haltbarkeitsetiketten von eingeschweißtem Fleisch kann man leicht fälschen, wie es unlängst in einer Supermarktkette aufgedeckt wurde. Spätestens beim Gammelfleischskandal 2006 ging auch dem unbedarftesten Verbraucher auf, dass sich der miserable Zustand einer Dönerrolle mit Gewürzen wunderbar überdecken lässt. Wo Lebensmittel verarbeitet und verpackt werden, kann man nun mal auch viel vertuschen und manipulieren.

Ganz zu schweigen davon, dass Lebensmittel bei der Verarbeitung einen langwierigen Prozess durchlaufen, bei dem es zu reichlich Feindkontakt mit unliebsamen Keimen kommt. Im niedersächsischen Lebensmittelmonitoring 2000 fanden die Tester in knapp 5 Prozent aller Hackfleischproben Salmonellen, und in einigen Mettwurstkonserven wurden gleich mehrere unterschiedliche Krankheitserreger gefunden. In 22 von 507 verarbeiteten Lebensmitteln (vor allem in Fleischerzeugnissen und Gewürzmischungen) – also in jeder dreiundzwanzigsten Probe – wurde ein Keim namens Clostridium perfringens gefunden. Er sorgt für schlimme Durchfälle und hat die unheilvolle Eigenschaft, dass er Sporen bildet, die auch das Kochen überleben.

Wie kommt das Latex in den Keks?

Um Haltbarkeit, Portionierung, Transportfähigkeit und auch die Optik von Convenienceprodukten zu verbessern, braucht man Verpackung. *Viel* Verpackung! Plastik spielt dabei zunehmend die Hauptrolle, weil die alte Konservendose immer mehr in den Hintergrund tritt. Vor allem Fertiggerichte in den Kühltruhen der Discounter und Supermärkte werden in buntem Plastik angeboten, um die Kunden zum raschen »Zugriff« zu bewegen. »Fastfood und Take-away haben eines gemeinsam«, spottet die Schweizer Gastronomiekritikerin Claudia Jud, »nämlich das Komplott mit der Plastikindustrie.«

Klar, dass dabei reichlich Problemmüll anfällt. Was viele jedoch nicht wissen, ist, dass die Verpackungen auch problematische Substanzen an den Inhalt abgeben können. »Nahezu jedes Lebensmittel kann in Wechselwirkung mit dem Packstoff treten«, erklärt Kirsten Hennige vom Lebensmittelprüfinstitut Fresenius. Das könne durchaus zu »sensorischen Fehlaromen« führen, also den Geschmack des

Lebensmittels verändern. Eigentlich dürfte kein Stoffübertritt auf das Lebensmittel stattfinden, so Hennige, »doch dieses Ideal wird von keinem der bekannten Packstoffe erfüllt«.

Süßwaren und Speiseeis werden bevorzugt in latexhaltigen Verpackungen angeboten. Kondomnutzer ahnen, warum: Durch das Naturgummi schmiegt sich die Hülle eng an das Produkt. Das sieht gut aus und hilft dem Hersteller beim Einsparen von Verpackungsmaterial. Eine aktuelle Studie der englischen Food Standards Agency ergab jedoch, dass durchaus Latexspuren von der elastischen Hülle auf das Nahrungsmittel übergehen können. Bei empfindlichen Menschen – Latex gehört zu den problematischsten Allergenen überhaupt – können dadurch möglicherweise Komplikationen wie etwa Asthma ausgelöst werden. Patientenorganisationen fordern bereits, dass Latexanteile in Essensverpackungen deklariert werden müssen.

Mittlerweile setzt die Lebensmittelindustrie gezielt auf »chemisch aktive Verpackungen«, um Einfluss auf deren Inhalt zu nehmen. Wie etwa bei Plastikfolien für Obst. Sie werden mit einem chemischen Absorber ausgestattet, um den Früchten das Reifungshormon Ethylen zu entziehen. Das Obst bleibt dadurch länger knackig.

So weit, so logisch. Doch wenn es um Bananen geht, kann daraus auch ein absurdes Theater werden. Die krummen Früchte sind nämlich grün, wenn sie nach ihrer Reise von Übersee bei uns ankommen. Man besprüht sie deshalb mit Ethylen, damit sie für den Verkauf schneller gelb werden. Wenn sie dann aber wiederum in Plastik verschweißt werden, kann es sein, dass ihnen das Ethylen gleich wieder entzogen wird. Ein chemischer Zickzackkurs, der eher nach Chemieunterricht klingt als nach der fachgerechten Zubereitung eines Nahrungsmittels.

Wer frisst mehr Energie?

Werfen wir das tiefgekühlte Chicken Curry in die Pfanne, dauert es nicht länger als zehn Minuten, bis es verzehrfertig ist. Das sind natürlich ganz andere Dimensionen als zu Omas Zeiten. Deren Schmorbraten brauchte mitunter zwei Stunden im Backofen, bevor man ihn essen konnte. Klar, dass dabei auch ungleich mehr Energie verbraucht wurde.

Trotzdem ist der Vergleich unfair. Nicht nur deshalb, weil man ein dickes Bratenstück nicht mit zerkrümeltem Hühnerfleisch vergleichen darf. Viel schwerer wiegt, dass unser Chicken Curry diverse Produktionsstufen durchlaufen und dass jede einzelne davon Energie verschlungen hat: Das Zerkleinern und Mischen der Zutaten, das Vorkochen und Einfrieren, schließlich auch das Verpacken. Und wenn der gefüllte Plastiksack erst in der Tiefkühltruhe des Supermarkts und dann im Gefrierschrank bei uns zu Hause auf den Verzehr wartet, kostet das ja auch Energie.

Andererseits ergab eine Studie des Öko-Instituts, dass bei der Herstellung einer Tiefkühlpizza letzten Endes weniger Treibhausgase anfallen als beim Zubereiten einer individuellen Mahlzeit – eine Rechnung, die aber nur dann aufgeht, wenn man von einer allein essenden Person ausgeht. Sofern man mit einer mehrköpfigen Familie kalkuliert, stimmt sie nicht mehr.

Alibivitamine

Ist Fertigkost ärmer an Nährstoffen als Frischware? Darauf gibt es keine pauschale Antwort. Bis der frische Spinat endlich bei uns auf dem Teller ist, hat er oft bereits zig Vitamine verloren. Demgegenüber schneidet das Tiefkühlgemüse deutlich besser ab, weil es direkt nach der Ernte verarbeitet und eingefroren wurde. Dosenware enthält hingegen nur noch wenige Vitamine und Spurenelemente, allerdings dafür umso mehr Kochsalz. Zudem gilt: Muss ein Nahrungsmittel häufiger Temperaturschwankungen hinnehmen, werden nicht nur Vitamine vernichtet, es entstehen auch Vernetzungen von Stärkemolekülen, die vom Körper nicht aufgeschlossen werden können. Ein Aspekt, der sich gerade bei Kantinenkost und bei vorgekochten Fertigmahlzeiten bemerkbar macht, die dadurch lange im Magen liegen bleiben. Mit entsprechenden Symptomen wie Blähungen und Völlegefühl.

In einigen Fällen erzielt Conveniencefood aber auch gute Quoten auf der Nährwerttabelle, weil ihm oft Vitamine und Mineralien zugesetzt werden. So enthalten 100 Gramm eingeschweißte Salami aus konservierungstechnischen Gründen bis zu 20 Milligramm Vitamin C, das ist – je nach Sorte – mehr als bei einem Apfel. Und Obstsäfte strahlen meistens nur deshalb im kräftigen Orange, weil sie mit Betacarotin geimpft wurden. Ganz zu schweigen davon, dass vielen Convenienceartikeln Vitamine und Mineralien zugesetzt werden, weil man dem Kunden einen Nutzen für die Gesundheit suggerieren will (siehe dazu Kapitel 17 »Von Mangel keine Spur«, S. 239). Doch dabei handelt es sich nicht um Biostoffe im eigentlichen Sinn, sondern um Produkte aus den Labors, die ganz anders wirken als ihre natürlichen Pendants.

»Zu wenig« ist also nicht unbedingt das Problem beim Conveniencefood. Das eigentliche Problem ist ein anderes: das des »Zuviel«. Zu viel Fett, Zucker und Energien. Und zu viel Farb- und Aromastoffe.

Geschmacklich wie ein Baseballhandschuh

An Fertigkost wird oft kritisiert, dass sie nicht an den Geschmack von authentischen Lebensmitteln heranreiche. Das ist – pauschal gesehen – sicherlich falsch. Wer hat sich nicht schon bei einer selbst zubereiteten Pizza, auf deren fingerdickem und weichem Teig eine wässrige Tomatensauce schwamm, nach dem fertigen Pendant aus dem Supermarkt gesehnt?

Wie bei den Vitaminen gilt hier: Die moderne Tiefkühltechnik hat dafür gesorgt, dass sich die Geschmacksverluste im Conveniencebereich immer mehr in Grenzen halten. Weil sie den »warmed over flavour« ausschaltet. Diesen Begriff übersetzt man am besten mit »Auskochgeschmack«, man findet ihn nicht nur in gegarten, sondern auch in kühl und länger gelagerten Speisen. Wer ihn einmal intensiv erleben will, sollte sich abends aus seiner Kantine ein Wiener Schnitzel besorgen, das in der Warmhalteauslage stundenlang auf Käufer gewartet hat. Oder er sollte sich eine Gulaschkonserve aus dem Discounter zubereiten. Dabei wird allerdings auch klar, dass gerade im Billigsegment immer noch zu viele Conveniencelebensmittel angeboten werden, die fade und ausgelaugt schmecken. So manche billige Fertigpizza schmeckt und riecht wie ein alter Baseballhandschuh. Glücklicherweise sind wenigstens, wie der Hamburger Lebensmitteltester Urban Jörissen betont, jene Zeiten vorbei, als man noch »ranzige Fische auf ihr gefunden hat«.

Viele Hersteller fangen die Geschmacksverluste durch Aromastoffe ab, von denen allein in Europa rund 2800 unterschiedliche Substanzen auf dem Markt sind. Zusammen mit den Färbemitteln, die zum optischen Aufpeppen gebraucht werden, ergeben sie einen Chemiecocktail, der es in sich hat (siehe Kapitel 2 »Stark in Geschmack und Nebenwirkungen«, S. 32). Darüber hinaus sorgen sie für ein Abstumpfen der sinnlichen Wahrnehmung. Wer auf die intensiven Aromastoffe der Lebensmittelindustrie getrimmt ist, empfindet den Geschmack und den Duft unbehandelter Speisen nur noch als fade.

Kein Wunder, dass jene Vertreter der Lebensmittelindustrie, die auf unverfälschte Geschmacksnoten setzen, von der Kundschaft abgestraft werden. Der Bremerhavener Tiefkühlproduzent Frosta gelobte Anfang 2003 den Verzicht auf sämtliche Konservierungs- und Aromazusätze und musste dafür zum Jahresabschluss das schlechteste Geschäftsergebnis aller Zeiten einstecken. Vorstandschef Thomas Braumann verlor seinen Job.

Seitdem geht es zwar wieder ein wenig aufwärts, doch das liegt weniger an der erwachenden Akzeptanz des »Frosta-Reinheitsgebots« als an neuen und trendigen Frischprodukten wie den »Schlemmergratins«. Convenience und echte *(echte,* nicht »natürliche« – Letztere müssen ja nicht aus der Natur sein) Aromen von Gemüse, Fleisch und Fisch, Gewürzen und Kräutern – ganz ohne Zusätze –, das passt eben in den Hirnen der Verbraucher einfach nicht zusammen. Mit Ernährungsrevolutionen verhält es sich wie mit anderen Revolutionen auch: Wenn sie funktionieren sollen, muss das Volk geistig auf sie eingestimmt sein.

KAPITEL 2

Stark in Geschmack und Nebenwirkungen: Die Wahrheit über Zusatzstoffe

Die Studenten gingen auf die Barrikaden. Nicht etwa, weil das BAföG mal wieder gekürzt werden sollte. »Boykottiert Soßen, Suppen, Hack und Fertigpaniertes – lasst den Glutamatmatsch links liegen«, protestierten die Studierenden der Fachhochschule Hamburg im Fachbereich Informatik. »Fragt die Köche nach Geschmacksverstärkern aus, bis sie es nicht mehr hören können!«

Das war 1995. Grund für den Unmut: der Zusatzstoff Glutamat mit seinen potentiellen gesundheitlichen Problemen. Bei empfindlichen Menschen und Kindern kann es nach dem Verzehr zu Übelkeit, Erbrechen und Kopfschmerzen kommen. Glutamat steht auch im Verdacht, im Gehirn toxisch zu wirken und den Appetit anzukurbeln.

Dennoch ist der Geschmacksverstärker landauf, landab im Kantinenessen, in Mensen und auch in Fertigprodukten zu finden. Und das ganz legal. Denn E 620, so das Kürzel für Glutamat, ist ein Zusatzstoff, der dem Essen beigemengt werden darf. Darum hat der Protest der Studenten auch wenig gefruchtet. Auch zehn Jahre nach dem Prostest wird der Stoff noch ins Mensaessen gemixt: Glutamat steckt sowohl in der Zwiebelsoße zum Hackbraten mit Kräuterkroketten als auch in der Käsesauce zum Gemüserisotto. Das geht aus den wöchentlichen Speiseplänen der Hochschule hervor.

Glutamat in aller Munde

Wer die Etiketten verpackter Lebensmittel im Supermarkt studiert, wird schnell fündig. Geschmacksverstärker stecken in Würstchen,

Fertiggerichten, Tütensuppen, Pizza, Tortellini aus dem Frischepack und auch in Chips. Selbst vor Produkten für Kinder macht der Stoff nicht halt (siehe auch Kapitel 4 »Eine Extrawurst für Kids«, S. 59).

Wie die Funktionsbezeichnung vermuten lässt, soll Glutamat den Geschmack von aromawirksamen Zutaten wie Zucker, Salz, Säuren und Bitterstoffen intensivieren. Glutamat ist in der Lage, die Rezeptoren im Mund so zu stimulieren, dass ein Geschmackseindruck entsteht, den das Lebensmittel selbst nicht bieten kann. Geschmacksverstärker werden immer da eingesetzt, wo im Zuge der Herstellung Aromastoffe auf der Strecke bleiben, sei es durch Kochen, Backen, Wässern, Trocknen oder Lagern. Oftmals sind die Zutaten auch von Natur aus schon so fad, dass geschmacklich etwas nachgeholfen werden muss. Weltweit wird darum immer mehr Glutamat produziert. Waren es 1969 noch 200 000 Tonnen, sind es heute bereits 1,5 Millionen Tonnen im Jahr.

Glutamat ist einer der umstrittensten Zusatzstoffe überhaupt. Obwohl sich seit Jahren die Anzeichen mehren, dass er dick macht und toxisch auf das Gehirn wirkt, werden neue Erkenntnisse ignoriert. Die aktuellste Studie hat der Pädiater Michael Hermanussen von der Universität Kiel veröffentlicht. Glutamat, so seine Erkenntnis, beeinträchtigt die Regulierung von Hunger und Sättigung im Gehirn.

Der Mediziner hatte dreißig trächtige Rattenweibchen mit verschiedenen Mengen Glutamat gefüttert. Auch der Rattennachwuchs bekam, kaum war er geboren, den Stoff kredenzt. Die Mengen waren in etwa so bemessen, dass sie dem entsprachen, was in Fertigprodukten enthalten ist. Ergebnis: Je höher die angebotene Glutamatdosis war, umso gefräßiger wurden die Tiere. Vor allem die jungen Rattenmännchen zeigten einen gewaltigen Appetit. Die Tiere tranken dreimal so viel wie üblich und verdoppelten ihre Essensration. Für Hermanussen ist die Sache klar: »Der Verzehr von Lebensmitteln mit Glutamatzusatz ist nicht zu rechtfertigen.«

Rattengift in der Wurst

Glutamat ist in vielen Lebensmitteln von Natur aus enthalten. Parmesankäse etwa enthält sehr viel von dem Stoff: mehr als 1 Gramm pro 100 Gramm – darum schmeckt er auch so gut. Doch während man bei Lebensmitteln mit zugesetzten Geschmacksverstärkern oft nicht aufhören kann mit dem Futtern – die Chipstüte muss immer ganz leer gegessen werden –, reguliert sich der Verzehr von natürlichem Glutamat von selbst, und die Sorge, zu viel des Guten zu tun, erübrigt sich: »Ein leidlich intelligenter Italiener raspelt sich den Käse dünn auf die Spaghetti und isst ihn nicht in dicken Scheiben«, sagt Michael Hermanussen.

Der Professor kam eher zufällig auf die Idee, sich mit Glutamat im Essen zu beschäftigen. Er führte zwar schon länger Versuche mit dem Geschmacksverstärker durch, um zu gucken, wie er sich im Stoffwechsel von Versuchstieren verhält. Dabei kam heraus, dass sich Rattenjunge damit regelrecht vergiften. Doch als er einmal mit seiner Frau bei Aldi einkaufen war und die Angaben der Inhaltsstoffe auf den Lebensmitteln studierte, las er auf der Wurst: »Glutamat«. Er fragte sich: »Was macht das Rattengift in der Wurst?« Und begann den Stoff systematisch zu erforschen.

Verharmlost und verschwiegen

In den USA ist es längst Lehrmeinung, dass Glutamat gefährlich ist, denn dort ist es eine akzeptierte Tatsache, dass es nicht normal im Körper abgebaut und eliminiert wird, sondern aus der Nahrung ins Gehirn gelangt und das Sättigungszentrum beeinflusst. Glutamat ist also in der Lage, die Blut-Hirn-Schranke zu durchdringen, eine Barriere, die das Gehirn vor schädlichen Stoffen schützt.

Hierzulande wird hingegen bestritten, dass Glutamat ins Gehirn gelangt. Im April 2005 stellte die DFG-Senatskommission zur Beurteilung der gesundheitlichen Unbedenklichkeit von Lebensmitteln klar: »Die Blut-Hirn-Schranke verhindert bei gesunden Erwachsenen sehr effektiv den passiven Einstrom von Glutamat aus dem Plasma (ins Gehirn).« Das europäische Gesundheitsgremium »Joint Expert Committee on Food Additives« und das SCF (»Scientific Committee on Food«), der wissenschaftliche Lebensmittelausschuss der EU-Kommission, kamen schon 1988 zu dem Schluss, dass Glutamat & Co. unproblematisch seien. Darum wurden damals keine Höchstmengen für den täglich akzeptablen Verzehr festgesetzt.

Dass Glutamat ins Gehirn gelangt, dort das Sättigungszentrum stört und die Appetitregulation durcheinanderbringt, zeigen aber die Untersuchungen des Kieler Professors. Gab er stark übergewichtigen, ansonsten gesunden Frauen Medikamente, die die Glutamatwirkung im Gehirn unterbinden, verspürten sie keinen Appetit mehr und nahmen in der folgenden Zeit 5 bis 10 Prozent ihres Gewichts ab. Auch kleinere, allerdings nicht repräsentative Untersuchungen stützen dies: Streichen Frauen glutamathaltige Lebensmittel vom Speisezettel, purzeln die Pfunde.

Ohne Zusatzstoffe läuft gar nichts

Glutamat ist nur einer von rund 315 in der Europäischen Union zugelassenen Zusatzstoffen. Sie sollen Lebensmittel besser aussehen und schmecken lassen, die Haltbarkeit erhöhen und die Konsistenz beeinflussen. Etwa 50 Prozent der Lebensmittelrohstoffe werden mit Zusatzstoffen versetzt, sagt Thilo Bode von der Verbraucherorganisation Foodwatch in Berlin.

Von Gesetzes wegen dürfen selbstverständlich nur Stoffe eingesetzt werden, von denen keine Gefahren ausgehen. »Die Behauptung, Zusatzstoffe seien völlig unbedenklich, wird der Tatsache ebenso wenig gerecht wie eine pauschale Warnung vor ihnen«, sagt Laura Groche, Ernährungsexpertin bei der Verbraucher-Initiative in Berlin. Etwa die Hälfte der europaweit zugelassenen Zusätze gilt nach Ansicht der Initiative, die eine umfangreiche Zusatzstoffdatenbank erarbeitet und die einzelnen Stoffe bewertet hat, als unbedenklich. Doch bei den übrigen können gesundheitliche Probleme nicht ausgeschlossen werden.

Die möglichen Beschwerden, die mit dem Verzehr der Stoffe einhergehen, reichen von Unwohlsein nach dem Verzehr von Glutamat über allergische Reaktionen und Zappeligkeit bei Kindern durch Farb- und Konservierungsstoffe bis hin zur möglichen Entwicklung von Alzheimer durch den Verzehr von Aluminium in Lebensmitteln, wie es in bunten Lakritzüberzügen, kandiertem Obst, Soßenpulver und Tütensuppen vorkommt, so der Wissenschaftsjournalist Hans-Ulrich Grimm in seinem Buch *Echt künstlich*.

Enzyme: Klein, aber oho

Auch Enzyme zählen zu den Lebensmittelhelfern. Sie sorgen dafür, dass beim Auspressen von Früchten das letzte bisschen Saft aus den Zellen tritt, beschleunigen bei der Bierherstellung den Brauvorgang und machen Brotteige elastisch und voluminös. Während für Zusatzstoffe reguliert ist, welche wo in welcher Menge eingesetzt werden dürfen, existieren für Enzyme kaum Vorschriften. Vorgaben gibt es nur für Enzyme, die im Lebensmittel verbleiben und dort noch aktiv sind, wie zum Beispiel das Enzym Chymosin, das im Zuge der Käseherstellung dafür sorgt, dass die Milch gerinnt.

Enzyme jedoch, die als »Hilfsstoffe« eingestuft werden und zumindest theoretisch im fertigen Lebensmittel keine Funktion mehr ausüben, können von den Herstellern eingesetzt werden, ohne dass die Verbraucher etwas davon erfahren. In der Zutatenliste müssen sie nicht aufgeführt werden, und auch im Kleingedruckten finden sich keinerlei Hinweise darauf. Das ist vor allem für Menschen problematisch, die auf Enzyme allergisch reagieren. Und auch für diejenigen, die mit Gentechnik nichts am Hut haben. Das Käseenzym Chymosin etwa wird heute überwiegend gentechnisch erzeugt. Käseliebhaber erfahren davon aber nichts, da weder die Herstellungsweise noch das Enzym selbst deklariert werden müssen.

Zwar geht die Wissenschaft davon aus, dass die kleinen Helfer nicht schaden, denn theoretisch werden sie im Zuge der Herstellung durch Hitze zerstört oder am Ende des Herstellungsprozesses herausgefiltert. Doch Ausnahmen bestätigen die Regel. Das Enzym Alpha-Amylase beispielsweise, ein Backhilfsmittel, übersteht den Erhitzungsprozess unbeschadet und ist auch im fertigen Brot noch aktiv. Allergikern kann es möglicherweise Probleme bereiten (siehe auch Kapitel 3 »Das große Kribbeln«, S. 45).

Davon hat auch die EU Wind bekommen. Jedenfalls arbeitet sie inzwischen an einer Positivliste für Enzyme, die keinen gesundheitlichen Schaden anrichten und von den Lebensmittelherstellern bedenkenlos eingesetzt werden können. Allerdings wird noch einige Zeit ins Land gehen, bis die Liste fertig ist. Zur Zeit müssen die Firmen erst einmal kundtun, welche Enzyme sie einsetzen wollen. Dann werden die Stoffe von der europäischen Lebensmittelbehörde EFSA begutachtet. Daraus wird die Positivliste mit den erlaubten Enzymen erstellt. Irgendwann.

Giftige Aromastoffe

»Gut Ding will Weile haben«, dieses Motto gilt auch für andere Zusatzstoffe. Zum Beispiel für Aromen. Sie sind fast immer in Fertigkost enthalten, und auch die Herstellung von Süßwaren und Gebäck aus der Tüte wäre ohne sie undenkbar. Doch eigentlich weiß niemand, was genau alles von der Industrie eingesetzt wird.

»Eine umfassende Liste der in der EU verwendeten Aromastoffe existiert ebenso wenig wie eine systematische Übersicht über ihre gesundheitlichen Auswirkungen«, schreibt der aid-Infodienst des Bundesministeriums für Ernährung, Landwirtschaft und Verbraucherschutz. Die Liste wäre aber dringend nötig, denn in jedem EU-Land darf etwas anderes zugesetzt werden.

Eine Vereinheitlichung ist zwar schon seit Jahren in Vorbereitung. Doch die geplante Aromastoffliste lässt auf sich warten. Sie wurde bereits 1999 beschlossen und sollte bis Mitte 2005 fertiggestellt werden. »Die Daten der Hersteller und Vertreiber flossen zunächst nur spärlich«, weiß der aid. Teilweise gab es keine oder nur ungenügende Informationen, um überhaupt die Einschätzung vorzunehmen.

Inzwischen wurde der Termin zur Erstellung der Liste auf Ende 2008 verschoben. Die Zeit will gut genutzt werden. Denn bislang kamen erst rund 350 der rund 2800 Aromen auf den Prüfstand. Sechs wurden wegen gesundheitlicher Bedenken gleich eliminiert: Pentan-2,4-dion, Methyleugenol und Estragol, Capsaicin, Acetamid und Propyl-4-Hydroxybenzoat. Sie schädigen entweder das Erbgut, sind krebserregend oder beeinflussen den Hormonspiegel.

Es sei gut möglich, dass weitere Substanzen von der Liste gestrichen werden, sagte Harald Hahn, Obmann der Arbeitsgruppe Aromastoffe bei der Gesellschaft Deutscher Chemiker, der *Süddeutschen Zeitung*. Denn bisher wurden erst die weniger problematischen Stoffgruppen unter die Lupe genommen. Die toxikologisch bedenklichen kommen erst noch dran.

Für die Beurteilung wäre es wichtig zu wissen, welche Mengen an Zusätzen überhaupt verzehrt werden. Doch das ist keineswegs klar. Vor Jahren wurde die Bundesrepublik aufgefordert, für eine EU-weite Erfassung des Zusatzstoffverzehrs Daten zur Verfügung zu stellen. Doch anstatt der Aufforderung nachzukommen, stellte sie lediglich eine regionale bayerische Studie zur Verfügung, in der alles Mögliche, wie der Bier- und Wurstverzehr, erfasst war, nichts jedoch über Zusatzstoffe stand, schreibt Hans-Ulrich Grimm in *Echt künstlich.*

Zwar gibt es verschiedene Methoden, die Zufuhr von Zusatzstoffen zu ermitteln – doch die kommen zu höchst unterschiedlichen Ergebnissen. Für die eine wird die pro Jahr produzierte Menge eines Zusatzstoffs durch die Zahl der Konsumenten in Europa geteilt. Bemängelt wird an diesem als MSDI (»Maximised Survey-derived Daily Intake« – maximierte erhebungsbasierte tägliche Aufnahmemenge) bezeichneten Verfahren, dass niemand kontrollieren kann, ob die Angaben der Hersteller stimmen. Auch wisse keiner genau, wie sich die Konsumenten zusammensetzen, kritisierte vor kurzem das Fachblatt *Food and Chemical Toxicology.* Werden hier auch Babys mitgezählt? Und ältere Menschen, die oft gar keine Fertigprodukte essen, da sie traditionell selbst kochen und backen?

Vermutlich werde die Aufnahmemenge vieler Stoffe unterschätzt, wenn das MSDI-Verfahren eingesetzt wird, weiß auch die EFSA. Darum greift sie zu einer anderen Methode, dem TAMDI-Verfahren (»Theoretical Added Maximum Daily Intake« – theoretische aufaddierte maximale tägliche Aufnahmemenge). Dabei wird errechnet, wie viele Aromen in den verschiedenen Lebensmitteln stecken und wie viel Gramm ein Verbraucher am Tag davon isst und trinkt.

Wegen des unterschiedlichen Ansatzes kommen die Methoden zu ganz verschiedenen Ergebnissen. Wird der Verzehr nach TAMDI berechnet, wird die Aufnahmemenge tendenziell überschätzt. Umgekehrt wird die Aussage zum Verzehr bagatellisiert, wenn nach MSDI gerechnet wird. Ein Beispiel: Die Verbraucher nehmen am Tag 0,011 Mikrogramm des Aromastoffs Methyl-Vanillat zu sich, wenn nach der MSDI-Methode gerechnet wird, also sehr wenig. Wird der Verzehr hingegen nach der TAMDI-Methode errechnet, sind es am Tag 3700 Mikrogramm. Das ist gut das Doppelte des erlaubten Wertes von 1800 Mikrogramm für Methyl-Vanillat.

Schummelei mit Vanille

Apropos Vanille: Weil echte natürliche Aromen besser munden als synthetische, sie aber stets teurer sind, wird hier manchmal geschummelt. Vor allem mit der beliebten Vanille wird gerne gemogelt. Nach Safran ist sie das zweitteuerste Gewürz. An sich gibt es ja das Ersatzprodukt Vanillin, das biotechnologisch oder synthetisch erzeugt wird und immer dann eingesetzt wird, wenn die Rezeptur nicht viel kosten darf. Doch weil es eben nicht so richtig gut schmeckt und sich der Hinweis »Vanillin« auf dem Etikett nicht so gut macht, wird halt geschummelt.

Das Lebensmittelinstitut Oldenburg des Niedersächsischen Landesamts für Verbraucherschutz und Lebensmittelsicherheit nahm Vanillevormischungen für die Herstellung von Speiseeis und Vanillezucker für Bäckereien unter die Lupe. Dabei stellten die Lebensmittelhüter fest, dass von achtzehn Vormischungen sechzehn gar keine echte Vanille enthielten, sondern Vanillin. Besonders frech: In vierzehn Beuteln fanden die Tester sogar die typischen schwarzen Vanillekörnchen, die an sich als äußerer Nachweis für echtes Vanillearoma gelten.

Bei der Untersuchung des Vanillezuckers für Backstuben fand sich immerhin in zwei von sieben Säcken synthetisch hergestelltes

Vanillin. Dabei ist die Rechtslage eindeutig: Steht »Vanille« auf dem Etikett, müssen in dem Produkt echte Vanille oder Auszüge daraus enthalten sein.

Kein Zuckerschlecken

Auch wenn Vanillin kein Ersatz für echte Vanille ist, schaden tut es nicht. Schleckermäulern, die Süßes essen, aber Kalorien sparen wollen, könnte hingegen der Appetit vergehen. Zumindest, wenn sie auf Süßstoffe setzen, die keine oder kaum Kalorien liefern und darum in zahlreichen kalorienreduzierten Lebensmitteln stecken. Dazu zählen Softdrinks wie Cola light, leichte Joghurts, Quarks, Eis und Puddings, Bonbons und süße Riegel. Süß werden die Produkte durch Substanzen mit Namen wie Saccharin, Cyclamat, Acesulfam-K, Aspartam, Neohesperidin, Thaumatin oder Sucralose.

Schon vor Jahren gerieten Saccharin und Cyclamat in die Schusslinie. Sie hatten im Tierversuch Blasenkrebs erzeugt, nicht jedoch beim Menschen. Saccharin ist seitdem in den USA verboten, Cyclamat ebenfalls in einigen Ländern. Ob der süße Stoff Acesulfam-K schädlich ist, kann nicht beurteilt werden, denn es gibt so gut wie keine unabhängigen Studien. Eine zeigt Chromosomenveränderungen in Knochenmarkszellen bei Mäusen. In Indien ist der Stoff wegen möglicher negativer Nebenwirkungen verboten.

Nicht zuletzt ist auch die Zulassung von Sucralose undurchsichtig, eine Verbindung von Chlor und Zucker. Der Stoff wurde Anfang 2005 von der EU erlaubt. Zu Unrecht, wie der belgische EU-Politiker Paul Lannoye meint. Die Zulassung beruhte nämlich vor allem auf unveröffentlichten Herstellerstudien. Untersuchungen von unabhängiger Seite zeigten hingegen, dass Sucralose eine schwache mutagene (erbgutverändernde) Wirkung hat. Auch wenn neuere Studien diesen Zusammenhang nicht oder nur beim Verzehr sehr hoher Dosen bestätigten, so sei die Sachlage mehr als uneindeutig, kritisiert Lannoye.

Krebs durch Süßstoff?

Umfassende Untersuchungen tun also not. Denn so sicher, wie Industrie und Behörden einhellig behaupten, sind Süßstoffe nicht. Insbesondere Aspartam – wie auch Glutamat vom japanischen Konzern Ajinomoto hergestellt – sorgt immer wieder für Aufsehen. Ende 2005 kam eine Studie an die Öffentlichkeit, die Brisantes zutage brachte. Das unabhängige Krebsforschungszentrum Ramazzini der Europäischen Stiftung für Onkologie und Umweltwissenschaften in Bologna hatte 1800 Ratten drei Jahre lang mit verschiedenen Mengen Aspartam gefüttert und anschließend untersucht. Dabei zeigte sich, dass Rattenweibchen, die über einen längeren Zeitraum verschiedene Dosen Aspartam verzehrt hatten, ein erhöhtes Risiko für Leukämie und Lymphome zeigten. Auch kam es bei den Tieren zu einem signifikanten Anstieg an Gehirntumoren.

Eine Erklärung sehen die italienischen Wissenschaftler im Verhalten des süßen Stoffs im Körper: Aspartam wird nach dem Verzehr zu den Eiweißstoffen Asparaginsäure und Phenylalanin sowie Methanol abgebaut. Aus Methanol entsteht Formaldehyd, welches, wie auch Methanol selbst, im Tierversuch Leukämie und Lymphdrüsenkrebs erzeugt. Das ergaben frühere Studien des italienischen Krebsforschungsinstituts. Doch dies erklärt nicht die Gehirntumore, die sich bei den Tieren bildeten. Spielen auch Asparaginsäure und Phenylalanin eine Rolle? Das sollen nun weitere Studien zeigen.

Von der Süßstoffindustrie wurden die Ergebnisse sofort heftig kritisiert. Aspartam sei sicher und ein gesunder Lebensmittelzusatzstoff, betonte der Ajinomoto-Sprecher Deutschland. Er kritisierte die Studie, weil die Ratten zum Teil sehr hohe Aspartammengen bekommen hatten. Fakt ist: Ein Teil der Versuchstiere bekam auch sehr geringe Dosen – und erkrankte dennoch an Leukämie und Lymphomen. Und zwar bereits ab einer Menge von 20 Milligramm pro Kilogramm Körpergewicht. Das entspricht der Hälfte dessen, was ein Erwachsener pro Tag an Aspartam verzehren darf.

Der Stuttgarter Agrarwissenschaftler Udo Kienle, der sich intensiv mit Süßstoffen beschäftigt hat, hält es darum durchaus für möglich, dass Aspartam eine krebserregende Wirkung hat. Er beurteilt den süßen Stoff als unsicher.

Ein Urteil des Landgerichts Düsseldorf von Anfang 2000 weist in dieselbe Richtung. Ausgelöst hatte das Verfahren, dass sich der Kieler Toxikologe Hermann Kruse in einem Interview sehr kritisch über Aspartam geäußert hatte. Er sagte unter anderem, dass der Stoff im Verdacht stehe, einen Beitrag zum Krebsgeschehen zu leisten. In dem Rechtsstreit, der sich daraufhin zwischen der Firma Nutra-Sweet, damals noch größter europäischer Anbieter von Aspartam, und Hermann Kruse entspann, unterlag das Unternehmen jedoch. Im Urteil findet sich folgende Begründung: »Seit 1976 wurden insgesamt mindestens 166 Studien zu Aspartam veröffentlicht, von denen 83 Aspartam aus unterschiedlichen Gründen nicht als unproblematisch einstufen.«

Nanopartikel in der Salatsauce

Doch den Foodherstellern reichen die mehr als dreihundert Zusatzstoffe nicht. Sie forschen darum auf Hochtouren an sogenannten Nanopartikeln. Das sind winzige Teilchen mit einer Größe zwischen einem und hundert Nanometern – ein Nanometer entspricht einem Milliardstel Meter. Der Clou ist nun, dass sich mit abnehmender Größe die Eigenschaften der Partikel ändern. Die Lichtstreuung nimmt ab, dadurch lassen sich Farben beeinflussen, und die Oberfläche nimmt im Verhältnis zum Volumen zu, dadurch können Stoffe chemisch besser reagieren. Fürs Essen bedeutet dies: Geschmack, Farbe und Viskosität lassen sich mit den kleinen Helfern verändern. Der Ketchup beispielsweise fließt dank Siliziumdioxid langsam aus der Flasche, statt mit einem kräftigen Plopp die Fritten zu überschwemmen. Und Partikel von Titandioxid, an sich bekannt aus Sonnenschutzmitteln und Kosmetika, erzeugen einen hellen Touch in Salatsaucen.

Siliziumdioxid und Titandioxid werden bereits eingesetzt. Doch die gesundheitlichen Auswirkungen sind vollkommen unklar. Erste Studien mit Nanopartikeln zeigen, dass sie möglicherweise den Verlauf von Morbus Crohn, einer chronischen Darmentzündung, ungünstig beeinflussen. Im Rahmen einer Studie aß eine Gruppe eine Kost, die Partikel von Titandioxid und Alumniumsilikaten enthielt – und zeigte keine Veränderung der Krankheitszeichen. Bei den Patienten jedoch, die eine Diät ohne Zusatzstoffe erhielten, trat eine deutliche Besserung ein.

KAPITEL 3

Das große Kribbeln: Die Wahrheit über Lebensmittelallergien

Fein geschlemmt hatte der Gast auf der Party. Zum zweiten Mal in seinem Leben überhaupt hatte er ausgiebig am edlen Beluga-Kaviar genascht – und prompt mit heftigem Hautjucken, Atemnot und Kreislaufkollaps reagiert. Das sah nach einer allergischen Reaktion aus. Aber gab es das überhaupt? Eine Kaviarallergie?

Spätere Untersuchungen ergaben, dass weder ein Magen-Darm-Infekt noch eine Unverträglichkeit gegen den Stoff Histamin, der unter anderem im Kaviar enthalten ist und bei manchen Menschen zu Reaktionen führt, die Ursachen für diese Symptome waren. Der Arzt machte einen Bluttest und stellte fest, dass sich im Blut IgE-Antikörper gegen Kaviar gebildet hatten. Wenn man sie findet, besteht die Wahrscheinlichkeit einer allergischen Reaktion. Auch der Hauttest war positiv.

So weit, so gut. Doch zwei Dinge waren erstaunlich: Beluga-Kaviar war, anders als Fisch und Meeresfrüchte, bis dato nie als Allergen in Erscheinung getreten. Und der Gast hatte sich bis zu dem Moment, in dem er den Kaviar probierte, guter Gesundheit erfreut.

Das einzig Auffällige war, dass er ein Magenmittel einnahm, und zwar schon seit einigen Jahren. In dieser Zeit hatte er auch zum ersten Mal Kaviar genossen. Als sich Fachleute der Sache annahmen und den Fall an Mäusen nachspielten, indem sie diese mit Kaviar mal mit, mal ohne Magenmittel fütterten, kam heraus: Das Magenmittel muss in diesem Fall eine Rolle spielen. Sogenannte Antazida verhindern nämlich, dass Magensäure ausgeschüttet wird, oder sie neutralisieren diese, so dass die Nahrung nicht, wie sonst üblich, im Magen zersetzt wird. Die Nahrungsproteine gelangen also weitgehend unverdaut in den Darm und von dort an die Immunabwehrzellen im Gewebe, deren Aufgabe man sich ähnlich wie eine Körperpolizei vorstellen kann.

Fördern Mittel gegen Sodbrennen das Auftreten von Allergien?

Die Immunabwehr stufte den Kaviar als »Gefahr« ein, und unser Gast bildete schon nach dem ersten Kaviargenuss IgE-Antikörper gegen die Fischeier. Beim zweiten Kontakt einige Jahre später kam es dann zu der gefährlichen allergischen Reaktion.

»Unverdaute Nahrungsmittel haben ein bis zu zehntausendfach größeres Potential, eine allergische Reaktion zu triggern«, sagt die Allergieexpertin Erika Jensen-Jarolim, Leiterin des Instituts für Pathophysiologie der Medizinischen Universität Wien, die diese Untersuchungen leitete. »Vor allem dann, wenn es sich um für den Körper fremdartige Stoffe handelt. Beluga-Kaviar etwa bedeutet ›Gefahr‹, wenn man ihn nicht ordentlich verdauen kann. Er wird dann zum Allergen.«

Um zu überprüfen, ob es sich um einen Einzelfall handelte, initiierten die Wiener Forscher eine Studie mit mehr als zweihundert Nichtallergikern. Die eine Gruppe erhielt ein Magenmittel, weil sie Gastritis oder ein Magengeschwür hatte, die andere war nicht erkrankt und wurde auch nicht behandelt. Keine der beiden Gruppen erhielt irgendeine Diätempfehlung. Ergebnis: Diejenigen, die das Magenmedikament bekamen, entwickelten häufiger Symptome einer Nahrungsmittelallergie als die Gruppe ohne das Medikament, und zwar gegen Nahrungsmittel aus ihrem täglichen Gebrauch.

»Wir gehen davon aus, dass Änderungen des Magen-pH-Werts klinisch relevante Bedeutung für die Entwicklung allergischer Reaktionen beziehungsweise für die Sensibilisierung haben«, sagt Jensen-Jarolim.

Zu Änderungen des Magenmilieus kann es aus ganz verschiedenen Gründen kommen. Etwa dann, wenn dem Alkohol über viele Jahre intensiv zugesprochen wurde. Oder eben wenn Antazida eingenommen werden. Rund 10 Prozent der Bevölkerung verwenden sie – ohne zu ahnen, dass Magenmittel und die daraus resultierende ungenügende Verdauung neuartiger oder ungewohnter Lebensmittel offenbar den Ausbruch von Allergien fördern.

Lebensmittelallergien durch Gentechnik?

Dann kommt eben kein feiner Kaviar auf den Tisch, könnte man sagen. Doch so einfach ist das nicht. Zwar lässt sich problemlos auf die Fischeier verzichten, wenn ein Magenmedikament eingenommen wird, doch es gibt weitaus mehr ungewohnte oder neuartige Lebensmittel als nur Kaviar. Zukünftig wird der Markt von Lebensmitteln überschwemmt werden, die mit Hilfe der Gentechnik erzeugt sind. Auch wenn die Verbraucher hierzulande mehrheitlich dagegen sind, werden sie über die EU eingeführt, Schließlich gilt: gleiches Recht für alle.

Neuartige Genprodukte müssen zwar hinsichtlich ihres allergenen Potentials getestet werden. Was irgendwie auffällig ist, darf nicht an den Mann oder an die Frau gebracht werden. Doch die Befindlichkeiten von Magenleidenden werden dabei noch nicht berücksichtigt. Der Einzug der Gentechnik in die Lebensmittelregale könnte also weitere Allergiker produzieren.

Das ist fatal, denn die Fachleute sind sich schon heute darüber einig, dass Allergien in den vergangenen Jahrzehnten weltweit zugenommen haben. Manche sprechen sogar von der »Epidemie des 21. Jahrhunderts«. Jeder vierte Mensch leidet heute im Lauf seines

Lebens irgendwann an einer Allergie. Stark juckende Hautausschläge, verquollene Augen oder (durch Asthma bedingte) Atemprobleme können bei Kindern zu Schlafstörungen, Lernschwierigkeiten und Ausgrenzung führen. Erwachsene sind in ihrer Arbeitsfähigkeit eingeschränkt oder werden – wie zum Beispiel Menschen mit Bäckerasthma, das auf das Einatmen von Mehlstaub und die darin enthaltenen Zusatzstoffe zurückgeführt wird – sogar arbeitsunfähig.

Jedes fünfte Kind ist betroffen

Zwar kommen Nahrungsmittelallergien nicht so häufig vor, wie man aufgrund der Fülle von Ratgeberbüchern, Beiträgen in Zeitschriften und im Fernsehen meinen könnte. In England machte man sich einmal die Mühe, rund 19 000 Haushalte zu fragen, ob es in der Familie Allergien auf Lebensmittel gibt. Fast 20 Prozent meinten, sie würden unter einer Nahrungsmittelallergie leiden. Gut 7 Prozent sagten zudem, sie vertrügen Zusatzstoffe nicht. Nachdem man die Befragten mit Hilfe von Allergietests untersucht hatte, stellte sich jedoch heraus, dass nur jeder Zehnte der Studienteilnehmer an einer Allergie oder einer Unverträglichkeit auf Zusatzstoffe litt.

Hierzulande lautet die Einschätzung der Fachleute des GSF-Forschungszentrums für Umwelt und Gesundheit, dass rund 2 Prozent der Erwachsenen und bis zu 5 Prozent der Kinder Nahrungsmittelallergiker sind. Diese Daten sind jedoch nicht ganz frisch. Aktuelle Zahlen wurden vom Robert-Koch-Institut im Zuge der sogenannten KiGGS-Studie, des Kinder- und Jugendgesundheitssurveys, erhoben. Sie liegen nun vor, müssen aber noch im Detail ausgewertet werden. Nach den ersten Ergebnissen, die Ende 2006 vorgestellt wurden, besteht bei 20 Prozent der Kinder, also bei jedem fünften Jungen oder Mädchen, eine Sensibilisierung gegen mindestens ein Nahrungsmittel. Das heißt: Sie sind nicht unbedingt Allergiker, tragen aber die Bereitschaft dazu, eine Allergie zu entwickeln. Das kann schon nach kurzer Zeit geschehen oder viele Jahre nach dem Erstkontakt, wie das Beispiel Kaviar zeigt.

Aber es gibt noch andere Auslöser für Lebensmittelallergien. In diesem Zusammenhang ist es bedenklich, dass die Zahl der Menschen, die an Heuschnupfen und anderen mit Pollen einhergehenden Allergien leiden, in den vergangenen Jahren zugenommen hat, wie der Schweizer Allergieexperte Professor Brunello Wüthrich sagt. Pollenallergien ziehen nämlich oftmals Nahrungsmitteallergien nach sich. Wer auf Birken-, Haselnuss- oder Erlenpollen allergisch reagiert, verträgt oftmals auch Kiwis, Äpfel, Haselnüsse, Nektarinen, Karotten, Sellerie, Kartoffeln oder Soja nicht. Wem beim Kontakt mit den Pollen von Beifuß die Nase läuft oder wer davon rote Augen kriegt, der kommt oft auch nicht mit Mangos, Weintrauben, Litschis oder Sellerie klar. Das liegt daran, dass die Eiweißstoffe vieler Pollen ähnlich aufgebaut sind wie die von Nahrungsmitteln – die darum vom Immunsystem ebenfalls attackiert werden.

Dasselbe gilt für Neurodermitis: Weil es heute mehr Neurodermitiker gibt und die Krankheit oft mit Lebensmittelunverträglichkeiten einhergeht, sind auch hier immer mehr Betroffene zu verzeichnen. Rund 30 Prozent der Kleinkinder mit Neurodermitis bekommt der Genuss von bestimmten Lebensmitteln nicht. Sie vertragen oftmals keine Kuhmilch, Eier, Haselnüsse und auch keinen Weizen oder Fisch.

Was juckt am dollsten?

Grundsätzlich kann jedes Lebensmittel eine Allergie hervorrufen, jedoch gibt es einige Nahrungsmittel, die besonders häufig zu Allergien führen. Welche das sind, hängt vor allem von den Essgewohnheiten in den einzelnen Ländern ab. In den USA, in England und den Niederlanden sind Allergien gegen Erdnüsse sehr häufig. Fisch und Obst werden in Schweden und Finnland schlechter vertragen, und Soja- und Reisallergien sind vor allem in Japan zu beobachten. Hierzulande sind traditionelle Lebensmittel wie Milch von der Kuh und daraus hergestellte Produkte, Weizen, Eier und Eierzeugnisse, Sellerie, Senf, Sesam und Fisch häufig allergen. Weil heute aber jedes Lebensmittel überall erhältlich ist, hierzulande also auch exotische Früchte wie Kiwi und Mango sowie Sojaprodukte (Tofu) und auch Meeresfrüchte schon beinahe selbstverständlich sind, gibt es zunehmend Probleme auch mit diesen Lebensmitteln.

Der Trend zu Fastfood und Fertigkost hat ebenfalls Folgen. Die Produkte sind mit diversen Zusatzstoffen (siehe Kapitel 2 »Stark in Geschmack und Nebenwirkungen«, S. 32) angereichert, die zu Unverträglichkeiten führen können. Fachlich gesehen, handelt es sich dabei zwar nicht um eine Allergie. Denn nimmt man Betroffenen, die auf Zusatzstoffe reagieren, Blut ab, stellt man fest, dass die Immunabwehr nicht involviert ist, sich also keine Antikörper (IgE) bilden. Jedoch sind die Beschwerden ganz ähnlich: Auch bei den »Pseudoallergien« oder Nahrungsmittelunverträglichkeiten wird der Botenstoff Histamin ausgeschüttet, und es kommt zu Hautjucken, Kribbeln im Mund, Darmbeschwerden oder Niesanfällen. Anders als bei Allergenen führen Minimengen von Zusatzstoffen jedoch nicht dazu, dass gleich etwas passiert. Für eine Reaktion ist eine bestimmte Menge des betreffenden Zusatzstoffs nötig. Auch verläuft die Unverträglichkeitsreaktion meist nicht so massiv wie bei einer Allergie. Und dass durch Zusatzstoffe ein anaphylaktischer Schock mit Todesfolge – hierbei kollabiert der Körper massiv – ausgelöst worden wäre, wurde noch gar nicht beobachtet.

Selten und doch nicht so selten

Fachleute wie beispielsweise jene von der Deutschen Gesellschaft für Ernährung winken zwar ab und sagen, die Häufigkeit von Reaktionen auf Zusatzstoffe sei als »sehr niedrig« einzuschätzen: Sie treten bei 0,026 Prozent der Kinder und Erwachsenen auf. Jedoch gilt auch hier: In Verbindung mit anderen Erkrankungen sind sie nicht ohne. Bis zu 7 Prozent der Kinder mit Neurodermitis vertragen auch bestimmte Zusätze in Lebensmitteln nicht. Menschen mit chronischer Nesselsucht – hier reagiert die Haut mit Quaddeln und Ödemen – bekommen die kleinen Helfer der Lebensmittelindustrie ebenfalls häufig gar nicht gut. Einer Studie der Berliner Charité mit 33 Teilnehmern zufolge reagiert jeder zweite Patient mit Nesselsucht auch auf künstliche Zusätze im Essen.

Die Liste der Zusatzstoffe, die sich bei pseudoallergischen Reaktionen einen Namen gemacht haben, ist lang. Dazu zählen die Konservierungsstoffe Sorbin- und Propionsäure – gut bekannt als Zutat im Heringstopf mit Joghurt und Sahnesauce – ebenso wie Schwefel und Sulfide, Antioxidantien – sie verhindern das Ranzigwerden von Fett im Fertigmenü –, Farbstoffe, Süß- und Aromastoffe und Geschmacksverstärker.

Allerdings sind nicht nur Zusatzstoffe Verursacher von pseudoallergischen Reaktionen. Auch einige natürliche Inhaltsstoffe von Lebensmitteln können sie erzeugen, etwa Tomaten, Beerenobst und Gewürze.

Enzyme: Großer Überlebenswille

Weitgehend unklar ist, inwieweit Enzyme allergisierend wirken, die bei der Herstellung von Fertigprodukten eine wichtige Rolle spielen. Sie werden in den Lebensmittelküchen der Industrie zur Herstellung von Säften und Bier, zum Brot- und Brötchenbacken und zum Frischhalten von Lebensmitteln eingesetzt. Enzyme legen auch die Milch für den Käse dick und lassen die Wurst schneller reifen.

Nun wird von der Industrie behauptet, dass Enzyme nur eine technologische Funktion haben. Sie sollen also nur dabei helfen, das letzte bisschen Saft aus der Frucht herauszuholen, oder auch das »Gehen« von Brotteig unterstützen. Im fertigen Lebensmittel hätten sie keine Funktion mehr und somit auch keine Wirkung. Darum müssen Enzyme mit wenigen Ausnahmen auf der Verpackung von Fertigprodukten auch nicht deklariert werden (siehe Kapitel 2 »Stark in Geschmack und Nebenwirkungen«, S. 32).

Doch das ist ein möglicherweise gefährlicher Trugschluss. So wird in konventionellen Bäckereien zum Brotbacken das Enzym Alpha-Amylase ins Mehl gemischt. Es soll den Teig lockerer machen und das Brot ein wenig aufplustern. Weil das Baguette oder Weißbrot bei etwa 175 Grad Celsius gebacken wird, geht man davon aus, dass das Enzym durch die Hitze zerstört wird, denn viele Enzyme sind hitzeempfindlich.

Untersuchungen des Berufsgenossenschaftlichen Forschungsinstituts für Arbeitsmedizin der Ruhr-Universität Bochum (BGFA) zeigen nun, dass die kleinen Helfer nicht gänzlich schachmatt gesetzt werden. Auch nach dem Backen ist noch Alpha-Amylase im Brot vorhanden, und zwar vor allem in der Unterseite und in den Seitenteilen des Laibs. Die Forscher hatten Brot mit enzymhaltigem Mehl gebacken und das Backwerk zudem mit Wasser bedampft, wodurch die Kruste schön kross gerät. An den Stellen, wo der Teig mit Wasserdampf in Berührung kam, wurden die Enzyme abgetötet, eben an der Oberseite des Brotes. Wo der Dampf nicht hingelangte – unten und an den Seiten –, waren die Enzyme auch nach dem Backen noch aktiv. Auch in Brötchen, die ohne Wasserdampf gebacken wurden, war der kleine Volumenmacher nach dem Backen noch voll in Fahrt.

Enzyme sind eiweißhaltige Substanzen, die ein hohes allergenes Potenzial besitzen. Es stellt sich also die Frage, ob der Verzehr von enzymhaltigem Brot Probleme bereitet. Dies sollte an sich eine Folgestudie der BFGA zeigen, die allerdings mangels Geldgebern erst einmal auf die lange Bank geschoben wurde. In früheren Studien hatte das Berufsgenossenschaftliche Forschungsinstitut aber herausgefunden, dass rund 20 Prozent der Bäcker mit Asthma oder anderen Allergien allergisch auf Backmittelenzyme reagieren, wenn sie den enzymhaltigen Mehlstaub einatmen.

Dass Reaktionen auf Brot möglich sind, zeigt ein Fall aus den USA. Hier verputzte eine Bäckersfrau 120 Gramm Kastenbrot, das mit Backenzymen hergestellt worden war – und reagierte darauf allergisch. Der Zürcher Professor Brunello Wüthrich testet deshalb in seiner Praxis im Spital Zollikerberg routinemäßig Patienten auf Alpha-Amylase. Sein Befund: Bei einzelnen Bäckern mit Mehlschnupfen und Mehlasthma gebe es tatsächlich positive Ergebnisse. Bei den meisten Patienten sei das Resultat aber negativ.

Was tun bei Verdacht auf Lebensmittelallergie?

Wenn der Verdacht besteht, dass ein Lebensmittel nicht vertragen wird, sollte es nicht auf eigene Faust weggelassen werden. »Die Auswahl der Lebensmittel wird nicht nur für den Betroffenen, sondern auch für die ganze Familie zur Tortur und die Ernährung einseitig – Nährstoffdefizite sind zu befürchten«, warnt die Deutsche Gesellschaft für Ernährung. Darum ist es ratsam, einen Allergologen hinzuzuziehen.

Doch den richtigen zu finden ist gar nicht so einfach, denn »Allergologe« ist kein eigenständiger Beruf, sondern eine Zusatzqualifikation, die Ärzte erwerben können. Das können Hautärzte, Internisten oder Spezialisten für Magen-Darm- oder Hals-Nasen-

Ohren-Erkrankungen sein. Je nachdem, in welchem Teil des Körpers die Beschwerden auftreten, ist also immer eine bestimmte Zunft zuständig: Juckt die Haut, so fällt das in den Kompetenzbereich des Hautarztes (Dermatologe), bei laufender Nase und Atemnot nach Gemüseverzehr kümmert sich der Hals-Nasen-Ohrenarzt, und wenn es nach dem Essen regelmäßig im Darm grummelt, ist der Gastroenterologe gefragt.

Angesichts dieses Labyrinths der Fachärzte ist der Hausarzt eine gute erste Anlaufstelle. Er verweist an den entsprechenden Spezialisten, der dann die Tests durchführt. Zwar kann auch ein Hausarzt Allergietests machen, aber die Interpretation des Ergebnisses erfordert viel Erfahrung. Auch Heilpraktiker und sonstige Heiler sind nicht die richtigen Ansprechpartner, da sie oft kein ausreichendes Fachwissen besitzen. Sie empfehlen oftmals ohne Diagnose aufwendige Allergiediäten wie etwa den pauschalen Verzicht auf sämtliche Milchprodukte, Zucker und Weißmehl.

Auch von Eigendiagnosen und selbst kreierten Diäten durch die Betroffenen rät die Gesellschaft für Pädiatrische Allergologie und Umweltmedizin (GPA) ab. Nach einer britischen Studie strichen 75 Prozent der Eltern wahllos Milch, Milchprodukte und Eier vom Speiseplan, weil sie sie als Verursacher für die Neurodermitis ihres Kindes sahen. »Unsinnige Diäten müssen vermieden werden, um die Kinder nicht zu gefährden«, sagt Ernst Rietschel von der GPA im *Öko-Test-Magazin.*

Detektivarbeit

Für die sachgerechte Diagnose gibt es Empfehlungen der allergologischen Fachgesellschaften, mit deren Hilfe Ärzte der Allergie Schritt für Schritt auf die Spur kommen. Zunächst muss die Patientin oder der Patient ein Ernährungstagebuch verfassen. Darin werden Art und Menge der verzehrten Lebensmittel eingetragen. Es wird auch notiert, welche Produkte möglicherweise eine allergische Reaktion auslösen. Um das Ergebnis zu konkretisieren, kann eine Diät durchgeführt werden, die aus zehn gut verträglichen Lebensmitteln wie zum Beispiel Reis, Lammfleisch, mildem Gemüse, Öl, Mineralwasser, Kaffee und Tee besteht. Bessern sich die Beschwerden unter der Diät, werden nach und nach weitere Lebensmittel eingeführt und die Verträglichkeit oder etwaige Beschwerden dokumentiert. Eine Liste zeigt anschließend, welche Lebensmittel dem Betreffenden gut bekommen und welche nicht. Daraus kann dann der Speiseplan erstellt werden.

Ergänzt werden diese Untersuchungen immer durch Haut- oder Bluttests, um eine Allergie von einer Pseudoallergie zu unterscheiden und Allergene dingfest zu machen.

Fragwürdige Allergietests

Obwohl es also seriöse Anamneseverfahren gibt, versuchen verschiedene Firmen vom Leid der Betroffenen zu profitieren. Fachärzte warnen immer wieder vor kommerziellen Tests, mit denen Unverträglichkeiten auf die Spur gekommen werden soll. Sie werden vor allem in Zeitschriften, im Internet und manchmal auch beim Arzt beworben. Bei diesen Tests, die von Speziallabors angeboten werden, werden rund dreihundert verschiedene Nahrungsmittel daraufhin untersucht, ob sie zur Bildung von sogenannten IgG-Antikörpern im Blut führen. Das Vorhandensein dieser Antikörper soll zeigen, welche Lebensmittel unverträglich sind.

»Die Kritik richtet sich weniger gegen die analytische Methodik, sondern betrifft vor allem die unzulässige Interpretation«, erklären Allergologen im *Deutschen Ärzteblatt.* Sie monieren, dass IgG-Antikörper gegen Nahrungsmittel ganz normal sind und einer intakten

Immunantwort entsprechen, also keineswegs als krank machend im Sinne einer Unverträglichkeit oder Allergie einzustufen sind. Anders gesagt: IgGs werden immer gebildet, wenn Nahrungsinhaltsstoffe in den Körper gelangen. Maßgeblich für eine allergische Reaktion auf Fremdstoffe sind hingegen IgEs, die auch in seriösen Allergietests überprüft werden.

IgG-Tests seien »unsinnig« und »sinnlose Geldverschwendung«, urteilt das *Weißbuch Allergie,* das von verschiedenen allergologischen Fachgesellschaften herausgegeben wird. Problematischer als die bis zu 1000 Euro, die die Patienten aus eigener Tasche für die Tests bezahlen müssen, ist, dass ihnen mit dem Untersuchungsergebnis eine lange Liste mit verbotenen Lebensmitteln vorgelegt wird. Das bedeutet große Einschränkungen bei der Essensauswahl und einen Verlust an Lebensqualität.

Auch andere alternative Allergietests seien kritisch zu sehen, da sie keinen nachweisbaren Nutzen bringen, sagen die Fachleute. Dazu zählen Elektroakupunktur, Bioresonanzbluttest und Bioresonanzverfahren, elektromagnetischer Bluttest, Kinesiologie und Auspendeln. Einige dieser Tests wurden nach anerkannten Methoden untersucht. Die Resultate waren immer mäßig. Mit keinem der Verfahren konnten Allergiker eindeutig identifiziert beziehungsweise von gesunden Kontrollpersonen unterschieden werden.

Wenn Milch auf dem Index steht

Wie auch immer die Diagnose erstellt wird: Lautet das Ergebnis erst einmal »Allergie«, fangen die Mühen erst richtig an. Allergenfreie Nahrung zu finden kann nämlich in echte Detektivarbeit ausarten. So haben es Kuhmilchallergiker besonders schwer. Joghurt, Milch und Quark zu meiden stellt noch das geringste Problem dar. Aber Milch ist auch eine Zutat in allen möglichen Fertigprodukten, etwa in Form von Molkenprotein, Süßmolke, Milchpulver, Kasein, Kaseinat und anderem mehr. Diese Zusätze stehen zwar auf der Zutatenliste der Verpackung. Doch um einen Stoff zu identifizieren, muss man erst einmal wissen, dass zum Beispiel Kasein ein Bestandteil der Milch ist.

Dass man als Lebensmittelallergiker »gar nichts mehr essen« darf, ist allerdings nur selten der Fall. »94 Prozent der von uns untersuchten Kinder reagieren nur auf ein bis zwei Lebensmittel«, sagt Christiane Binder, Diätassistentin an der Berliner Charité. »Unverträglichkeiten gegen mehrere Lebensmittel oder -gruppen sind selten. Beim Auslassen vieler Lebensmittel ist die seelische Belastung hingegen groß.«

Lebensmittelallergien müssen nicht ewig sein

Zudem werden Lebensmittel, die auf dem Index stehen, in speziellen Zubereitungsformen doch vertragen, das zeigen Untersuchungen. Rohe Äpfel und anderes Obst, bei Pollenallergikern an sich tabu, bekommen den Betroffenen oft in gegarter Form, etwa als Mus, Kompott oder Kuchen – nur die frischen Früchte bereiten Probleme. Auch bei Getreide und Kartoffeln wird die sogenannte allergene Potenz durch Erhitzen deutlich vermindert, erklärt der Deutsche Allergie- und Asthmabund. Andere Lebensmittel hingegen wie Erdnüsse, Soja, Sellerie und Tomate, Fisch, Fleisch und Meeresfrüchte werden durch Kochen und auch mit zunehmender Reifung zu immer massiveren Allergenen.

Allerdings muss auf das betreffende Lebensmittel oft nicht lebenslänglich verzichtet werden. So reagieren laut einer Studie zwar knapp 3 Prozent der Säuglinge und Kleinkinder auf Kuhmilch allergisch. Doch nach etwa drei Jahren ist die Allergie bei 85 Prozent der Kleinen wieder verschwunden, weil der Darm mit dem Wachstum des Kindes ausreift und potentiellen Allergenen dann besser Paroli bieten kann. Auch bei Ei-Allergikern sinkt laut einer dänischen Studie die Häufigkeit der Belastung im Lauf der Zeit von 49 Prozent bei Kleinkindern auf 4 Prozent bei größeren Kids. Erdnüsse sind hartnäckiger. In einer Studie reagierten 25 Prozent der 480 untersuchten Kinder auf Peanuts, fünf Jahre später waren es immer noch 14 Prozent.

Je nachdem, um welches Allergen es sich handelt, ist der Tabuzeitraum also mal kürzer, mal länger. Allergien auf Erdnüsse, Baumnüsse und Fisch ziehen sich in der Regel am längsten hin. Andere verlieren sich mit der Zeit ganz. Darum sollte immer wieder überprüft werden, ob verbotene Lebensmittel nach einiger Zeit nicht doch vertragen werden und wieder auf den Tisch kommen können. Möglich wär's.

KAPITEL 4

Eine Extrawurst für Kids: Die Wahrheit über Kinderkost

»Hilf Coco und seiner Gang und rette die Choco Krispies«, heißt es auf der Internetseite des Flakesanbieters Kellogg's. »Croco Jack und seine Gorillas haben die leckeren Choco Krispies versteckt. Schnell, du musst Coco helfen, sie wiederzufinden«, werden Kinder angespornt, die Choco-Krispies-Räuber dingfest zu machen. Und auf der Website der Molkerei Alois Müller, besser bekannt unter der Markenbezeichnung Müller-Milch, können die Kleinen die Zeit bei verschiedenen Computerspielen verbringen. Bei »Milch Ping Pong« soll ein verirrter Milchtropfen zurück ins Glas praktiziert werden, während die Stoppuhr läuft. Bei dem Spiel »Fruchtschleuder« können Erdbeeren und anderes fliegendes Obst auf eine Zielscheibe geballert werden.

Vorbei die Zeiten, in denen Hersteller ihre Produkte schlicht im Fernsehen oder in Zeitschriften anpriesen. Heute stellen sie mehr auf die Beine, um schon die Jüngsten auf ihre Produkte aufmerksam zu machen. Vor allem im Umfeld von Lebensmitteln, die Kinder mögen oder die speziell für sie gedacht sind, wird viel Werbung gemacht. Da werden lustige Spiele via Internet präsentiert, mit denen Kinder Sympathie für Figuren wie den Kellogg's-Coco entwickeln sollen und ganz nebenbei auf Produkte wie Choco Krispies eingestimmt werden. Beliebt sind auch Treuepunkte beim Einkauf, die gegen coole Capes, Jeans, Rucksäcke oder Fußbälle eingetauscht werden – natürlich versehen mit dem Firmenlogo. Ferrero, Anbieter von Kinder-Schokolade, Milchschnitte und den beliebten Überraschungseiern, will die Kleinen sogar »fit machen fürs Sportabzeichen« und arbeitet dabei mit dem Deutschen Olympischen Sportbund zusammen. Andere Anbieter beteiligen sich an den Kosten für die Klassenfahrt oder sponsern Turngeräte, vorausgesetzt, es werden genügend Punkte gesammelt – was durch den Kauf der Kinderprodukte geschieht.

Gesund durch die Extraportion Milch?

Kinderlebensmittel, das sind Produkte, die speziell auf die Bedürfnisse von Kindern abzielen. Sie stechen durch bunte Farben, witzige Formen, lustige Figuren, die die Kleinen aus dem Fernsehen oder aus Büchern kennen, und kostenlose Beigaben in Form kleiner Spielzeuge ins Auge. Angeboten werden unter anderem Joghurts und Milchprodukte in Minibechern – weil die Kleinen das niedlich finden. Bekanntestes Beispiel sind die Fruchtzwerge, die es aber inzwischen auch von anderen Anbietern in ähnlicher Form gibt. Zudem gibt es Kinder-Schokolade mit der »Extra-Portion Milch«, die Milchschnitte mit »Milch und Honig«, Käse in Giraffenform, Wurstscheiben und Kartoffelchips als Bärchen, Bonbons mit extra vielen Vitaminen, Torten mit Benjamin-Blümchen-Motiv und jede Menge Drinks und Säfte in Trinkflaschen mit Tieraufdruck, allen voran der bekannte Fruchttiger.

Auf den Geschmack gebracht werden die Kleinen nicht nur durch ansprechende Verpackungen, sondern auch durch Zutaten, die sie besonders mögen. Als das Dortmunder Forschungsinstitut für Kinderernährung vor einigen Jahren rund dreihundert Kinderprodukte unter die Lupe nahm, stellte es fest: 93 Prozent der untersuchten Kinderlebensmittel sind gesüßt. Besonders Frühstücksknuspereien à la Frosties, Smacks oder eben Choco Krispies und auch Getränke fielen durch zu viel Zucker auf. Zu fettreich waren hingegen Kindermilchprodukte wie Joghurts und Quarks, und auch die als Pausenmahlzeit gekennzeichneten herzhaften Snacks.

Kritisiert wurde in der Studie zudem, dass gut 70 Prozent der Kinderprodukte mit Aromastoffen versetzt sind und viele zu salzreich sind. Zwar ist Salz nicht direkt schädlich für Kinder. »Zu viel Salz in Fertigmenüs, Aromastoffe und Geschmacksverstärker lassen aber die Zunge abstumpfen«, erklärt Angelika Ploeger, Professorin für Ökologische Lebensmittelqualität und Ernährungskultur an der Universität Kassel.

Künstliches ist für viele Kinder das Normale

In einem Test des Sensoriklabors beim Bremerhavener Technologie-Transfer-Zentrum (TTZ) sollten zwanzig Schüler einmal verschiedene Erdbeerjoghurts probieren – aromatisierte Fertigprodukte aus dem Becher und selbst hergestellte Joghurts, bestehend aus Naturjoghurt und Erdbeerpüree. Ergebnis: Schüler, die zu Hause vor allem Fertigprodukte zu essen bekommen, beurteilten das gekaufte Produkt als »natürlich«, den selbst angerührten Joghurt mit echten Früchten hielten sie für das Lebensmittel mit künstlichem Geschmack.

Zu einem ähnlichen Ergebnis kamen die Tester, als die Joghurts mal mit echter Vanille, mal mit synthetischem Vanillin aromatisiert wurden. Aus anderen Untersuchungen ist bekannt, dass viele Kinder H-Milch, Bohnen oder Ananas aus der Dose als die frische Variante bezeichnen. Die Konditionierung auf synthetische Aromen beginne heute so früh, dass diese Geschmacksstoffe inzwischen von den meisten Kindern als normal empfunden werden, urteilt eine TTZ-Mitarbeiterin.

»Was in der Kindheit geschmacklich abgespeichert wird, ist später dominierend«, weiß der Geruchs- und Geschmacksforscher Hanns Hatt vom Lehrstuhl für Zellphysiologie an der Universität Bochum. Wenn also Fruchttiger, Milch-Schnitte, Cornflakes und

Fruchtzwerge frühzeitig den Geschmack angeben, hat das Folgen für das spätere Ernährungsverhalten.

Doch die Prägung beginnt noch viel früher: im Mutterleib. Hatt denkt dabei an Studien mit dem Aromastoff Vanillin. In einem Versuch der Münchner Gesellschaft für sensorische Analyse und Produktentwicklung wurden 130 Jugendlichen und Erwachsenen zwei fast identische Sorten Ketchup vorgesetzt. Einziger Unterschied: Die eine Probe war mit Vanillin angereichert, einem Aromastoff, der früher verstärkt in Milchpulver für Babys steckte und auch heute noch in einzelnen Produkten zu finden ist. Ergebnis: Kinder, die mit der Flasche aufgezogen worden waren, bevorzugten viermal häufiger den Vanillinketchup als diejenigen, die gestillt worden waren und diese Geschmacksnote somit nicht kannten.

»Es ist enorm wichtig, dass Kinder von klein an auf hochwertige Lebensmittel trainiert werden und nicht Imitate kennenlernen«, folgert Hanns Hatt.

Riechen, wie's schmeckt

»Der Mensch sollte grundsätzlich nicht regelmäßig industriell vorgefertigte Nahrung zu sich nehmen, da dadurch der Geschmack verdirbt«, betont auch Ernst-Ulrich Schassberger, der Präsident der Köchevereinigung Eurotoques Deutschland. Das gelte für Kinder wie auch für Erwachsene.

Um dem etwas entgegenzusetzen, haben die Mitglieder seines Vereins vor einigen Jahren damit begonnen, dem Geschmack der Kinder auf die Sprünge zu helfen. Sie gehen in Schulen und Kindergärten und führen die Kleinen mit Hilfe von Riech- und Schmeckversuchen an die Geschmacksnoten süß, sauer, bitter und salzig heran, die viele durch den häufigen Verzehr von Chips, Flakes und Pommes gar nicht mehr wahrnehmen. Denn: »Wenn der Mensch nicht richtig sieht, geht er zum Augenarzt, hört er schlecht, geht er zum Ohrenarzt.« Doch was ist, wenn der Geschmackssinn auf der Strecke geblieben ist? Hier setzt Eurotoques an.

Hanns Hatt fordert sogar einen Riechunterricht für Kindergärten und Schulen. Denn das, was wir schmecken, werde nicht vorrangig über die Zunge erfahren, sondern erschnuppert, geht also durch die Nase. Das weiß jeder, der bei einer Erkältung und mit verstopfter Nase etwas isst: Es schmeckt fad. Würden Kinder schon früh auf Originaldüfte geprägt, laufen sie später nicht Gefahr, synthetischen Aromen zu erliegen.

Wackelpeter statt Quark

Künstliche Aromen bringen gleich mehrere Probleme mit sich: Aromastoffe sind nicht nur gesundheitsschädlich, wenn sie im Übermaß verzehrt werden (siehe Kapitel 2 »Stark in Geschmack und Nebenwirkungen«, S. 32), der häufige Verzehr sorgt auch dafür, dass uns gesunde natürliche Lebensmittel und Gerichte vergleichsweise fad und langweilig erscheinen. So kann ein Erdbeerjoghurt aus dem Becher sechshundertmal so stark aromatisiert sein wie ein Naturjoghurt mit 20 Prozent frischen Erdbeeren, ergab eine Untersuchung des Verbrauchermagazins *Öko-Test*.

Wenn ein Kind also ausschließlich überaromatisierte Fruchtjoghurts isst, wird es die Variante mit frischen Früchten ablehnen und sie »bäh« finden. Und es wird auch dem giftgrünen, nach Waldmeister schmeckenden Wackelpudding den Vorzug gegenüber einer schlichten Quarkspeise geben. Aus Befragungen geht zudem hervor, dass Kinder Fertigpizza aus der Tiefkühltruhe oftmals lieber mögen als die von Mutter oder Vater selbstgeknetete Pizza.

Doch aromatisierte Lebensmittel schmecken den Kleinen nicht nur, sie verleiten möglicherweise auch zum Mehressen. So wurde durch eine dänische Studie bekannt, dass Ferkel, denen man Futter mit Erdbeergeschmack in den Trog schüttet, pro Tag fast 10 Prozent mehr an Gewicht zulegten als die, die sich mit dem üblichen Futter begnügen mussten. Studien zum Saftverzehr bei Kindern haben zudem ergeben, dass sie von den aromatisierten Drinks mehr zu sich nehmen als von der nicht aromatisierten Variante, und zwar über das Sättigungsgefühl hinaus. Und dass Kinder ohne Ende künstlich schmeckende Bonbons lutschen können, wissen Eltern am besten.

Doch auch Geschmacksverstärker wie das bekannte Glutamat spielen hier eine Rolle. Die Zusatzstoffe sollen den Eigengeschmack von Rohstoffen unterstützen, also zum Beispiel eine Hühnersuppe stärker nach Geflügel schmecken lassen – vor allem dann, wenn davon nur klitzekleine Mengen im Produkt zu finden sind. Geschmacksverstärker stecken oft in Fertiglebensmitteln, die Kinder mögen, sei es in Salami, Tütensuppen zum Anrühren oder Tortellini.

Untersuchungen des Centre Nationale de la Recherche Scientifique in Paris bestätigen, dass Versuchsesser, denen man Glutamat ins Essen mischte, dazu neigten, die Mahlzeit schneller hinunterzuschlingen, weniger zu kauen und kleinere Pausen zwischen den Bissen zu machen, berichtet Ernährungsforscherin France Bellisle. Der Kieler Glutamatforscher Michael Hermanussen fand zudem heraus, dass Frauen, die sich konsequent glutamatfrei ernähren, an Gewicht verlieren.

Weil dies alles zwar Hinweise, aber keine Beweise sind, will die EU jetzt überprüfen, ob ungesunde Lebensmittel aufgrund ihrer Zusammensetzung und ihres Geschmacks Kinder tatsächlich zum Mehressen verleiten. Hierzulande wird das TTZ in Bremerhaven die Tests mit Kindern ab zwei Jahren durchführen.

Doppelt so viele Dicke wie vor zwanzig Jahren

Fakt ist: Kinder werden immer dicker. In den vergangenen zwanzig Jahren hat sich die Zahl der übergewichtigen Kinder verdoppelt, ergab der Kinder- und Jugendgesundheitssurvey KiGGS, der vom Robert-Koch-Institut in Berlin bei 17 641 Kindern durchgeführt und im September 2006 veröffentlicht wurde. Derzeit sind 15 Prozent der Kinder übergewichtig, 6 Prozent davon leiden sogar unter Adipositas, der Fettsucht. In Zahlen ausgedrückt heißt das: 1,9 Millionen Kinder tragen hierzulande zu viele Kilos mit sich herum. 800 000 Kinder sind sogar fettsüchtig. Am dicksten sind die 14- bis 17-Jährigen.

Doch nicht nur die Anzahl der übergewichtigen Kinder hat zugenommen, sie sind insgesamt schwerer geworden. Das Maß für das Körpergewicht, der Body-Mass-Index, ist über alle Gewichtsklassen hinweg gestiegen, ergab eine Studie der Anthropologin Karin Kromeyer-Hauschild von der Universität Jena. Das bedeutet: Auch Kinder, die als leicht- und normalgewichtig gelten, sind im Durchschnitt schwerer geworden. Kromeyer-Hauschild hatte zwischen Oktober und Ende Dezember 2005 rund 2400 Jungen und Mädchen im Alter zwischen sieben und vierzehn Jahren gemessen und gewogen. Sie stellte auch fest: In den vergangenen Jahren hat es eine Verschiebung von Muskel- zu Fettmasse gegeben – auch bei denjenigen, die gar nicht an Gewicht zugenommen hatten. »Ein Alarmsignal«, so Kromeyer-Hauschild.

Dickmacher aus dem Gläschen

Es beginnt schon bei den Babys. Die Säuglinge kommen heute größer und pummeliger auf die Welt als noch vor zwanzig Jahren, berichtet die Deutsche Gesellschaft für Gynäkologie und Geburtshilfe. Dafür gibt es verschiedene Gründe: Mütter bekommen ihre Kinder heute später als noch vor zehn Jahren. Mit zunehmendem Alter steigt aber das Körpergewicht der Mutter, und Stoffwechselstörungen nehmen zu. Das übertrage sich vermehrt auf das Kind. Auch der Trend zur Babyflasche spielt eine Rolle. Bekommen Babys sechs Monate lang ausschließlich die Brust, tragen sie zum Zeitpunkt der Einschulung nur halb so oft zu viele Kilos mit sich herum wie Säuglinge, die Kunstmilch aus dem Fläschchen getrunken haben, ergaben Schuleingangsuntersuchungen bei rund 135 000 Kindern. Bekamen die Kleinen noch länger die Brust, waren sie noch seltener dick.

Aber die wenigsten Kinder werden heute ein halbes Jahr lang ausschließlich gestillt. Nur 10 Prozent der gestillten Babys dürfen sechs Monate lang an die Brust. Die meisten bekommen schon nach wenigen Wochen Milch aus dem Fläschchen, die aus Milchpulver angerührt wird – weil's bequemer ist, unabhängig macht und das Baby danach so schön schläft. Nach vier bis sechs Monaten werden sie dann auf Industriekost eingestimmt. Nun kommen Hipp und Alete auf den Tisch, ob als Gemüsegläschen, Guten-Abend-Brei zum Anrühren oder Nachmittagssnack aus dem Plastikbecher. Drei Viertel der Eltern füttern die Gemüse-Kartoffel-Fleisch-Mahlzeit, die nach dem vierten bis sechsten Lebensmonat empfohlen wird, aus dem Gläschen, ergab eine Umfrage des Forschungsinstituts für Kinderernährung in Dortmund.

Doch der Inhalt der Gläschen ist nicht immer das Gelbe vom Ei, sagen die Experten. Sie empfehlen lediglich fünf Zutaten für die erste Babykost. In den herzhaften Brei gehören Gemüse, Kartoffeln, hin und wieder Fleisch, etwas Fruchtsaft und Butter oder Öl. In den Kreationen der Industrie finden sich aber nicht selten zehn Zutaten (!) und mehr. Zum Schutz vor Allergien und wegen der Bekömmlichkeit sollte Kuhmilch darin ganz tabu sein, ebenso Salz, Gewürze, Fisch, Nüsse und Schokolade. Doch der Blick in ein beliebiges Babykostregal zeigt: Weit gefehlt! Die Anbieter überbieten sich mit Leckereien für die Jüngsten. Da gibt es »Pasta Bambini«, eine Mixtur aus Spaghetti mit Mozzarellakäse, Zwiebeln, Tomaten und etwas Pfeffer, oder »Milchbrei Babykeks« und »Bio Milchbrei Stracciatella« als Gute-Nacht-Mahlzeit. Für die Größeren ab eineinhalb Jahren gibt es Juniormenüs wie zum Beispiel »Mamas Nudeltopf«, entweder aus dem Glas oder aus einem Drei-Kammer-Plastikschälchen in Herzform.

Auch wenn die Fertiggerichte keine Kalorienbomben sind, so können sie doch durch ihre Konsistenz zu Dickmachern werden. Und die ist oft matschig, breiig und soßig. Darum wird der Inhalt nicht gekaut, sondern einfach runtergeschluckt. Weil der Magen mit den verkochten Speisen kaum etwas zu tun hat, sind sie schnell verdaut – und der Hunger meldet sich bald wieder.

Was Hänschen isst, isst Hans umso mehr

Die Dortmunder Ernährungsfachleute sagen: Kinder brauchen keine speziellen Produkte. Die Kleinen können nach dem ersten Geburtstag ganz normal am Familientisch mitessen und in etwa dasselbe erhalten wie die Großen. Kommt nämlich schon bei kleinen Kindern Fastfood aus dem Glas auf den Tisch, geht es damit später meist weiter. Ein Drittel der Jungen und jedes sechste Mädchen isst mindestens einmal pro Woche bei McDonald's oder einem anderen Bulettenbrater. Auch wenn nicht gleich jeder Burger dick macht, Tatsache ist doch: Fastfood-Esser nehmen bis zu 15 Prozent mehr Kalorien auf als »Normal«-Esser. Darum ist der Body-Mass-Index von Fastfood-Essern oft höher, fand das Forschungsinstitut für Kinderernährung heraus.

Zwar bieten McDonald's und Burger King inzwischen auch Salate, Milch und Fruchtsäfte an. Doch das meiste, was es dort zu kaufen gibt, ist zu schwergewichtig. Der normale Hamburger mutet mit rund 260 Kalorien pro Stück noch fast leicht an. Doch der Trend geht zu XXL-Burgern, die so reichlich mit Fleisch, Speck, Käse und Sauce belegt sind, dass sie kaum in den Mund passen. Mit gut 1000 Kalorien schlägt so ein XXL-Fleischturm zu Buche; das entspricht zwei Dritteln des Tagesbedarfs eines Kindes.

Während die hiesigen Werbestrategen Kinder aus der Klopsreklame (noch) heraushalten, werden anderswo die Makro-Whopper den Kindern geradezu in den Mund gelegt. »Iss die riesige, saftige Portion Fleisch ... Wenn du den schaffst, putzt du alles weg«, lautet ein Werbeslogan für den Big King Cheese XXL von Burger King in Spanien.

Doch auch hierzulande wird Kindern via Werbung der Mund wässrig gemacht – nicht nur im Internet. Eine Ende 2005 durchgeführte internationale Studie der Deutschen Herzstiftung ergab: Im Fernsehen werden pro Stunde teilweise bis zu zwanzig Werbespots für Lebensmittel ausgestrahlt, die Kinder mögen, aber unter Experten als ungesund gelten, da sie einen hohen Fettgehalt haben oder vor Zucker strotzen.

Kinder mögen das, was Eltern essen

Angesichts dieser Befunde müssten die Eltern gegensteuern und mit gutem Beispiel vorangehen. Doch der Trend zu Fertigkost ist unaufhaltsam. Neun von zehn Verbrauchern kaufen Tiefkühlprodukte, so die GfK-Marktforschung in Nürnberg. Knapp 40 Kilo verschlingt jeder Deutsche davon im Jahr, Tendenz steigend. Beliebt sind auch gekühlte Speisen wie Currywurst mit Sauce aus dem Kühlregal oder Pasta mit Pesto aus dem Frischepack.

Regelmäßig gekocht wird nur in den wenigsten Haushalten. Lediglich bei einem Drittel wird noch täglich der Herd angeworfen. Während Mitte der sechziger Jahre eine Frau noch jeden Tag rund eine Stunde am Herd stand, waren es Ende der neunziger Jahre nur noch 33 Minuten. Klar, Essen auftauen oder in die Mikrowelle stellen geht schneller.

Dabei ist bekannt, dass Eltern Vorbild für den Nachwuchs sind. Wenn sie am liebsten Fleischberge, Pommes und Sauce verzehren, tun es ihnen die Kinder gleich. Die Forschung bestätigt das: Dicke Eltern haben oft übergewichtige Kinder. Solange Erwachsene also viel Fleisch, Wurst und Eier essen, sich die Butter fingerdick aufs Brötchen schmieren und sich auch öfter mal ein Sahnestückchen gönnen, machen es die Kinder ihnen nach.

Entsprechend ungünstig ist das Ernährungsverhalten der meisten Kinder. 50 Prozent der Kids essen täglich Wurst und Aufschnitt, obwohl sie nur zwei- bis dreimal pro Woche auf den Tisch kommen sollten. Gemüse hingegen knabbern nur 30 Prozent der Kids jeden Tag, obwohl es siebenmal die Woche gegessen werden sollte. Und Süßes verputzen 70 Prozent der Kinder täglich oder mehrmals die Woche, fand die Anthropologin Karin Kromeyer-Hauschild bei einer Befragung von Jenaer Kindern und Jugendlichen heraus.

Mit freundlicher Unterstützung der Industrie

Wenn die Kleinen also nicht zu Hause lernen, was ihnen guttut, dann vielleicht in der Schule? Leider Fehlanzeige. Zwar gibt es inzwischen viele Aktionen zur gesunden Ernährung in Schulen und Kindergärten, gemeinsames Frühstück und Projektwochen zum Thema Gesundheit sind in vielen Einrichtungen obligatorisch. Doch immer häufiger unterrichtet nicht die Lehrerin, sondern die Industrie. Manche Firmen bieten Lehrern kostenloses Unterrichtsmaterial an, sponsern bereitwillig Computer und Software und beteiligen sich an Schulprojekten und Schülerwettbewerben.

So hat die Haferflockenfirma Kölln für Kindergärten und Schulen Arbeitsmappen mit dem Titel *Korngesundes Frühstück* erarbeiten lassen, die sie gratis zur Verfügung stellt. Das ansprechend aufgemachte Material enthält viele Informationen zur gesunden Ernährung. Spielerisch lernen die Kleinen, was beim Frühstück auf den Tisch kommen sollte und welche Lebensmittel gesund sind. Die Inhalte stimmen zwar. Doch die Mappen sind gespickt mit Bildern der verschiedenen Kölln-Produkte, etwa »Blütenzarte Köllnflocken« und »Kölln's Echte Kernige« oder »Haferfleks«. Auch können Schulen und Kindergärten die Flockenprodukte kostenlos bestellen und damit ein Schulfrühstück ausrichten.

»Wir wollen die Markenbindung von Kindesbeinen an herbeiführen«, erklärt die Mitarbeiterin eines Foodkonzerns, der ebenfalls Materialien für Schulen herausgibt, ganz offen. Und das ganz legal. Die Landesschulgesetze erlauben es, dass sich Schulen von Wirtschaftsunternehmen unterstützen lassen. Etwa jede zweite Schule, so der Bundesverband der Verbraucherzentralen in einer Information über Werbung für Kinder in Schulen und in den Medien, sei bereits mit Angeboten von Unternehmen für Werbung oder Sponsoring in Berührung gekommen.

Für »total inakzeptabel« hält es der Bundesverband der Verbraucherzentralen darum, wenn in Schulen gezielt Süßes vertrieben wird. Ihm liegen Belege vor, nach denen ein Gymnasium in Bergisch Gladbach von Masterfoods, dem weltweit operierenden Produzenten von Schokoriegeln, Tierfutter und anderen Lebensmitteln, Geld für den Betrieb eines Süßigkeitenautomaten in einer Cafeteria überwiesen bekam, erklärt Sprecher Carel Mohn. Masterfoods hat nach eigenen Angaben auch mit weiteren Gymnasien, Berufsschulen, Haupt- und Realschulen Verträge geschlossen, jedoch nicht mit Grundschulen. Aus den Verkäufen der Riegel erhält die Schule eine Provision, die die Betriebskosten der Automaten decken soll. Aus diesen kullern nun auf Knopfdruck Twix und Mars.

Auch Softdrinkautomaten werden in Schulen plaziert. Bis September 2006 standen die Kühlschränke mit den süßen Brausen sogar in Grundschulen. Es handelt sich zwar um weniger als 0,5 Prozent der Grundschulen, aber eigentlich hätten es gar keine sein sollen. Denn es gibt eine Selbstverpflichtung von Coca-Cola, nach der für ganz kleine Schüler keine Cola-Automaten zugänglich sein sollen. Der Betrieb dieser Grundschulautomaten sei, so ein Coca-Cola-Sprecher, auf ausdrücklichen Wunsch der Schulverwaltung erfolgt.

Erste Hilfe für den guten Geschmack

Da ist es gut, dass es immer mehr unabhängige Koch- und Schmeckprojekte für Kinder gibt. Nicht nur die Köchevereinigung Eurotoques zeigt den Jüngsten, wie unverfälschte Lebensmittel schmecken, und schult auch ein wenig ihre Nasen. Der Gastronom Jürgen Mädger aus dem schwäbischen Bartholomä im Ostalbkreis hat ein Projekt der besonderen Art ins Leben gerufen. Weil es in dem kleinen Ort kein Ferienprogramm für Kinder gab, organisierte er kurzerhand einen Kochkurs. Hier lernen Kinder über einen Zeitraum von zwei Jahren, wie man Spätzle herstellt, Salate schnippelt und Schnitzel brät. Aber nicht nur das Kochen mit natürlichen unverarbeiteten Lebensmitteln wird gelehrt. Die Kinder erfahren auch, wo die Zutaten fürs Kochen herkommen: Sie pflanzen selbst Salat an und können beim Bauern nebenan gucken, wie Getreide gesät und geerntet wird. Aus dem Mehl backen sie dann ein Brot, der Salat wird zu einer leckeren Vorspeise verarbeitet. Am Ende steht das Kochlöffel-Diplom, das, bei Bedarf, den Eintritt in gastronomische Berufe erleichtert.

Doch die »Miniköche«, wie Jürgen Mädger seine inzwischen nicht nur in Deutschland, sondern auch in Österreich und der Schweiz vertretenen Gruppen nennt, lernen auch etwas über die Esskultur. Während der eine Teil der Gruppe in der Küche Essen kocht, erfährt der andere, wie man einen Tisch richtig deckt und schön dekoriert. Dass die Gabel links liegt, das Messer rechts und das Glas über dem Messer steht. Dass sich Servietten zu kleinen Kunstwerken wie Seerosen, Kronen und Fächern falten lassen. Und dass frische Blumen ebenso mit dazugehören wie auch das richtige Servieren der Speisen, wie die Teller korrekt aufgetragen und das schmutzige Geschirr wieder abgeräumt wird. Was fast schon altmodisch anmutet, gefällt den Kleinen. Mädger sagt: »Nicht wenige Kinder schätzen die Tischdeckerei und Kellnerei mehr als die Küchenarbeit.«

KAPITEL 5

Umdatiert und angefault: Die Wahrheit über unser Fleisch

Als Informatikstudent konnte Simon Schröder keine großen Sprünge machen, wenn es um die Ernährung ging. Deshalb war er froh, als er im Bremer Penny-Markt drei eingeschweißte Nackensteaks fand. Für 2,99 Euro das Kilogramm. Die ersten beiden Fleischstücke waren noch in Ordnung, als er sie aus der Pfanne zog. Am nächsten Tag kam dann das dritte an die Reihe – und da ragte in der Pfanne plötzlich ein fingergroßer Gegenstand aus dem Fleisch, der an eine Spritze erinnerte. Simon war entsetzt. Von Gammeldöner und BSE hatte er schon gehört. Doch ein Stück Fleisch, in dem eine Spritze steckte? Ihm wurde übel bei dem Gedanken, was für einen Chemiecocktail er sich möglicherweise schon bei dem Verzehr der zwei Steaks zuvor einverleibt hatte …

Das Fleischstück kam zur Lebensmittelüberwachung. Dort gab man immerhin Entwarnung, was den Gegenstand anging: Keine Spritze sei es, sondern »ein Gegenstand zur Kennzeichnung des Steaks«. Einen Tag später warf man jedoch auch diese Theorie über den Haufen. Das Ding wurde als »Pop-up-Timer« identifiziert, zu Deutsch: Gar-Anzeiger, eine Art Fieberthermometer für küchenfertige Schweine.

Normalerweise kommt so etwas in viel größere Fleischstücke, die als Braten verarbeitet werden. Ist dann der Braten wunschgemäß gekocht oder gebraten, schlägt der Pop-up-Timer Alarm, indem er einen Pin aus dem Fleisch ragen lässt. »Ob blutig, medium oder durch, für jeden Garwunsch gibt's den richtigen Timer. Punktgenau, verlässlich, unbestechlich«, schwärmt auf seiner Homepage der Schweizer Restpostenanbieter Rausser, der neben den Timern unter anderem auch einen Mundschutz gegen Vogelgrippe vertreibt.

Bleibt die Frage, wie das unbestechliche Küchenthermometer ins rohe Nackensteak kam und wie es dort vergessen werden konnte. Und was ist von staatlichen Lebensmittelwächtern zu halten, die den Gegenstand zunächst mit einer Art Etikettiergerät verwechselten?

Als die Penny-Konzernmutter Rewe von dem Fall informiert wurde, wollte man sofort die restlichen Nackensteaks des Sonderangebots aus den Regalen nehmen. Ein Aktionismus ohne Aussicht auf Erfolg – die Billigsteaks hatten schon fast alle einen Käufer gefunden.

Unersättliche Fleischeslust

Kaum eine Branche wird derart häufig von Skandalen und Negativschlagzeilen geschüttelt wie der Fleischmarkt. Gammelfleisch, Etikettenschwindel, Antibiotika, Hormone, hohe Cholesterin- und Harnsäurewerte, Schweinepest, Rinderwahnsinn, Vogelgrippe, Salmonellen, Würmer – Jahr für Jahr machen neue Horrormeldungen die Runde. Die Verbraucher scheint das jedoch nicht zu stören. Der Fleischverzehr boomt.

Im deutschen Durchschnittshaushalt werden laut Bundesamt für Statistik jeden Monat jeweils etwa 1,8 Kilogramm Schwein und Geflügel verzehrt. Der Rindfleischkonsum liegt – nach einer BSE-Durststrecke im Jahr 2001 – wieder bei 700 Gramm. »Die BSE-Hysterie, die bei uns umging und die Menschen fürchten ließ, sie könnten sich mit einer Rindsroulade die tödliche Creutzfeldt-Jakob-Krankheit holen, ist abgeflaut«, erklärt Biochemiker Roland Scholz von der Universität München. Wobei die Hysterie bei den Männern gar nicht richtig ankam. Gerade mal 44 Prozent von ihnen änderten damals laut einer Allensbach-Erhebung ihre Ernährungsgewohnheiten, und nach einem halben Jahr hatte fast jeder wieder ein Rindersteak auf dem Teller. Bei den Frauen waren die Quoten höher und stabiler, weil Frauen immer schon mehr auf ihre Gesundheit geachtet haben. Mittlerweile jedoch hat auch ihre Rindfleischskepsis deutlich nachgelassen.

Die Quoten der Hersteller verweisen ebenfalls auf einen stabilen Trend zum Fleischprodukt. Weltweit werden 76 Millionen Tonnen Geflügel produziert, das meiste davon – 26 Prozent – geht auf das Konto der global agierenden Lebensmittelhersteller in den USA. In Deutschland schlachtet man derzeit eine Million Tonnen Federtiere jährlich, fast 72 Prozent mehr als zehn Jahre zuvor.

Diese Entwicklung hat vor allem zwei Gründe: zum einen die BSE-Krise, zum anderen die Wellnessbewegung. Eine von deren Säulen ist nämlich die Hypothese, wonach Geflügelfleisch gesünder und kalorienärmer sei als Schwein und Rind. Die aktuellen Nährstofftabellen können das jedoch nicht bestätigen, im Gegenteil: Die Energie- und Cholesterinwerte von Geflügel sind zum Teil sogar höher als bei Rind- und Schweinefleisch. Lediglich Hühner- und Putenbrust enthalten relativ wenig Fett und Cholesterin, dafür aber auch weniger Eisen, Zink und Vitamin B_1.

Zudem erschütterte der Hühner- und Putenboom nicht wirklich die deutsche Vorliebe fürs ungefederte Schlachtmaterial. In den Ställen zwischen Konstanz und Flensburg leben knapp 27 Millionen Schweine. Allerdings leben sie dort nicht lange: Jahr für Jahr wandern etwa 46 Millionen Rüsseltiere auf die Schlachtbank. Bei der Rinderhaltung liegt Deutschland hinter Frankreich europaweit auf Rang zwei. Im Mai 2005 standen etwa 13 Millionen Rinder in den Ställen, über zwei Drittel davon waren zum Schlachten vorgesehen, der Rest diente als Milchlieferant.

Klarer Fall also: Die Fleischeslust hält an. Trotz aller Negativmeldungen. Doch warum ist das so?

Haben Sie schon einmal darauf geachtet, wer eigentlich Fleisch isst? Es sind vor allem Männer. Sie essen laut Bundesamt für Statistik 15 bis 20 Prozent mehr Fleisch als Frauen. Ein Team des Westdeutschen Fernsehens postierte sich für die Sendung *Servicezeit* einen Tag lang am Kölner Bahnhof, jeweils vor einem vegetarischen Imbiss und einer Würstchenbude. Das Ergebnis: Von den Kunden am Würstchenstand waren 75 Prozent Männer, bei der Vollwertfrikadelle kamen sie hingegen nur auf 39 Prozent. An der Kölner Uni-Mensa beobachtete das Filmteam Ähnliches: Während 57 Prozent der Studentinnen vegetarisch zu Mittag aßen, waren es bei ihren männlichen Kommilitonen gerade ein Drittel.

Nun könnte man einwenden, dass Männer auf größere Fleischmengen angewiesen sind, weil sie mehr Muskelmasse haben und dementsprechend mehr tierisches Eiweiß benötigen. Doch dieses Argument sticht schon lange nicht mehr. Erstens ist das Leben des Mannes heute nicht annähernd so kraftaufwendig wie vor einigen Jahrhunderten, als er noch körperlich hart arbeitete. Zweitens werden Eiweiße nicht nur zum Muskelaufbau benötigt, sondern auch zum Erhalt von Blut, Sehnen, Knochen, Haut und anderen Organen, die ja bekanntlich im weiblichen Körper kaum weniger zu finden sind als im männlichen. Faktisch bestehen darum kaum Unterschiede zwischen den Eiweißbedürfnissen der Geschlechter. Beide benötigen etwa 1 Gramm auf 1 Kilo Körpergewicht, schwangere Frauen brauchen mit 2 g/kg sogar deutlich mehr als Männer.

Außerdem stehen dem Mann noch genügend Alternativen zum Fleisch zur Verfügung, um seine Eiweißzufuhr zu decken. Den alten Satz nämlich, wonach tierisches Eiweiß wertvoller sei als pflanzliches, kann man schlechterdings als überholt einstufen. Genauso wie die Ansicht, wonach eine ausreichende Deckung des Proteinbedarfs allein durch Aufnahme von tierischem Eiweiß möglich sei.

»Diese Irrtümer haben nur dazu geführt«, erklärt der Münchner Lebensmittelchemiker Josef Wahler, »dass zu viel Fleisch konsumiert wurde, und das brachte eine Reihe von nachteiligen Folgen für die Gesundheit mit sich.« Besonders für den Mann. Er wird mehr als Frauen heimgesucht von Arteriosklerose, Gicht und anderen Erkrankungen, die in engem Zusammenhang mit übermäßigem Fleischverzehr stehen.

Medizinisch macht die Kotelett- und Steakorgie auf dem Teller für den Mann also keinen Sinn. Dass er dennoch nicht davon lassen kann, liegt daran, dass Fleisch in unserer Gesellschaft immer noch eine unterschwellige, aber sehr wirksame Symbolkraft besitzt. Denn hartnäckig hält sich in uns die archaische Überzeugung, wonach sich beim Verzehr der Muskeln eines Tieres dessen Kraft auf den Verzehrenden übertragen würde. Ein Aspekt, der von der Werbung heute bewusst als Trumpfkarte ausgespielt wird, wenn man beispielsweise das »Deutschländer Würstchen« von der sportlichen Powerfraktion aus Vater und Sohn vertilgen lässt.

Einen weiteren Aspekt der Fleischeslust macht Helene Karmasin vom Wiener Institut für Motivforschung geltend: »Das blutige Stück Fleisch markiert die Überlegenheit des Menschen gegenüber der Natur, die er sich durch Aggression untertan gemacht hat.« In gewisser Weise geht es also immer noch um dasselbe Gefühl von Überlegenheit, das der Mann der Altsteinzeit empfand, als es ihm endlich gelang, als Jäger erfolgreich zu sein. Nicht nur, dass damit jene Zeiten vorbei waren, in denen er sich mühsam und mit ständigen Magenverstimmungen als Kannibale, Aasfresser und Sammler durchschlagen musste. Es war auch der Augenblick, in dem er entdeckte, dass es aufgrund seines Intellekts und seiner technischen Geschicklichkeit ein Leichtes für ihn war, zu töten, sich zum Herrscher über Leben und Tod aufzuschwingen. Und das gab ihm das Gefühl von Macht – dasselbe Gefühl, von dem der Mann auch heute noch getragen wird, wenn er sich ein Steak einverleibt. Auch wenn dieses Steak aus der Massentierhaltung stammt und er als Krawattenträger und Drehstuhlpilot schon längst kein Tier mehr erlegen kann. Das Gefühl ist nach wie vor in ihm, denn Jahrtausende von Menschheitsbeziehungsweise Mannheitsgeschichte streift man nicht einfach ab wie eine Unterhose. Sie sind uns in Fleisch und Blut übergegangen und sitzen in den tieferen Regionen unseres Bewusstseins, von wo aus sie immer noch unser Denken und Handeln steuern.

Kein Wunder also, dass Männer im wahrsten Sinn des Wortes den Löwenanteil zum Auskommen der Fleischindustrie beitragen. Wobei man korrekterweise hinzufügen muss, dass sie in dieser Einstellung von den Frauen bestärkt werden. Erziehungswissenschaftler fanden nämlich heraus, dass Mütter ihren Söhnen weit mehr zum Fleischkonsum raten (»Lass das Gemüse stehen und iss das Fleisch!«) als ihren Töchtern. Das Rollenklischee vom »echten Mann« wird eben nicht nur von männlicher, sondern auch von weiblicher Seite geprägt.

Mineralien auf dem Rückzug

Zum Mythos vom Fleisch als Powerfood gehört, dass es von Lebensmittelindustrie und konventioneller Ernährungsmedizin als »Garant einer ausgewogenen Substratversorgung« gepriesen wird. Neben Proteinen enthalte es auch große Mengen an B-Vitaminen und Mineralien, heißt es da. Das ist ein Cocktail, den man gerade auch Kindern nicht verwehren sollte.

»Fleisch ist ein Lebensmittel von hoher ernährungsphysiologischer Qualität«, so Berthold Koletzko, Professor am Haunerschen Kinderspital in München. Es sollte deshalb schon Säuglingen ab dem sechsten Lebensmonat regelmäßig als Beikost verabreicht werden.

Tatsache ist, dass Fleisch keineswegs überragende Qualitäten als Vitamin-B-Versorger aufweist. So enthalten 100 Gramm Schweineschnitzel etwa 1 Mikrogramm Vitamin B_{12} und 6 Mikrogramm Vitamin A. Das ist deutlich weniger als bei Fischstäbchen (1,5 beziehungsweise 8 Mikrogramm), die nicht gerade im Ruf stehen, zu den gehaltvollen Nahrungsmitteln zu zählen.

Darüber hinaus hat der Trend zum fettreduzierten Lightfood dazu geführt, dass Fleisch nur noch bedingt zur Mineralienversorgung taugt. So tragen vor allem Schweine durch Züchtung und spezielle Fütterung immer weniger Fett auf den Rippen. Der Kaloriengehalt von Steaks, Koteletts und Gulasch ging dadurch zwar deutlich nach unten, doch die Mineralien ereilte offenbar das gleiche Schicksal.

Das Forschungsinstitut für die Biologie landwirtschaftlicher Nutztiere, das seinen Sitz in Dummerstorf nicht weit von Rostock hat, kommt in einer Studie zu dem Schluss, dass Schweinefleisch nicht einmal mehr 40 Prozent der Eisenwerte enthält, die in den üblichen Nährwerttabellen angegeben sind. Bei Selen und Zink sind es nur noch etwa 60 Prozent.

Das Magerfleisch unserer Zeit spielt also in der Mineralienversorgung nicht mehr die Rolle, die es früher gespielt hat. Vielleicht sollte man beim nächsten Einkauf überlegen, ob das Nackensteak nicht doch den einen oder anderen Fettrand haben darf.

Andererseits ging die Demineralisierung des Fleischs in den letzten Jahren keineswegs mit einem grassierenden Eisenmangel mit Blutarmut einher. Und das Immunsystem der Menschen brach auch nicht zusammen, weil es ihnen plötzlich an Selen und Zink gefehlt hätte. Zwei mögliche Erklärungen sind denkbar: Entweder die pflanzlichen Lebensmittel sowie Eier und Milch liefern genug Mineralien, so dass der Verlust im Fleisch nicht ins Gewicht fällt – oder aber wir brauchen doch nicht so viele Mineralstoffe, wie weithin vermutet wird.

Wie auch immer die Antwort lautet, festzuhalten bleibt: Als Nährstoffquelle ist Fleisch durchaus entbehrlich. Kümmern wir uns also um andere Aspekte, die möglicherweise für den Fleischverzehr sprechen könnten. Wie etwa den Geschmack.

Fett weg – Geschmack weg

Von unserer Mutter oder unserer Oma wissen wir: Erbseneintopf, in dem nicht ein Stück Fleisch mitgeköchelt hat, schmeckt nach einem holzigen Nichts. Auch Grünkohl offenbart den kulinarischen Charme eines Fußballrasens, wenn er nicht mit Mettwurst oder Speck angemacht wurde. In den Vegetarier-Chatrooms werden zwar andere Meinungen vertreten (»Ich finde den Geschmack von Fleisch einfach nur ekelhaft«, »Einmal an der Mettwurst gerochen, und ich muss kotzen«), doch bei allen anderen überwiegt zweifelsohne die Ansicht, dass gerade Kochgemüse erst durch die Zutat von Fleisch kulinarisch akzeptabel wird.

Nicht umsonst gehören Aromastoffe, die fleischähnliche Geschmackserlebnisse verstärken sollen, zu den Schnelldrehern auf dem Lebensmittelmarkt. Der bekannteste unter ihnen ist Glutamat. Seine Produktionsquote liegt weltweit bei 1,5 Millionen Tonnen pro Jahr. Nicht schlecht für einen Stoff, den wir bereits in einer Dosierung von 1 Gramm deutlich wahrnehmen.

Die Erfolgsstory von Glutamat hängt auch damit zusammen, dass der kulinarische Verzehrswert von Fleisch in den letzten Jahren stark nachgelassen hat. Viele Konsumenten klagen über den faden und labbrigen Eindruck, den die heutigen Koteletts und Steaks auf ihrer Zunge hinterlassen. Eine Einschätzung, die mittlerweile auch wissenschaftlich bestätigt wird.

Ausschlaggebend für den Sinneseindruck von Fleisch sind nämlich neben wasserlöslichen Verbindungen auch Aromastoffe, die eng mit dem Fett assoziiert sind. Darüber hinaus entscheiden Farbe, Festigkeit und Struktur über die Empfindungen, die ein Kotelett bei uns auslöst. In all diesen Faktoren hat das Fleisch in den letzten Jahren jedoch deutliche Wandlungen durchgemacht. Besonders hart traf es das Schwein.

»Durch die Zucht wurde das in den fünfziger Jahren noch erwünschte Fettschwein, gemäß den Wünschen des Kunden, durch das betonte Fleischschwein ersetzt«, erklärt Sigurd Laube in seiner Doktorarbeit für die Tierärztliche Hochschule in Hannover. Mit dem Fett ging zwangsläufig auch das Aroma verloren. Zudem entwickelte das Schweinefleisch eine neue Struktur: Zeichnete es sich früher noch dadurch aus, dass es zarter und gaumenfreundlicher war als ein Rindersteak, mutierte es immer mehr zu zähen, lederartigen Lappen, an denen man sich die Wangenmuskeln müde kaut.

Quasi als Ersatz für den Fettverlust sammelten sich im Schweinefleisch große Wassermengen an. Dadurch wurden einerseits die wasserlöslichen Geschmacksstoffe ausgedünnt, andererseits kann man beim Braten eines Schnitzels beobachten, wie es unter Dampfwolken zusammenschrumpft, weil sich seine Wasseranteile verflüchtigen. Übrig bleibt ein kümmerlicher Klops, den unsere Oma wohl nicht mehr als Schnitzel identifiziert hätte.

Weiterhin berichtet Laube, dass die Trendschweine ein neues Fettprofil entwickelten: Der Anteil an – prinzipiell gesunden – mehrfach ungesättigten Fettsäuren nahm deutlich zu, ohne dass gleichzeitig die E-Vitamine zugenommen hätten, die nötig sind, um diese Fette zu konservieren, also das Ranzigwerden zu verhindern. Damit stieg zwangsläufig, wie Laube es nennt, »die Verderbnisanfälligkeit« des Fleischs.

Das Schnitzel von heute besitzt also kaum noch natürliche Konservierungsstoffe. Allein deshalb muss die Lebensmittelindustrie mehr als je zuvor technische und chemische Maßnahmen ergreifen, um die Haltbarkeit ihrer Fleischprodukte zu verlängern.

Gepökelt und vollgedröhnt

Viele der üblichen Konservierungsmethoden führen zu tiefgreifenden Veränderungen im Fleischprodukt. Beim Pökeln etwa steigt der Kochsalzgehalt der Ware auf ein Vielfaches an, schon 100 Gramm Bierwurst reichen aus, um den Salzbedarf eines ganzen Tages zu decken. Strittig ist, ob Pökelsalze aufgrund ihres Nitrits das Krebsrisiko erhöhen. Die Bundesforschungsanstalt für Ernährung und Lebensmittel betont, dass sich im Fleisch der größte Teil des beim Pökeln verwendeten Nitrits von alleine abbaue und daher beim Verzehr nur in geringen Mengen vom Kunden aufgenommen werde.

Zu denken gibt aber eine aktuelle Studie der Columbia University in New York. Die amerikanischen Wissenschaftler werteten die Ernährungsdaten von 7600 Testpersonen aus. Dabei zeigte sich, dass die Lungenfunktion bei jenen, die mehr als vierzehnmal im Monat nitrithaltige Fleischwaren verzehrten, deutlich schlechter war als bei jenen, die völlig darauf verzichteten. Das Risiko einer eingeschränkten Lungenfunktion, wie sie für chronisch obstruktive Lungenerkrankungen charakteristisch ist, war bei ihnen um 71 Prozent höher.

Für eine endgültige Entwarnung ist es also noch zu früh. Nicht zuletzt auch deshalb, weil das Pökeln trotz ausgefeilter Gefriertechnik immer noch das führende Konservierungsverfahren ist. Allein in Deutschland kommen jährlich etwa 40 000 Tonnen Pökelsalz zum Einsatz. Auch in Biowurst ist Pökelsalz erlaubt (siehe auch Kapitel 16 »Keine Garantie für Extravitamine«, S. 224).

Mittlerweile gibt es zwar auch »nicht-invasive« Konservierungsmethoden, die das Fleisch weniger beeinflussen, doch selbst sie haben Nebenwirkungen. So greift die Lebensmittelindustrie zunehmend zu Vitaminen, um ihr Fleisch haltbar zu machen. Deren Vorteil: Sie schützen wirksam vor Oxidation und entsprechendem Verderb, sie haben ein gutes Image – und sind ausgesprochen billig. Besonders beliebt ist Vitamin C, das man mit einem feinen Zerstäuber auf das Fleisch spritzen kann.

»Es ist allerdings Vorsicht dabei angebracht«, gesteht der Vitaminhersteller Takeda in einer Werbebroschüre, »denn wenn der Vitamin-C-Anteil zu hoch gewählt wird, nimmt das Fleisch eine braune Farbe an.« Weswegen man laut Takeda besser modernere Verfahren wählen sollte. So kann man das Futter der Tiere mit großen Mengen an Vitamin C anreichern, um gewissermaßen schon am lebenden Objekt mit der Konservierung zu beginnen. Damit die Tiere nicht zu schnell merken, dass da Saures in ihrem Trog ist, wird ihr Futter gleich noch mit überlagernden Geschmacksstoffen angereichert. Und wem das noch zu viel Mühe bereitet, der kann auch auf die Injektionsnadel ausweichen. »Die Spritzung erfolgt«, so heißt es in der Takeda-Broschüre, »per Sodium-Ascorbat-Lösung intravenös ins lebende Vieh, kurz bevor es geschlachtet wird.«

Vor dem Bolzenschuss noch die Vitamindröhnung. Da sage noch einer, dass sich die moderne Lebensmittelindustrie nicht um das Wohlergehen der Tiere kümmere.

Das Glück kommt von der Weide

Wer wirklich hochwertiges und geschmackvolles Fleisch auf dem Teller haben will, sollte auf dessen Herkunft achten. Europäische Forscher untersuchten im Rahmen eines länderübergreifenden EU-Projekts, wie sich die Weidehaltung auf die Fleischqualität von Rindern auswirkt. Das Ergebnis war eindeutig: Die Tiere zeigten nicht nur ein günstiges Fettsäureprofil, sondern auch höhere Vitamin-E-Werte als ihre Konkurrenten aus dem Stall. Gerade der letztgenannte Effekt kann gar nicht hoch genug eingeschätzt werden, denn Vitamin E stabilisiert die Fettverbindungen und steigert dadurch Lagerfähigkeit und Geschmacksstabilität des Fleischs.

Darüber hinaus nehmen die Tiere beim Weiden eine Reihe von Geschmacksstoffen auf, die sich in den Wiesenpflanzen befinden. Einige davon schaffen es erwiesenermaßen bis ins Muskelgewebe. Das Fleisch bekommt im positiven Sinne einen »Wald-und-Wiesen-Geschmack«, es schmeckt würziger und abgerundeter als das Fleisch von Stalltieren, die mit Futterextrakt versorgt werden.

Ein deutliches Plus also für Fleisch aus ökologischen Betrieben, deren Tiere sich längere Zeit auf der Weide aufhalten dürfen. Was allerdings die Belastung mit antibiotischen Medikamenten angeht, scheint es ihren Stallpendants auch nicht mehr so schlecht zu gehen wie früher. Das Bundesamt für Verbraucherschutz und Lebensmittelsicherheit entdeckte 2005 nur noch in jeder vierhundertsten Probe tierischer Herkunft Antibiotikarückstände oberhalb der gesetzlichen Normen. Das klingt gut – nichtsdestoweniger sollte man dieses Ergebnis nicht zu hoch hängen. Denn erstens überprüften die Tester nur einen Bruchteil der hiesigen Fleischproduktion, und zweitens nimmt der Konsument die Antibiotika aus der Viehzucht nicht nur beim Fleischverzehr auf.

Resistent dank Gülle

Ein Forscherteam um Chemieprofessor Manfred Grote von der Universität Paderborn wies nach, dass Antibiotika über die Gülledüngung massiv ins Gemüse und Getreide gelangen. Die Forscher behandelten zunächst, wie es in der modernen Landwirtschaft üblich ist, Ferkel mit Chlortetracyclin und Sulfonamiden, um dann deren Ausscheidungen, wie im Ackerbau üblich, auf die Felder zu kippen. Danach wurden Feldsalat und Winterweizen ausgesät und schließlich geerntet.

Sowohl im Gemüse als auch im Getreide waren acht Monate später noch deutliche Spuren der Tierarzneimittel zu finden. »Wir waren überrascht«, so Grote, »dass selbst im Korn des Winterweizens etwa 50 Mikrogramm Chlortetracyclin pro Kilo nachweisbar waren.« Getreidekörner galten bisher nicht als potentielle Sammelstelle von Arzneirückständen, die sich vorzugsweise in Wurzeln und Blättern anreichern.

Sicherlich: 50 Mikrogramm Chlortetracyclin gehören nicht zu den Mengen, die jemanden umbringen können. Doch gerade darin liegt das Problem. Denn sie reichen auch nicht aus, um Bakterienstämme zu eliminieren, sondern wirken auf sie wie ein Trainingsreiz: Die Mikroben entwickeln eine Resistenz gegen das Medikament.

So kann es kommen, dass bei uns eine antibiotische Therapie wirkungslos bleibt, obwohl wir jahrelang keine einzige Pille geschluckt und täglich Vollkornbrot und eine große Portion Salat gegessen haben. Für einen gesunden Lebensstil sollte man eigentlich besser belohnt werden.

KAPITEL 6

Vom Fleisch gefallen: Die Wahrheit über Vegetarier und ihre Ernährung

Für Mahatma Gandhi stand fest: Wer als Mensch ein sittliches und gewaltfreies Leben führen will, darf kein Fleisch essen. Der geistige Fortschritt verlange von uns, »dass wir aufhören, unsere Mitlebewesen zur Befriedigung unserer körperlichen Verlangen zu töten«. So etwas sei schlechterdings unlogisch, weil wir damit ohne nachvollziehbaren Grund zwei Welten von Lebewesen schaffen würden – in der einen die Herren, geboren zum Leben, in der anderen die Opfer, geboren zum Sterben.

»Für mich ist jedoch das Leben eines Lamms nicht weniger wertvoll als das Leben eines Menschen«, so Gandhi, der schon als Student in London einer Vegetariergesellschaft beitrat, »und ich würde niemals um des menschlichen Körpers willen einem Lamm das Leben nehmen wollen. Je hilfloser ein Lebewesen ist, desto größer ist sein Anspruch auf menschlichen Schutz vor menschlicher Grausamkeit.«

Gandhi war als Inder dem Vegetarismus näher als ein Mensch aus dem kapitalistischen Westen. Und das nicht nur, weil in seinem Land überall Asketen umherzogen und weil Kühe in Indien aus religiösen Gründen nicht geschlachtet werden dürfen, sondern auch, weil dort Hunger und Armut grassierten. Von daher fiel ihm der Verzicht auf Fleisch (und auch auf Eier) nicht sonderlich schwer, ganz zu schweigen davon, dass er in jungen Jahren immer wieder Alpträume bekam, wenn er Fleisch gegessen hatte.

Möglicherweise waren es diese Erfahrungen, die Mahatma Gandhi ein entspanntes und »geerdetes« Verhältnis zum Vegetarismus gestatteten. Vielleicht war es aber auch seine Abneigung gegen Dogmatik und Rechthaberei, die ihn davor bewahrte, zum fanatischen

Vegetarier zu werden. Jedenfalls warnte er ausdrücklich davor, die Entscheidung pro oder contra Fleisch als *den* Wegweiser in Sachen Weltanschauung aufzublasen: »Wir sollten die Bedeutung der Ernährung für die Bildung des Charakters und die Kontrolle des Fleisches keineswegs überschätzen.« Und: »Glaubt nicht, tugendhaft und gewaltlos zu sein, nur weil ihr euch zwingt, nichts anderes zu essen als Auberginen und Kartoffeln. Gewaltlosigkeit ist mehr als eine Frage der bewussten Ernährung, sie transzendiert diese bei weitem.«

Gandhi war weitsichtig genug, nicht alle tierischen Produkte vom Speisezettel zu verbannen, denn er wusste aus eigener Erfahrung, dass dies zu Mangelerscheinungen führen würde. Also ließ er in seiner Gemeinde, dem »Ashram«, den Verzehr von Milchprodukten ausdrücklich zu. Er selbst trank allerdings nur Ziegenmilch.

Zornesausbrüche rund um den Kochtopf

Vielen aktuellen Vegetarismusdebatten würde ein wenig Gandhi sicherlich guttun, denn dabei geht es ziemlich aggressiv und laut zur Sache. Fleischesser werden als Mörder und Leichenfledderer diffamiert, Metzgereien und Schlachthöfe mit Pamphleten beschmiert. Im Mai 2006 besetzten indische Vegetarier in Neu-Delhi kurzerhand ein Flugzeug und hinderten es an der Weiterreise, weil die Fluglinie kein vegetarisches Essen im Angebot hatte. Zur gleichen Zeit baute die Tierschutzorganisation PETA (»People for the Ethical Treatment of Animals« – Menschen für den ethischen Umgang mit Tieren) auf dem Hamburger Gänsemarkt zwei offene Särge auf. Darin lagen zwei nackte Aktivisten, die mit dem Slogan »Vogelgrippe tötet – werden Sie Vegetarier!« für ein fleischloses Leben warben.

Doch die Gegenseite ist auch nicht gerade zimperlich. Hartnäckig wird etwa vegetarischen Eltern unterstellt, sie würden ihren Nachwuchs dem Risiko einer Mangelernährung aussetzen, obwohl aus sozial schwachen Fleischesserhaushalten weitaus mehr unterversorgte Kinder stammen. Und wer wie der bekannte Ernährungsexperte Udo Pollmer den Vegetarismus als gute Möglichkeit bezeichnet, »eine Diät zu kaschieren«, und diesen Kaschierungsversuch vor allem »feministisch eingestellten Frauen« unterstellt, darf sich nicht wundern, wenn der Schweizer Verein gegen Tierfabriken ätzt: »Pollmers Ernährungstheorien werden schon allein durch seinen eigenen schwammigen Körper widerlegt.«

Dass die Debatten so aggressiv geführt werden, hat seine Ursache darin, dass der Vegetarismus traditionell enge Verbindungen zu religiösen und philosophischen Weltanschauungen hat. Es waren Religionsstifter wie Buddha und Zarathustra, die sich zu ihm bekannten, oder aber Philosophen wie Pythagoras (»Alles, was der Mensch den Tieren antut, fällt letztendlich auf ihn zurück«) und der französische Aufklärer Jean-Jacques Rousseau (»Starke Fleischesser sind im Allgemeinen grausamer und wilder als andere Menschen«), die keinen Zweifel daran ließen, dass der Entschluss pro oder contra Fleisch auch eine Charakter- und Moralfrage sei. Und an solchen Fragen entzünden sich die Gemüter bekanntlich schneller, als wenn man bloß den Gesundheitswert von Fleisch und Gemüse miteinander vergleichen würde. Ganz zu schweigen davon, dass es den Streithanseln *beider* Seiten meistens nicht darum geht, die Gegenseite zu verstehen, sondern darum, liebgewonnene Vorurteile zu zementieren.

Versuchen wir also einen anderen Weg. Einen, der wirklich Erkenntnisgewinn verspricht.

Was Obst- und Fleischesser gemeinsam haben

Schon Rousseau bezeichnete den Vegetarismus als »naturgemäße« Lebensweise des Menschen. Ein Argument, das bis heute vorgebracht wird, wenn es den Vegetarismus zu rechtfertigen gilt: Dass er nämlich schon in vorgeschichtlichen Zeiten der Menschheit üblich war und damit dem wahren Wesen des Homo sapiens entspreche. Von gegnerischer Seite wird freilich gerne genauso argumentiert. So rechtfertigen Jagdverbände die Schießereien ihrer Mitglieder ebenfalls damit, dass sie damit eine Tradition ihrer Urahnen fortführen würden. Wer von beiden hat nun Recht?

Um das beantworten zu können, müssen wir eine kleine Zeitreise antreten. Mehr als 1,5 Millionen Jahre zurück zum Australopithecus, der als ältester Hominide (»echter Mensch«) gilt. Sein Gehirn war zwar noch nicht größer als das eines Schimpansen, und er kannte auch noch kein Werkzeug, doch er ging aufrecht, benutzte also seine Füße fast nur noch zum Laufen, was als wesentliches Merkmal eines Hominiden gilt.

Ein englisch-amerikanisches Forscherteam untersuchte nun die Backenzähne von vier Australopithecus-Skeletten, die man in Südafrika gefunden hatte. Dabei kam ein extrafeiner Laser zum Einsatz, mit dem man die baumringartigen Emaille-Schichten der fossilen Zähne analysieren konnte, ohne sie zu beschädigen. Von den im Zahnschmelz eingelagerten Stoffen schlossen die Forscher auf die Ernährung der Hominiden. Das Ergebnis der Studie wurde 2006 im Wissenschaftsmagazin *Science* veröffentlicht.

Demnach ernährten sich unsere Urahnen von Blättern, Früchten, Samen, Wurzeln, Knollen – und auch von Tieren. »Ein überaus vielfältiger Speiseplan«, erklärt Geologe und Biologe Thure Cerling, der an der Studie mitgearbeitet hat. Damit sei auch widerlegt, dass der Australopithecus dereinst wegen eines einseitigen Speisezettels ausstarb. Im Gegenteil. »Unsere Studie zeigt«, so Cerling, »dass die vielfältige Ernährung schon seit jeher ein Merkmal von Primaten ist.«

Tobias Lechler von der Universität Hannover betont demgegenüber, dass sich unsere Vorfahren vor dem Sprung zum Allesfresser überwiegend von reifen Früchten ernährten. »Deren Konsum erfordert eine geringe Verdauungsleistung und liefert relativ schnell notwendige Energiemengen«, erklärt der Ernährungswissenschaftler, der seine Doktorarbeit über *Die Ernährung als Einflussfaktor auf die Evolution des Menschen* geschrieben hat. »Gleichzeitig enthalten Früchte wenig Strukturkohlenhydrate und sekundäre Pflanzeninhaltsstoffe, die sie für den Verzehr ungeeignet machen könnten.« Eine vorgeschichtliche Vorliebe für Obst, die man als klares Argument für eine vegetarische Herkunft des Menschen sehen kann. Einerseits.

Andererseits bedeutete die Spezialisierung auf Obst gleichzeitig das Aus für einen breiter angelegten Vegetarismus. Denn für den Früchtekonsum reichte dem Urmenschen ein kurzer Verdauungstrakt mit nur einer Magenkammer. Über so etwas kann eine Kuh nur lachen. Ohne ihre zahlreichen Mägen und die Fähigkeit zum Wiederkäuen hätte sie als Vegetarier niemals Karriere machen können. Bei unseren frühen Vorfahren verzichtete die Evolution jedoch auf diese Option: Der Verdauungsweg wurde gekürzt, und die Fähigkeit zum optimalen Verwerten von hartfaserigem Gemüse ging verloren. Dessen Strukturkohlenhydrate sollten sich später in der Menschheitsgeschichte nicht umsonst den Namen »Ballaststoffe« verdienen: Sie passieren eben unseren Darm so, wie sie hineingekommen sind, ohne dass ihnen der Verdauungsvorgang ernsthaft etwas abgewinnen könnte.

Dafür eignete sich der kurze Obstesserverdauungstrakt wunderbar zum Verzehr von Fleisch, denn Fleisch darf sich wegen seiner Verderbnisanfälligkeit auch nicht zu lange in irgendwelchen Magenkammern aufhalten. In Trockenzeiten mit geringem Früchteangebot eröffnete sich dem Frühmenschen damit eine echte Ernährungsalternative. Zudem wurde eine Eiweißquelle aufgetan, aus der sich sein Hirnwachstum speisen konnte.

»Die Integration von tierischen Nahrungsquellen in den humanen Speiseplan war sehr wahrscheinlich ein Ausgangspunkt für die

Weiterentwicklung der kognitiven Leistungsfähigkeit«, erklärt Lechler. Wobei der größte Stimulus für das Hirnwachstum wohl vom Fisch ausging, weil mit dem Verzehr von Fisch die notwendigen Mengen an Docosahexaensäure aufgenommen wurden. Die zählt zur Familie der Omega-3-Fettsäuren und gilt als einer der wesentlichen Bausteine des Hirngewebes. Den entscheidenden Anstoß zur menschlichen Intelligenz gaben also nicht die Sammler und Jäger, sondern die Fischer. Die Ostfriesen und die Eskimos haben es ja schon immer geahnt.

Mangelmutanten auf der Suche nach Vitaminen

Auch der Vitaminstatus vermag nicht eindeutig zu klären, ob der Mensch von Natur aus Vegetarier ist. So erlitten die Primaten vor etwa 45 Millionen Jahren eine Mutation, die ihre Fähigkeit zur Eigenproduktion von Vitamin C aushebelte. Im Fachjargon bezeichnet man sie deshalb auch wenig schmeichelhaft als »Mangelmutanten«. Für den vorgeschichtlichen Alltag bedeutete das, dass sie frisches Obst oder Gemüse essen *mussten,* denn Vitamin C findet man weder in Fleisch noch in Nüssen, Eiern oder Milchprodukten.

Dafür blieb den Primaten ihre Fähigkeit zur Eigenproduktion von Vitamin D erhalten, das in Obst und Gemüse ausgesprochen selten vorkommt. Man war also abhängig von pflanzlichem Vitamin C und unabhängig von tierischem Vitamin D. Ein deutlicher Hinweis darauf, dass die Ernährung vegetarisch ausgerichtet war.

Andererseits raubte die Evolution unseren Vorfahren die Fähigkeit zur Eigenproduktion von Vitamin B_{12}, das ebenfalls fast nur in Tieren vorkommt. Der Primatenkörper hatte zwar noch Bakterien, die B_{12} herstellen konnten, doch die saßen so weit unten im Dickdarm, dass sie für den Verdauungsapparat unerreichbar wurden. Letzten Endes bedeutet das, dass wir Menschen von Natur aus auch auf den Verzehr tierischer Produkte geeicht sind, denn sonst hätten wir die Jahrmillionen unserer Evolution vom Primaten zum Homo sapiens nicht überleben können.

Allerdings müssen wir nicht täglich, ja noch nicht einmal wöchentlich Fleisch, Milch, Eier oder Fisch essen. Vitamin B_{12} wird nämlich in großen Mengen von der Leber gespeichert, außerdem gleicht sein Stoffwechsel einem physiologischen Perpetuum mobile, weil die über die Galle ausgeschiedenen Vitaminmengen vom Körper gleich wieder rückverdaut werden. Das ist, wie der Bonner Ernährungswissenschaftler Klaus Pietrzik erklärt, ein Hauptgrund dafür, dass bei Veganern, die sich rein pflanzlich ohne Ei- und Milchpodukte ernähren, erst nach jahrelanger fast B_{12}-freier Ernährung mit einem Mangel zu rechnen ist. »Bei Gesunden können bis zu fünfzehn Jahre vergehen«, sagt Pietrzik.

Vitamintechnisch gesehen sind wir also auf eine überwiegend vegetarische Kost geeicht, die gelegentlich mit tierischen Produkten angereichert sein sollte, um die Versorgung mit Vitamin B_{12} abzusichern. Dieses Versorgungsproblem ist von der Vegetarierbewegung längst erkannt, man kann es dort nicht mehr hören, wenn besserwisserische Ernährungswissenschaftler darauf hinweisen. So rät die Zeitschrift *natürlich vegetarisch* ihren veganischen Lesern, die gar keine tierischen Produkte auf ihrem Speiseplan haben, zum Einbau sicherer B_{12}-Quellen »in Form von supplementierten Nahrungsmitteln oder als Präparat aus der Apotheke«.

Solche Ratschläge freuen die Pharmaindustrie. Die lässt genmanipulierte Bakterien als B_{12}-Produzenten für sich arbeiten oder extrahiert das Vitamin aus Faulschlamm und Tierkadavern. Beide Methoden entsprechen nicht unbedingt der Weltanschauung von Vegetariern.

Außer beim Vitamin B_{12} brauchen Vegetarier keine Mängel bei der Versorgung mit Vitalstoffen zu befürchten. Ein Team aus Ernährungswissenschaftlern um Ibrahim Elmadfa von der Universität Wien untersuchte ein halbes Jahr lang das Ernährungsverhalten von 233 Männern und Frauen, von denen 57 kein Fleisch und keinen Fisch aßen und 54 sich vegan ernährten, also zusätzlich keine Milch- und Eierprodukte auf dem Speiseplan hatten. Beide Gruppen zeigten im Ergebnis eine weit überdurchschnittliche Versorgung mit Vitamin C, Carotinoiden, Folsäure, Ballaststoffen und ungesättigten Fetten. Die Veganer nahmen allerdings nicht nur zu wenig Vitamin B_{12} zu sich, sondern auch zu wenig Kalzium und Vitamin D. Nichtsdestotrotz zeigten sie keine verstärkte Neigung zu entsprechenden Mangelerkrankungen wie beispielsweise Osteoporose.

Wissenschaftler der Washington University in St. Louis können dieses Phänomen bestätigen. In ihrer Studie zeigten Rohköstler sogar höhere Vitamin-D-Werte als die Konsumenten einer typischen amerikanischen Kost, die ja stark fleischlastig ist; und ihre Knochen waren zwar leichter, aber keinesfalls weniger stabil.

Claus Leitzmann vom Institut für Ernährungswissenschaften der Universität Gießen erstaunen solche Befunde nicht. Er betont, dass auch strikte Veganer eine ausreichende Kalziumversorgung gewährleisten können, indem sie auf »eine abwechslungsreiche Kost setzen, in der auch Hülsenfrüchte, Nüsse und Wintergemüse einen wichtigen Platz einnehmen sollten«. Nur in Ausnahmefällen könne man eine vorübergehende Einnahme von Kalziumpräparaten erwägen, doch dabei gelte es zu beachten, dass diese Supplemente die Aufnahme von Eisen und Zink einschränken könnten – »und mit diesen Spurenelementen ist die veganische Kost auch nicht gerade im Übermaß gesegnet«.

Vegetarier federn potentielle Mangelprobleme dadurch ab, dass sie einen Lebensstil führen, der nicht nur an sich gesund ist, sondern auch den Bedarf an Vitaminen und Mineralien herunterschraubt. So bescheinigt ihnen Elmadfa, dass sie sich im Durchschnitt mehr bewegen und weniger Alkohol trinken als andere Menschen, »und Raucher findet man unter ihnen ohnehin nur äußerst selten«, so dass ihr Bedarf an antioxidativen Vitaminen und Mineralien eher gering ist. Kalziumräuber wie Colagetränke oder Schmelzkäse sind ebenfalls untypisch für den Speiseplan eines Vegetariers. Und zu ihrem Lebensstil gehört in der Regel auch, dass sie sich viel im Freien aufhalten und dadurch ihre körpereigene Vitamin-D-Produktion mobilisieren.

Vegetarier essen nicht nur anders, sie leben auch anders als die Mehrheit der Fleischesser. Paradoxerweise wird ihnen genau das immer wieder zum Vorwurf gemacht. Nach dem Muster: Es ist vermutlich der Lebensstil des Vegetariers, der ihn gesund hält, und nicht seine spezifische Diät. Und damit sei fraglich, ob seine Kostform als solche überhaupt gesund ist. Der Vorwurf zielt jedoch vollkommen an der Realität vorbei, denn schließlich besteht der Alltag eines Menschen ja nicht nur aus seiner Ernährung. Von daher wäre es strenggenommen sogar ein methodischer Fehler, nur die Wirkung eines fleischlosen Speisezettels zu untersuchen, unter Ausschluss aller anderen Faktoren, die eine vegetarische Lebensweise mit sich bringt. Denn der Mensch lebt nun mal nicht im Labor, in dem man bei Bedarf bestimmte Umweltfaktoren ein- und ausschalten kann.

Lebt, wer sich vegetarisch ernährt, also insgesamt wirklich gesünder? Die Antwort heißt: Ja. Doch er muss dabei nicht unbedingt so kategorisch vorgehen, wie es von vegetarischen Interessenverbänden oft gefordert wird.

Völliger Fleischverzicht ist nicht nötig

Gute Studien brauchen Zeit: Von 1978 bis 1999, einundzwanzig Jahre lang, hat ein Forscherteam des Deutschen Krebsforschungszentrums das Leben von Vegetariern begleitet. Die insgesamt 1904 Studienteilnehmer wurden dabei in drei Ernährungstypen unterschieden: Veganer (60 Teilnehmer), die keinerlei tierische Produkte verzehren; Ovo-Lacto-Vegetarier (1165 Teilnehmer), die kein Fleisch, aber Milch- und Eierspeisen auf ihrem Speisezettel haben; und schließlich »moderate« Vegetarier, die gelegentlich (in der Regel also nicht täglich) Fisch oder Fleisch verzehrten. Ihre Gesundheitsdaten verglich man mit den entsprechenden Werten der Durchschnittsbevölkerung. Ergebnis: Bis Ende 1999 waren 28 Prozent der Probanden verstorben, eine Quote, die deutlich unter der Sterblichkeit in der Allgemeinbevölkerung liegt. Bei den Frauen war die Sterblichkeit um etwa 30, bei den Männern sogar um 50 Prozent reduziert.

Die Sterbequoten zeigten jedoch keine Abhängigkeit vom Fleischverzehr. Das heißt, die moderaten Vegetarier schnitten ähnlich gut ab wie die strengen Veganer. Allerdings zeigten kategorische Fleischvermeider tendenziell ein geringeres Risiko, an einer Herzerkrankung zu sterben. »Ein Befund, der sich durchaus mit der Fleischabstinenz erklären lässt«, wie Studienleiterin Jenny Chang-Claude betont, »er steht im Einklang mit der These, dass tierische Fette und cholesterinreiche Kost Erkrankungen der Herzkranzgefäße begünstigen.«

Allen drei Gruppen war laut Professor Chang-Claude gemeinsam, »dass sie sich aufgrund ihres insgesamt sehr gesundheitsbewussten Lebensstils deutlich von der Allgemeinbevölkerung unterschieden«. Was konkret heißt: Nicht nur strenge, sondern auch gemäßigte Vegetarier haben ein ausgeprägtes Bewusstsein für das, was gesund und schädlich für sie ist, und sie wissen auch, wie sie dieses Wissen in die Tat umsetzen können.

Unabhängig davon, ob nun der Lebensstil oder aber die Ernährungsweise den vegetarisch orientierten Menschen gesund hält, sollte man die vorbeugende Kraft von Obst und Gemüse nicht überschätzen. Denn sie sind beileibe keine Wunderwaffe gegen alle gesundheitlichen Übel dieser Welt.

So ist die krebshemmende Eigenschaft von Obst und Gemüse weitaus schwächer, als ursprünglich angenommen. Ihr Einfluss auf die Entstehung von Brustkrebs beispielsweise ist gleich null, wie eine Studie des Deutschen Instituts für Ernährungsforschung in Potsdam ergab. Ähnliches gilt für Lungenkrebs. Aus den Daten von fast 100 000 Japanern ließen sich keine signifikanten Hinweise darauf finden, dass viel vegetarische Kost vor Lungentumoren schützen würde. »Offenbar reichen die krebshemmenden Eigenschaften von Obst und Gemüse nicht aus«, so Studienleiter Ying Liu vom National Cancer Center in Tokio, »um vor dieser speziellen Tumorart zu schützen.« Der verlässlichste Schutz sei hier wohl weiterhin der Verzicht auf Zigaretten.

Und Darmkrebs? Hartnäckig hält sich die These, wonach eine ballaststoffreiche Nahrung mit viel Vollkorn und Gemüse davor schützt. Ihren Ursprung hat sie beim Tropenarzt Denis Burkitt, der in den siebziger Jahren beobachtete, dass die Menschen in Afrika viel faserreiche Nahrung essen, mehr Stuhlgang haben und kaum an Darmkrebs erkranken. Und eine Erklärung dafür hatte er auch parat: Dass nämlich Ballaststoffe, weil sie eben als Ballast durch die Verdauungswege reisen, den Nahrungsbrei und damit auch die Mengen an krebserregenden Stoffen verdünnen. Außerdem beschleunigen sie die Darmpassage, so dass schädliche Stoffe und Organismen dort weniger Zeit haben, in Aktion zu treten. So weit die Theorie. »Esst mehr Ballaststoffe!« war fortan der Schlachtruf der Darmkrebsbekämpfer.

Wissenschaftler haben Burkitt jedoch nicht bestätigen können. In einer amerikanischen Untersuchung aus dem Jahr 2000 wurden 2079 Versuchspersonen, denen schon einmal Darmpolypen (eine Vorform von Krebs) entfernt worden waren, nach dem Zufallsprinzip in zwei Gruppen aufgeteilt. Die eine wurde auf ballaststoffreiche Diät gesetzt, während die andere weitermachte wie bisher, also viel Fleisch und wenig Vollkorn und Gemüse aß. Nach vier Jahren wurden beide Gruppen miteinander verglichen – sie zeigten beide die gleiche Darmkrebsquote.

Wenigstens steht fest, dass eine betont vegetarische Kost vor rheumatischen Erkrankungen schützt. Hauptursache dafür ist, dass Obst und Gemüse hohe Werte an Salicylsäure aufweisen, die zu den wirksamsten Entzündungshemmern zählt, die es in der Natur gibt. Nicht umsonst ging aus ihr ein bekanntes Schmerzmedikament namens Acetylsalicylsäure, kurz: ASS, hervor, von dem mittlerweile 50 000 Tonnen jährlich produziert werden.

Doch wie ihr Abkömmling, so hat auch Salicylsäure potentielle Nebenwirkungen. Der juckende Hautausschlag der Nesselsucht oder Urtikaria nämlich, an dem in Deutschland etwa 80 000 Menschen leiden, zeigt oft einen engen Zusammenhang mit der Salicylatzufuhr. In einer Studie der Berliner Charité reagierten sogar deutlich mehr Urtikaria-Patienten mit einem Hautausschlag auf Tomatenpüree als auf Farb- und Konservierungsstoffe. Ernährungswissenschaftler Andreas Steneberg vom Allergieverein in Europa (AVE) gibt jedoch zu bedenken, dass dabei nicht unbedingt der hohe Salicylatgehalt der pürierten Tomaten eine Rolle spielen muss: »Beim Zerkleinern des Gemüses werden noch allerlei flüchtige Aromastoffe frei, die ebenfalls zu Hautirritationen führen können.«

Trotzdem kann es für chronische Urtikaria-Patienten sinnvoll sein, weniger salicylatreiche Nahrungsmittel (besonders hohe Anteile finden sich in frischen Aprikosen, Himbeeren, Kirschen und Orangen sowie Endivien, Gurken, Oliven, Tomatenmark, Erdnüssen, Mandeln, Honig und einigen Gewürzen) zu konsumieren. Einige Mediziner empfehlen diese Strategie sogar für hyperaktive Kinder, weil man einen Zusammenhang des Zappelphillippsyndroms mit Lebensmittelunverträglichkeiten vermutet. Als »Feingold-Diät« (weil der amerikanische Kinderarzt Benjamin Feingold sie entwickelt hat) hat sie gerade unter Anhängern der Naturheilkunde eine hohe Akzeptanz, die wissenschaftliche Datenlage dazu ist jedoch dünn.

Nicht alles ist also Gold, was im Grünen glänzt. Aber es muss ja auch nicht alles gesund sein, was wir essen. Für Vegetarier ist dies ohnehin weniger wichtig, als oft unterstellt wird.

Moralische Motive überwiegen

Kristin Mitte und Nicole Kämpfe von der Universität Jena befragten 115 Vegetarier, warum sie eigentlich auf Fleisch verzichten. Die beiden Psychologinnen ermittelten dabei drei prinzipielle Motivationstypen: 17 Prozent essen aus moralischen Gründen kein Fleisch, rund 6 Prozent verzichten aus emotionalen Gründen darauf – und nur etwa 5 Prozent sind gesundheitlich motiviert. 72 Prozent der Befragten nannten mehrere dieser Gründe für den Fleischverzicht.

»Viele Vegetarier betonen, dass sie Fleisch und Fleischprodukte ekelerregend finden«, erläutert Mitte. Emotionalen Vegetariern vergeht der Appetit auf Fleisch wegen seines Aussehens oder Geschmacks. Moralische Vegetarier hingegen finden Fleischprodukte, Tierhaltung und -schlachtung schockierend. Im persönlichen Verhalten und ihren Wertvorstellungen zeichnen sich Vegetarier insgesamt dadurch aus, dass sie offener sind für neue Erfahrungen. Verständnis, Toleranz oder das Wohlergehen von Menschen und Natur sind ihnen wichtiger als Nichtvegetariern.

Andererseits gibt es, wie die Psychologinnen betonen, durchaus

Eigenschaften, in denen Vegetarier sich nicht sonderlich vom Durchschnitt unterscheiden. So sind sie weder gewissenhafter noch zufriedener als andere Menschen, und Essstörungen wie Magersucht und Bulimie sind bei ihnen, entgegen der Propaganda vieler »Ernährungsexperten«, auch nicht häufiger. Allein das verdeutlicht schon, dass wir den Vegetarismus wohl doch nicht zu den »getarnten Diäten« zählen dürfen.

KAPITEL 7

Freispruch für Omas Erbsensuppe: Die Wahrheit über den Nährwertverlust beim Kochen

Es ist zwei bis drei Millionen Jahre her, da wurde es in Afrika immer trockener. Überall entwickelten sich Steppen, und die Pflanzen veränderten ihre Überlebensstrategien. Ihre Früchte bekamen eine harte Außenschale, die Blätter verkleinerten und verdickten ihre Oberfläche, die Wurzeln wurden größer und gingen mehr in die Tiefe, um besser mit der neuen Wassersituationen klarzukommen. Was natürlich bedeutete, dass sich auch die Pflanzenfresser anpassen mussten. Und unter ihnen waren auch die Vorfahren des Menschen.

Wissenschaftler gehen mittlerweile davon aus, dass sich zu dieser Zeit einer der entscheidenden Schritte in der Geschichte der Menschheit vollzog. Die Herrschaft der behaarten, aber schon aufrecht gehenden Primaten wie etwa dem Australopithecus nahm ihr Ende, denn als überwiegende Vegetarier kamen sie mit bloßen Händen und Zähnen in der neuen Pflanzenwelt kaum noch zurecht. Es entwickelte sich der erste Mensch, nämlich Homo habilis. Er hatte nicht nur deutlich weniger Haare und mehr Hirn als seine Vorfahren, sondern konnte auch schon Werkzeuge herstellen.

Außerdem brachte er bereits recht viel System in sein Leben. Ging er in die Steppen und Mischwälder seiner Heimat, fand er dort seine Nahrung nicht etwa aus Zufall, sondern weil er systematisch danach suchte. Er aß auch schon Fleisch, doch bediente sich dabei wohl in erster Linie von Aas, denn er war nur ein mäßiger Jäger. Eine kulinarische Vorliebe mit Folgen: Beim Aasverzehr kam es immer wieder zu verheerenden Vergiftungen. Aber Homo habilis verfügte nicht über das Immunsystem eines Geiers oder einer Hyäne, und er kannte auch noch kein Feuer – und was überlagertes Fleisch in roh verzehrtem Zustand für den Konsumenten bedeuten kann, wissen wir nicht erst seit den Gammelfleischskandalen. Und so waren die Tage von Homo habilis gezählt.

Sein Nachfolger Homo erectus war da schon weiter. Er baute sich ein Dach über den Kopf, hatte Kleidung – und machte Feuer. Gerade letzteres war eine Revolution. Denn damit sank das Risiko, sich beim Fleischverzehr zu infizieren. Außerdem musste man sich an hartfasrigen Gemüsesorten nicht mehr die Zähne und den Magen ruinieren. Es ist müßig, darüber zu diskutieren, ob durch die Kontrolle des Feuers und das damit verbundene Garen von Nahrung *der* evolutionäre Schritt zum Menschen erfolgte. Tatsache ist, dass Homo sapiens ohne diesen Schritt nicht die Macht erworben hätte, die er heute in der Welt besitzt. Und vielleicht ist das der eigentliche Grund, weswegen ihn die Rohkostbewegung in seiner Ernährung wieder ins Stadium der Feuerlosigkeit zurückwünscht.

Essen gegen die Umweltzerstörung

Über Rohkost wird noch unversöhnlicher diskutiert als über den Vegetarismus. Gegner bescheinigen den Rohkostanhängern eine antiquierte Romantik, mit der sie das Rad der Menschheitsgeschichte zurückdrehen wollen. Ernährungswissenschaftler prophezeien ihnen und ihren Kindern schlimmste Mangelzustände, vor allem im Hinblick auf Zink, Kalzium, Eisen und B-Vitamine. Rohköstler selbst halten ihren Speisezettel hingegen für gesund und naturnah, im Unterschied zur erhitzten, konservierten und stark verarbeiteten Kost, die als »tote Nahrung« bezeichnet wird.

Die meisten Rohkostanhänger kamen zu ihrer Lebensform durch eine Krankheit, an der sich die Schulmedizin die Zähne ausgebissen hat und zu deren Bewältigung sie beschlossen, ihren Speisezettel radikal umzubauen. In einer Umfrage von Forschern der Gießener

»Arbeitsgruppe Rohkost« gaben 93 Prozent der Rohköstler an, durch die Veränderung der Ernährung gesundheitlich gewonnen zu haben. Außerdem, so ihre Argumentation, würden sie Energien sparen und die Umwelt schonen.

Wie die »Arbeitsgruppe Rohkost« weiter herausfand, kommen die Anhänger der rohen Ernährungsform überwiegend aus gebildeten und einkommensstarken Bevölkerungsschichten. Und sie rekrutieren sich stark aus jungen Männern – womit bereits deutlich wird, dass sich die Rohkostbewegung merklich vom üblichen Vegetarismus unterscheidet, der in erster Linie von jüngeren Frauen getragen wird.

Wie beim Vegetarismus geht es auch bei der Rohkost um viel mehr als den bloßen Speisezettel. Es geht außerdem um den technischen Fortschritt und darum, inwieweit er der Welt und dem Menschen eher schadet als nutzt. Diese Diskussion muss sicherlich in Gang gehalten werden, wie allein schon die fortschreitende Erderwärmung zeigt. Wichtig ist jedoch, dass man sie vor dem Hintergrund korrekter Fakten führt. Beispielsweise ist es eine unlautere Argumentation, wenn man Rohkost als etwas betrachtet, das in besonderem Maße der Natur des Menschen entspricht. Fossile Ausgrabungen brachten ans Tageslicht, dass Homo erectus bereits vor ein bis 1,5 Millionen Jahren am gemütlichen Lagerfeuer saß und sich etwas brutzelte. Mit anderen Worten: Das Kochen und Braten war schon unseren Ahnen *vor* dem eigentlichen Homo sapiens bekannt. Es ist mithin sehr wohl ein Teil unserer menschlichen Natur, ähnlich wie die Sprache.

Auch aus ernährungsphysiologischer Sicht verliert ein Nahrungsmittel nicht zwangsläufig an Wert, wenn wir es garen, schälen, konservieren oder sonstwie verarbeiten. Manchmal gewinnt es sogar dabei – und das gilt nicht nur für Fleisch, sondern auch für Obst und Gemüse.

Vorüber sind Omas selige Zeiten, als wir uns an Erbsensuppe und sämig-weich gekochtem Möhrenbrei labten, und dabei sogar noch das Gefühl hatten, unserer Gesundheit mit vegetarischem Essen etwas Gutes zu tun. Denn das Kochen von Gemüse ist passé, heute ist Rohkost im Trend, allenfalls sind noch sanfte und schnelle Garverfahren wie Dämpfen oder Dünsten gestattet. Als Grund wird meistens angegeben, beim Kochen würden zu viele Biostoffe verlorengehen, und es sind vor allem die Anhänger von Roh- und Vollwertkost, die so argumentieren. Doch aus wissenschaftlicher Sicht ist dieses Argument recht einseitig aufgezäumt.

Richtig ist, dass mit dem Garen und Zubereiten eines Lebensmittels zahlreiche Wirkstoffe zum Untergang verurteilt sind. Thiamin (Vitamin B_1) geht in großen Mengen (bis zu 80 Prozent) unter, wenn es mit Sauerstoff, Säuren und Hitze konfrontiert wird; Biotin kommt zwar mit Sauerstoff, Licht und sogar starken Säuren klar, doch dafür zeigt es beim Erhitzen Verluste von bis zu 60 Prozent. Besonders sensibel ist Folsäure. Sie wird eigentlich bei allem zerstört, was einem Vitamin zustoßen kann. Egal, ob Hitze, Licht, Sauerstoff oder saure Konservierungsstoffe wie Ameisen-, Benzoe- und Sorbinsäure – das Vitamin geht in großen Mengen verloren, und die Verluste erreichen zuweilen die vollen 100 Prozent.

Ähnlich niederschmetternd fallen die Quoten bei Vitamin C aus. Egal, ob Licht, Hitze oder Sauerstoff – es ist zum Untergang verurteilt. Selbst simples Wasser macht ihm zu schaffen, weswegen Brausetabletten und Pulver zum Einrühren in Saft und andere Getränke eigentlich nicht die rechten Zubereitungsformen für Vitamin C sind. Dafür kommt es wenigstens mit sauren Konservierungsmitteln zurecht. Das ist wenig verwunderlich, denn als Ascorbinsäure ist Vitamin C ebenfalls sauer, darum wird es ja sogar als Konservierungsmittel eingesetzt.

Wer sich jetzt fragt, ob Vitamin C als saurer Konservierungszusatz nicht möglicherweise Folsäure vernichtet, der liegt genau richtig: Nahrungsmittel mit deftigen Laborzusätzen an Vitamin C zeichnen sich in der Tat durch ihre niedrigen Folsäurewerte aus. Vitamine als Killer von Vitaminen – die moderne Lebensmitteltechnologie macht's möglich.

Andererseits gewinnen einige Biostoffe auch, wenn das Nahrungsmittel gekocht und zerkleinert wird. Wie etwa Betacarotin, die entzündungs- und krebshemmende Vorstufe zu Vitamin A. Große Mengen des Stoffs findet man in Möhren, Spinat, Tomaten und Brokkoli – aber wenn dieses Gemüse roh verzehrt wird, liegt das Provitamin an der Kette von stabilen chemischen Verbindungen, so dass es größtenteils ungenutzt an den Darmwänden vorüberzieht. Erst durch ausgiebiges Zerkleinern und Erhitzen wird es aus seiner chemischen Umklammerung herausgelöst. Weswegen, wie Achim Bub vom Karlsruher Institut für Ernährungsphysiologie betont, »verarbeitete Nahrungsmittel wie etwa gekochte Möhren oder Tomatensauce zu einer deutlich besseren Carotinaufnahme führen als rohe Möhren oder Tomaten«.

In einer amerikanischen Studie ließ man acht junge Frauen vier Wochen lang täglich eine gekochte Portion Spinat und Möhren essen, danach verzehrten sie dasselbe Gemüse im rohen Zustand. »Ihr Betacarotin-Wert im Blutplasma war im Anschluss an die Kochphase etwa dreimal so hoch wie nach der Rohkostperiode«, erklärt Studienleiterin Cheryl Rock von der University of California.

Karottensuppe gegen Durchfall

Die Möhre zeigt auch noch in anderer Hinsicht, wie wichtig der Kochtopf für die Nutzung pflanzlicher Heilkräfte sein kann. So führte nämlich vor gut einem Jahrhundert der Heidelberger Mediziner Ernst Moro die Möhrensuppe ein, um kindlichen Durchfall zu behandeln. Damals starben noch 95 Prozent aller an Durchfall erkrankten Kinder, ohne dass der Medizin dazu etwas eingefallen wäre. Mit Hilfe der Moroschen Karottensuppe gelang es, diese katastrophale Quote deutlich zu senken.

Mittlerweile ist auch bekannt, welche Wirkstoffe dafür verantwortlich sind: die Oligogalakturonsäuren. Diese Kohlenhydrate besetzen bereits in minimaler Konzentration genau jene Rezeptoren an den Darmzellen, die von durchfallauslösenden Bakterien angesteuert werden. Auf diese Weise lässt sich die durchschnittliche Durchfalldauer bei Kindern von vier bis sieben Tagen auf einen Tag reduzieren. Vorausgesetzt, die Möhren werden lange gekocht und dann püriert, denn nur so werden die Oligogalakturonsäuren aktiv. Wer hingegen die Karotten knackig frisch verzehrt, darf auf keinen durchfallhemmenden Effekt hoffen.

Demgegenüber enthält gekochter Brokkoli nicht einmal mehr die Hälfte seiner Flavonoide (sie gelten als antioxidativ und krebshemmend) wie im Rohzustand. Ein beachtlicher Verlust, der aber immer noch niedriger ist, als wenn man den Kohl per Mikrowelle zubereiten würde. Diese Garmethode gilt zwar gemeinhin als schonend, weil sie relativ wenig Zeit braucht, doch im Fall des Brokkoli entwickelt sie einer spanischen Studie zufolge einen Flavonoidverlust von 97 Prozent. Demgegenüber ist das Dünsten, so Studienleiterin Cristina García-Viguera, wirklich als sanft einzustufen: »Hier gingen nur etwa 6 Prozent der antioxidativen Wirkstoffe verloren.«

Lob des Ketchups

Wie für die Möhre gilt auch für die Tomate: Sie gewinnt in vielerlei Hinsicht, wenn man sie zerstampft und kocht. Professor Rui Hai Liu von der Cornell University im amerikanischen Ithaca stellte fest, dass dreißig Minuten Kochen zwar 29 Prozent des Vitamin-C-Gehalts einer Tomate vernichtet, dafür aber den Anteil an verfügbarem Lykopin um 164 Prozent erhöht – und dieser Stoff ist besonders gut für Herz und Kreislauf und schützt außerdem vor Prostatakrebs.

In einer Untersuchung der Universität Illinois verabreichten Wissenschaftler 32 Männern mit Prostatakrebs drei Wochen lang täglich eine Portion Nudeln mit Tomatensauce. Bei ihnen senkte sich der sogenannte Prostataantigenspiegel (PSA) um fast 18 Prozent. Eine Senkung dieses PSA-Spiegels gilt als sicheres Zeichen dafür, dass sich die Zahl der genetischen Schädigungen und damit das Risiko für Tumorneubildungen verringert hat.

Andere Untersuchungen zeigten, dass der Verzehr von Tomatensauce einen Sonnenschutz in unserer Haut aufbaut – immerhin mit einem Lichtschutzfaktor von 2 bis 3. Das kommt zwar nicht an moderne Sonnencremes heran, die zum Teil mit Faktor 20 und mehr aufwarten, doch dafür wäscht sich der von innen kommende Tomatenschutz nicht ab, wenn wir in den Swimmingpool gehen.

Auch Tomatenketchup muss als wirkungsvolle Lykopinquelle eingestuft werden, denn dieser Wirkstoff kommt am besten dann zum Tragen, wenn die Zellen der Tomate aufgebrochen und bestimmte Enzyme freigesetzt werden. Was aber gegen konventionellen Ketchup spricht, sind die zugesetzten Aroma- und Konservierungsstoffe – und seine zum Teil unglaublichen Zuckerwerte: Einige Sorten enthalten mehr als 23 Gramm Zucker auf 100 Gramm Ketchup. Zudem gehört Ketchup mittlerweile zu den beliebten Versuchsobjekten der Nanotechnologie. Bei diesem Verfahren geht es darum, mit Hilfe winzigster Teilchen im Millionstel-Millimeter-Bereich die Konsistenz von herkömmlichen Materialien und Lebensmitteln zu verändern, um ihren Marktwert zu steigern. So wurde bereits ein Ketchup entwickelt, der mittels winziger Kieselsäureteilchen besser durch die Flasche fließen soll. Er ist vermutlich noch nicht auf dem

Markt, allerdings gibt es bisher auch noch keine Kennzeichnungspflicht für nanotechnisch veränderte Lebensmittel – und niemand weiß, was die winzigen Teilchen in unserem Körper so alles anrichten können.

Warum also nicht den Ketchup selbst zubereiten? Man nehme 100 Gramm gehackte Zwiebeln, 1 Esslöffel Olivenöl, 500 Gramm abgetropfte Tomaten aus der Dose, 1 Teelöffel weißen Pfeffer, 15 Milliliter Essig, 1 Teelöffel Salz und 1 Teelöffel Zucker. Die Zwiebelstücke im Olivenöl anschwitzen, dann die in Stücke geschnittenen Tomaten hinzugeben und etwa 20 Minuten mitdünsten. Anschließend das Tomatenmus durch ein feines Sieb streichen. Jetzt das Mus zu einer dicken Paste einkochen, dabei immer wieder rühren. Schließlich die Gewürze sowie den Zucker und den Essig dazugeben und noch einmal alles kurz aufkochen. Etwas abkühlen lassen und dann den Ketchup in sterile Flaschen mit Twist-off-Deckel füllen.

Weißbrot als Vitaminquelle

Auch Mineralien gehen beim Kochen nicht in so dramatischer Menge unter, wie immer wieder behauptet wird. Die Gießener Ernährungswissenschaftlerin Simone Loh hat sich in ihrer Doktorarbeit näher mit diesem Thema beschäftigt und herausgefunden, dass gekochter Brokkoli nicht einmal ein Fünftel seiner Mineralien einbüßt. Am höchsten fallen die Verluste noch beim Kartoffelkochen aus, hier liegen sie um die 50 Prozent. Allerdings spielen Kartoffeln in unserem alltäglichen Speiseplan ohnehin keine sonderliche Rolle als Vitamin- und Mineralienlieferant; sie sollen durch ihren Kohlenhydratanteil vor allem eines machen: satt.

Für Vitamin E gilt Ähnliches wie für die Carotinoide. Wird beispielsweise Brokkoli gekocht, vervierfacht sich seine Menge an verfügbarem Vitamin E. Bei rotem Paprika führt Kochen zwar nicht zu einer Steigerung der verfügbaren Mengen, doch dafür geht auch kaum etwas verloren. Mit anderen Worten: Roter Paprika ist gekocht als Vitamin-E-Lieferant ähnlich ergiebig wie in rohem Zustand.

Ein Forscherteam um Emmanuelle Reboul von der Universität Aix-Marseille fand heraus, dass Weißbrot, Kopfsalat und Bananen die höchste Bioverfügbarkeit an Alpha-Tocopherol (der Hauptvariante von Vitamin E) aufweisen, nämlich nahezu 100 Prozent. Das heißt, dass von 100 Molekülen Tocopherol im Weißbrot auch tatsächlich 100 von unserem Körper verwertet werden. Bei der Haselnuss sind es 10 Prozent, bei der Milch etwa 22 – und bei Äpfeln nicht einmal 1 Prozent.

Grund genug, den Apfel aus dem Frühstücksmüsli zu verbannen und die Marmelade endlich wieder aufs vollkornfreie Weißbrot zu schmieren? Nicht unbedingt. Ein Blick auf die gängigen Nährwerttabellen zeigt, dass Weißbrot gerade mal 0,3 Milligramm Vitamin E auf 100 Gramm enthält, die Haselnuss hingegen 26. Die Nuss versorgt uns also immer noch mit dem Neunfachen an Vitamin E, ganz zu schweigen davon, dass Weißbrot als Quelle von anderen Biostoffen wie etwa den B-Vitaminen nahezu bedeutungslos ist. So enthält es gerade noch 0,02 Milligramm Vitamin B_6, während sein Pendant, das Weizenvollkornbrot, auf 0,34 Milligramm kommt – die 17fache Menge.

Man nehme also die Geschichte vom Weißbrot und der hohen Bioverfügbarkeit seines E-Vitamins als das, was sie ist: ein Beispiel dafür, dass die industrielle Verarbeitung eines Nahrungsmittels nicht immer kontraproduktiv ist. Deshalb braucht man es aber noch lange nicht zum Regelfall fürs Frühstück erheben.

Nicht immer Vorteile für frisches Obst

Normalerweise enthält Obst umso mehr Vitamine, je frischer es auf den Tisch kommt. Doch manchmal ist es auch genau andersherum. Dann nämlich, wenn es sich um Obst mit einer dickwandigen Schale handelt. Und wenn es sich bei den Biostoffen um Carotinoide handelt, die erst durch Lagern oder Verarbeiten des Lebensmittels aus ihren chemischen – für uns unbrauchbaren – Umklammerungen gelöst werden.

Penelope Perkins-Veazie und Julie Collins vom amerikanischen Landwirtschaftsministerium untersuchten den Nährstoffgehalt von verschiedenen Sorten der Wassermelone, nachdem sie diese für zwei Wochen bei unterschiedlichen Temperaturen gelagert hatten. Bei ihrer Studie achteten sie insbesondere auf Lycopin und Betacarotin, die beide zur Gruppe der Carotinoide gehören.

Im Experiment zeigte sich, dass bei 21 Grad Celsius aufbewahrte Früchte bis zu 40 Prozent mehr Lycopin enthielten als frisch geerntete reife Wassermelonen. Der Gehalt an Betacarotin stieg sogar um 50 bis 139 Prozent an. »Dieses Ergebnis lässt sich vermutlich auf eine erhöhte Aktivität der Enzyme nach der Ernte zurückführen, die an der Bildung der Carotinoide beteiligt sind«, erklären die Forscherinnen. Bei 13 Grad Celsius aufbewahrte Früchte wiesen dagegen nur eine geringe Änderung des Antioxidantiengehaltes auf.

»Die gewöhnliche Lagerzeit für Wassermelonen liegt bei 13 Grad Celsius zwei bis drei Wochen nach der Ernte«, so die Wissenschaftlerinnen. Die Frucht reagiere aber sehr empfindlich auf Kühlschränke – bei Temperaturen von 5 Grad Celsius weise sie schon nach einer Woche an einigen Stellen Dellen auf oder würde sogar faulen. Ein sicherer Hinweis für eine Überreife der Melone sei eine Verfärbung von Rot auf Rotorange.

Birnen besser schälen

Die Schale von Obst und Gemüse gilt als besonders mineralienreich, und direkt unterhalb von ihr sammeln sich oft viele Vitamine. Klar, dass Roh- und Vollwertkostanhänger dafür plädieren, die Hülle dranzulassen. Doch ist die Schalenthese überhaupt richtig? Antal Bognar von der Bundesforschungsanstalt für Ernährung ging dieser Frage nach und verglich das Fleisch und die Schale von Birnen und Äpfeln hinsichtlich ihrer Biostoffwerte.

Seine Ergebnisse waren ein deutliches Plädoyer fürs Ungeschälte. »Bei den Äpfeln war der Vitamingehalt der Schalen etwa siebenmal so hoch wie im Fruchtfleisch«, so Bognar. Mineralien und Eiweiße fanden sich außen ebenfalls in größeren Mengen als innen. Für die Kartoffel allerdings gilt dieser Trend offenbar nicht. Bei ihr nimmt der Vitamingehalt zur Schale hin eher ab.

Darüber hinaus befinden sich in den Schalen oft nicht nur erwünschte, sondern auch schädliche Stoffe. Wie etwa in der Birne. Im Randgewebe dieser Früchte befinden sich große Mengen an Arbutin, das, wie eine Studie des Deutschen Instituts für Ernährungsforschung in Potsdam ergab, von unseren Darmbakterien größtenteils zu Hydrochinon umgebaut wird. Und dieser Stoff gilt als potentieller Auslöser von Tumorgeschwüren.

Noch sei unklar, so die Forscher, ob und inwieweit Birnen konkret das Entstehen von Krebs fördern würden. Wer jedoch die Schale entfernt, sollte in jedem Falle auf der sicheren Seite sein.

Ein weiteres Problem sind die Pestizide. Auch sie sammeln sich vorzugsweise in den Außenschichten von Obst und Gemüse. Der Verbraucher fragt sich immer wieder, wie er sich vor ihnen schützen kann. Das Abwaschen funktioniert nur bei glattem Obst und Gemüse wie Weintrauben und Tomaten, hier werden bis zu 70 Prozent der Rückstände fortgespült. Bei Pfirsichen und Möhren hingegen hilft nur das Schälen, doch dabei gehen natürlich auch – siehe oben –

wichtige Biostoffe verloren. Besser, man kauft anstelle von Treibhausware Obst und Gemüse aus Freilandanbau, da hier in der Regel mit weniger Pestiziden gearbeitet wird. Bioprodukte sollten ebenfalls weitgehend frei von Schadstoffen sein (siehe auch Kapitel 16 »Keine Garantie für Extravitamine«, S. 224).

Freispruch für die Pommes

Wer als kultivierter Mensch auf sich hält, pflegt über Pommes frites die Nase zu rümpfen. Denn die haben einen schlechten Ruf, gelten als Dickmacher, Kinderverführer und Inbegriff des Fastfood. In England wurde es den Schulen sogar per Gesetz verboten, den Pennälern öfter als dreimal pro Woche die frittierten Kartoffeln zu kredenzen.

Dabei sind Pommes frites an sich gar nicht so ungesund. Denn ihr Rohstoff – die Kartoffel – ist ein hochwertiges Nahrungsmittel, das bei relativ niedrigem Kalorienwert zahlreiche Vitamine und Mineralien enthält – selbst dann noch, wenn es geschält und gegart ist. Laut Nährwerttabellen enthalten 100 Gramm Pommes 12 bis 25 Milligramm Vitamin C, da können selbst Äpfel, Aprikosen und Kirschen kaum mithalten.

Problematisch ist allerdings der hohe Fettgehalt einiger Pommes-Portionen: Die klassische Pappschale aus der Imbissbude enthält mitunter bis zu 25 Prozent Fett! Die Ofenfritten aus dem Supermarkt kommen dagegen mit unter 5 Prozent Fett aus, schmecken allerdings nicht immer so knusprig-kross, wie sich das ein Pommes-Kenner wünscht. Zudem fand die Fraunhofer-Gesellschaft kürzlich in einigen Pommes-Packungen perfluorierte Tenside (PFT). Noch ist nicht geklärt, ob diese Stoffe dem Menschen schaden. In Laborexperimenten zeigten sie allerdings einen Zusammenhang mit der Entwicklung von Leberkrebs. Greenpeace, das die Fraunhofer-Studie in Auftrag gegeben hatte, vermutet, dass die PFT über die Verpackung oder zwielichtige Düngermethoden in die Kartoffelstäbchen hineingekommen sind.

Am besten frittiert man selbst. Aber nicht, wie es in Deutschland üblich ist, in festen Fetten oder gehärteten Ölen. Denn die enthalten nicht nur problematische Fettsäuren, sondern weil sie erst einmal in der Pfanne schmelzen müssen, kosten sie auch viel Energie. Weitaus energiesparenderer und gesünder ist eine Mischung aus gleichen Teilen Oliven-, Raps- und Sonnenblumenöl. Die verdirbt nicht so schnell und ist robust gegenüber Hitze. Wobei Pommes beim Zubereiten ohnehin nicht bei mehr als 160 Grad garen müssen, denn in ihrer Randzone herrschen stets 100 bis 103 Grad – egal, ob das Öl 160 oder 220 Grad heiß ist. Wer die Pommes unter Höchsttemperaturen erhitzt, provoziert lediglich chemisch-physikalische Veränderungen, die zu einer Verschiebung des Siedepunkts führen. Die Folge: Aus der Friteuse steigt beißender Qualm, der schon so manche Küche in eine Räucherkammer verwandelt hat.

KAPITEL 8

Volles Korn voraus: Die Wahrheit über Vollwertkost

Die Lehrerin hatte es gut gemeint. Sie war mit vierundzwanzig Schülern auf einen Bauernhof gefahren und hatte den Kleinen gezeigt, wo die Milch herkommt: von der Kuh. Als der nette Bauer fragte, ob die Kinder die Milch auch mal kosten wollten, bejahte die Lehrerin den Genuss der »guten und gesunden Milch«. Leider erkrankten bereits zwei Tage nach dem Hofbesuch einige Kinder an einer heftigen Magen-Darm-Infektion. Einige hatten blutige Durchfälle, andere mussten sich erbrechen, hatten Fieber und Kopfschmerzen.

Die Lehrerin schaltete jedoch nicht. Sie sah keinen Zusammenhang zwischen dem Ausflug aufs Land und der Tatsache, dass in der Klasse von Tag zu Tag mehr Kinder fehlten. Frei nach dem Motto »Fit durch gesunde Ernährung« bot sie einige Tage später auf dem Schulfest erneut Milch von dem Bauern an, bei dem sich ihre Klasse einige Tage zuvor gestärkt hatte. Zu diesem Zeitpunkt fehlten in ihrer eigenen Klasse bereits achtzehn von vierundzwanzig Schülern wegen schwerer Infekte.

Dem örtlichen Allgemeinarzt kam das spanisch vor. Er informierte das Gesundheitsamt über das gehäufte Auftreten der Magen-Darm-Infekte. Das Gesundheitsamt rückte sofort an, zog Proben im Kuhstall des Bauern und nahm Stuhlproben bei den Kindern, die dann im Bayerischen Landesamt für Gesundheit und Lebensmittelsicherheit ausgewertet wurden. Ergebnis: Alle kranken Kinder hatten sich mit Bakterien infiziert, mit Campylobacter jejuni. Der Erreger war über die Rohmilch übertragen worden, die wohl nicht einwandfrei gewesen war.

»Campylobacter sind Bakterien, die sich ohne Sauerstoff vermehren und zumeist an der Luft absterben«, erklärt Helmut Tschäpe, beim Robert-Koch-Institut in Berlin (RKI) Spezialist für bakterielle Infektionen. Die kleinen Erreger werden über Rohmilch übertragen, die direkt von der Kuh getrunken wird. Die Übertragung erfolgt meist durch Fäkalien, wenn also beim Melken im Kuhstall unsauber gearbeitet wird. Aber auch durch Geflügel und daraus hergestellte Produkte, die ungenügend erhitzt werden, sind Übertragungen von Campylobacter möglich.

Ökotrend bereitet Bauchschmerzen

»Die sogenannte Ökowelle und der Trend zur Direktvermarktung landwirtschaftlicher Produkte hatten (wohl) zu der Ansicht geführt, dass rohe Milch und daraus hergestellte Produkte von gesunden Kühen besonders gesund seien«, kommentiert das RKI den Fall, der im *Epidemiologischen Bulletin* dokumentiert wurde. Ein folgenschwerer Irrtum, wie die heftigen Beschwerden der Kinder zeigten. »Die Abgabe von Rohmilch an Kinder, die einen Bauernhof besuchen, sollte grundsätzlich verboten werden«, fordert darum Helmut Tschäpe. Denn Bayern ist kein Einzelfall. »Campylobacter-Erkrankungen waren im Jahr 2005 noch vor den Salmonellen die häufigsten, üblicherweise mit Lebensmitteln assoziierten bakteriellen Infektionen«, heißt es aus dem RKI. Insgesamt wurden genau 62 114 Fälle bekannt. Das sind 13 Prozent mehr als in den Vorjahren.

In Milch aus dem Supermarkt sind die krankmachenden Bakterien üblicherweise nicht enthalten, denn sie wird vor dem Verkauf pasteurisiert, das heißt kurzzeitig erhitzt, so dass unerwünschte Mikroorganismen abgetötet werden. Außerdem werden Kontrollen durchgeführt, die den Keimzahlgehalt der Milch überprüfen. Für Milch, die direkt »ab Hof« verkauft wird, sind diese Kontrollen nicht erforderlich, so dass hier ein höheres Infektionsrisiko besteht als bei Milch aus dem Kühlregal. Ein Zwischending ist die sogenannte Vorzugsmilch. Sie wird nicht erhitzt, muss aber bakteriologischen Tests unterzogen werden.

Wundernahrung Frischkornbrei

Trotz des Risikos, das immer von Rohmilch ausgeht, propagieren manche Vertreter der Vollwertkost sie als besonders wertvoll. »Milch soll möglichst nicht in gekochter, homogenisierter und pasteurisierter Form, sondern als naturbelassene Vorzugsmilch gebraucht werden«, sagt Max Otto Bruker in seinem Buch *Gesund durch richtiges Essen*. Der 2001 verstorbene Arzt aus dem hessischen Lahnstein gilt als einer der wichtigsten Vertreter der Vollwertkost.

Doch man muss unterscheiden. Es gibt mehrere Richtungen, die alle irgendwie mit »Vollwert« zu tun haben und auf den Arzt Werner Kollath (1892–1970) zurückgehen. Der hatte gesagt: »Die Nahrung soll so natürlich wie möglich sein.« Er vertrat die Ansicht, dass Lebensmittel umso mehr lebenswichtige Stoffe enthalten, je weniger man sie verarbeitet, und empfahl darum, den größten Teil der Lebensmittel roh, also unerhitzt zu verzehren.

Aus dieser Empfehlung entwickelten sich in den folgenden Jahren zwei größere Vollwertrichtungen. Eine ist die nach Bruker. Seine »vitalstoffreiche Vollwertkost« empfiehlt, dass ein Drittel der Nahrung als Frischkost gegessen werden sollte. Das beutetet: viel rohes Gemüse, Obst, rohes eingeweichtes Getreide und eben unerhitzte Milch. Zu den Lebensmitteln, die laut Bruker täglich gegessen werden »müssen«, zählen drei Esslöffel Frischkornbrei, das ist geschrotetes, eingeweichtes Getreide plus Obst, Sahne und Nüsse. Zudem sollten verschiedene Sorten Vollkornbrot verzehrt werden und naturbelassene Fette wie Butter und natürliche Öle auf den

Tisch kommen. »Meiden« sollte man Getreideprodukte aus weißem Mehl wie Toastbrot, Graubrot, Pudding und Kuchen, »Industriezucker« jeglicher Art, den der Arzt als Übel diverser Zivilisationskrankheiten sah, raffinierte Fette wie Margarine und erhitzte Öle sowie Obst- und Gemüsesäfte. Tabu sind auch Fleisch, Wurst und Fisch. Eingeschränkt erlaubt sind Käse, Eier und Milchprodukte.

Auch wenn es sich unter dem Strich um eine gemüsereiche, vielseitige Kostform handelt: Das Bruker-Konzept ist sehr rigide. Es wird der Eindruck erweckt, dass sich mit Vollwertkost zahlreiche Krankheiten heilen lassen, und gleichzeitig wird suggeriert, dass die heute übliche Kost krank macht.

Körniges für Babys

Bruker empfiehlt seine vitalstoffreiche Vollwertkost schon für Babys. Säuglinge, die nicht gestillt werden können, sollten als Nahrung eine »Frischkornmilch« erhalten. Sie besteht aus eingeweichtem gemahlenem Getreide (Weizen), etwas Honig und unerhitzter (!) Milch.

Von den Ernährungsfachleuten des Forschungsinstituts für Kinderernährung in Dortmund wird diese Rezeptur strikt abgelehnt. Sie sei für Babys nicht bekömmlich, unverdaulich und könne zu Wachstumsverzögerungen führen, weil der kleine Körper die rohe Stärke des Getreides anfangs noch gar nicht verwerten kann. Auch begünstigt Weizengetreide vor dem vierten Lebensmonat Darmerkrankungen, die sogenannte Zöliakie, und vermutlich Diabetes. Unerhitzter Honig birgt zudem ein Risiko, weil er mit krankmachenden Keimen verunreinigt sein kann, die tödlich für Babys sind. Rohmilch ist abzulehnen, weil sich darin möglicherweise Campylobacter versteckt hält. Und stundenlang eingeweichtes Getreide kann ebenfalls mit Keimen belastet sein.

Moderater ist die Vollwerternährung um den Gießener Professor Claus Leitzmann. Er legte in den achtziger Jahren zusammen mit den Ernährungswissenschaftlern Karl von Koerber und Thomas Männle den Grundstein für die Vollwerternährung nach der »Gießener Formel«. Sie umfasst eine Reihe von Ernährungsempfehlungen, die auf eine möglichst naturbelassene Kost setzen, aber zugleich auch den Umweltschutz sowie die Wirtschafts- und Sozialverträglichkeit im Auge haben. Diese wissenschaftlich fundierte Ernährungsweise rät Frauen unter anderem zum Stillen und, wenn es damit partout nicht klappt, zu einer käuflichen Flaschennahrung, die weitgehend der Zusammensetzung der Muttermilch entspricht. Soll Babymilch selbst hergestellt werden, sollte sie aus pasteurisierter Milch, Wasser, Stärke, Milchzucker und Keimöl bestehen, die gut verdaulich sind und das Baby somit wachsen und gedeihen lassen. Von rohem, unerhitztem Getreide und Rohmilch raten die Vertreter dieser Vollwertrichtung im ersten Lebensjahr ganz ab.

Ansonsten wird auch bei dieser Vollwerternährung Wert auf viel Frisches gelegt. Die Hälfte der Lebensmittel sollte in gegarter Form gegessen werden, etwa als gekochtes Gemüse, als Getreidemahlzeit (Dinkelauflauf, Nudeln) oder in Form von Kartoffeln. Auch Eier, Fisch, Fleisch und pasteurisierte Milch in Maßen werden akzeptiert. Immer sollten die verspeisten Lebensmittel so wenig wie möglich verarbeitet sein. Ein übergeordnetes Ziel lautet: »Das Essen soll schmecken und Freude machen.« In seinem Buch *Alternative Ernährungsformen* schreibt Claus Leitzmann: »In der Vollwert-Ernährung gibt es keine starren Regeln und Verbote. Vielmehr sind die Grundsätze als Empfehlungen zu verstehen. Motto: Angebote statt Gebote.«

Zwar hat sich die Gießener Vollwerternährungsweise in der Praxis bewährt, wie eine zwischen 1988 und 1994 durchgeführte Studie zeigt. An der Universität Gießen wurde der Gesundheitszustand von 243 Vollwertköstlerinnen und 175 Normalesserinnen verglichen. Ergebnis: Das Gewicht der Vollwertesserinnen war meist im grünen Bereich, während sich die anderen Frauen teilweise mit Übergewicht herumplagten. Auch die Versorgung mit Vitaminen und Mineralstoffen war mehr als ausreichend; lediglich hinsichtlich der Vitamine D und B_{12} lagen die Vollwertköstlerinnen, die kein Fleisch aßen, unter den Empfehlungen. Die Zufuhr an Cholesterin war bei ihnen nur halb so hoch wie die bei den Normalesserinnen.

Dennoch kann das gesunde Essen Probleme bereiten: Wenn die Qualität der verzehrten Lebensmittel nicht stimmt, und dafür ist vor allem Getreide anfällig. Neben Gemüse und Obst ist Getreide ein wichtiger Bestandteil aller Vollwertrichtungen. Bei den Gießener Vollwertköstlern sollten es rund 30 Gramm sogenanntes Frischkorn sein, so dies vertragen wird. Dabei handelt es sich um geschrotetes, eingeweichtes Getreide, das zum Beispiel als Müsli gegessen wird. Hinzu kommen 150 bis 200 Gramm erhitztes Vollkorn beziehungsweise daraus hergestellte Produkte.

Doch gerade Getreide gerät immer wieder ins Visier der Lebensmittelbehörden, und zwar durch krankmachende Schimmelpilze. Vor allem das Pilzgift Deoxynivalenol (DON) bereitet oft Probleme. Untersuchungen des Bundesministeriums für Ernährung, Landwirtschaft und Verbraucherschutz hatten für die Jahre 2001 bis 2004 ergeben, dass in der Altersstufe der Vier- bis Sechsjährigen jedes dritte Kind mehr DON aufnimmt, als akzeptabel ist. Die Hauptquelle für die hohe DON-Aufnahme waren Backwaren und Nudeln aus Hartweizen.

DON ist ein Pilzgift, das von Getreideschimmelpilzen, sogenannten Fusarien, gebildet wird. Fusariengifte haben eine zellschädigende Wirkung. Sie greifen zunächst das Verdauungssystem an, beeinträchtigen aber auch die Nerven, die Blutbildung und das Immunsystem. Neben DON bilden Fusarien auch noch Zearalenon (ZEA). Dieses Gift erwies sich im Tierversuch als hormonell wirksamer Stoff.

Auf dem Acker befallen die Schimmelpilze vor allem die Ähren von Weizen, manchmal aber auch von Roggen, Gerste und Mais. Besonders gerne nisten sie sich in den Ähren ein, wenn das Wetter während der Blüte feuchtwarm ist. Weil die Landwirte den Boden nach der Ernte oftmals nur oberflächlich beackern, verbleiben die Pilze in den oberen Bodenschichten und befallen die Pflanzen im nächsten Jahr wieder. Somit hängt die Belastung vor allem vom Wetter ab, aber auch von der Art, wie der Boden bearbeitet wird.

Weil sich der Sommer 2006 mild und trocken zeigte, war die DON-Belastung im Vergleich zu den Vorjahren auf einem »beruhigend niedrigen Niveau«, sagt Klaus Münzing, der wissenschaftliche Direktor des Instituts für Getreide-, Kartoffel- und Stärketechnologie der Bundesforschungsanstalt für Ernährung und Lebensmittel.

Doch das bedeutet keine grundsätzliche Entwarnung. Die Ergebnisse der bereits erwähnten vierjährigen Studie machen deutlich, dass insbesondere Hartweizen und die daraus hergestellten Produkte wie Nudeln, Brot, Grieß und Backwaren teilweise gigantisch hoch mit DON belastet sind. ZEA fand sich in Mais und daraus hergestellten Produkten wie Maismehl und Maiskeimöl. Die Spitzenwerte für DON in Teigwaren lagen bei 3000 Mikrogramm pro Kilo – und das angesichts eines für Teigwaren kürzlich festgelegten Höchstwerts von nur 750 Mikrogramm pro Kilo.

Ökogetreide scheint geringer belastet zu sein. Auch daraus gebackenes Brot, Teigwaren sowie Flocken, Körner, Mehl und Grieß weisen im Schnitt nur wenig DON auf, ergab das »Öko-Monitoring« der Chemischen und Veterinäruntersuchungsämter in Baden-Württemberg 2005. Das liegt daran, dass die Ökolandwirte den Boden tiefergehend beackern: Nach der Ernte werden die verbliebenen Stoppeln vollständig untergepflügt und nicht nur oberflächlich eingearbeitet.

Vollkorn besonders belastet

Vollwertköstler essen vorwiegend Vollkorngetreide. Die Randschichten und der gesunde Keim sind im Korn, aus dem Brot oder Müsli gemacht werden, also noch vorhanden. Das ist sinnvoll, da Vollkorn besonders viele Ballaststoffe, B-Vitamine und ungesättigte Fettsäuren liefert. Weil aber die DON-haltigen äußeren Schalenteile nicht entfernt werden, enthalten Vollkornmehle auch mehr DON, wie ein Weizenmehltest des *Öko-Test-Magazins* zeigt: Hier waren die Mehle aus dem vollen Korn stets höher belastet als die Weißmehle. »Das war zu erwarten, denn die Fusarien besiedeln die Randschichten des Korns, die vollständig im Vollkornmehl enthalten sind«, schreiben die Tester.

Doch die Anbieter beugen inzwischen vor, wie Getreidefachmann Münzing betont: »Für die Herstellung von Vollkornprodukten erfolgt eine intensive Oberflächenreinigung der einzelnen Körner mittels Scheuer- und Bürstmaschinen.« Soll heißen: Ein Großteil des Drecks wird entfernt. Wer seine Körner fürs Müsli selber mahlt, dem rät Münzing, ausschließlich als »Speisegetreide« gekennzeichnete Körnertüten zu kaufen, die eine derartige Reinigung hinter sich haben. Sie sind vor allem in Naturkostläden und Reformhäusern erhältlich.

Aktuelle Untersuchungen bestätigen denn auch, dass die Belastung von Getreideprodukten zurückgegangen ist. Weniger belastet sind auch Produkte aus geschältem Getreide. Das Schälen verursache allerdings »hohe Verluste am Ausgangsmaterial«, teilt die Sprecherin des Bundesinstituts für Risikobewertung Irene Lukassowitz mit. Das heißt: Körner, die nicht als Vollkornvariante angeboten werden, werden im Zuge der Verarbeitung einfach geschält – die Pilze (aber auch die Vitamine und Mineralstoffe) purzeln mit den Schalen, und das Problem ist vom Tisch.

Aflatoxine – Schimmel in Brot, Nüssen und Gewürzen

Doch nicht nur DON und ZEA verderben den Appetit auf Vollwertkost. Auch Aflatoxine bereiten Sorgen, denn sie gelten als starke Zellgifte, die die Leber schädigen können. Untersuchungen der Universität Kiel aus früheren Jahren zeigen, dass die Belastung von Brot mit Aflatoxinen nicht immer gleich ist: In Roggenbrot und Weißbrot waren je nach Herstellungsverfahren Aflatoxine nicht oder nur in geringer Menge zu finden.

Aflatoxine sind wie auch DON Pilzgifte, die von Schimmelpilzen gebildet werden. Sie können sich überall da ausbreiten, wo es feucht und warm ist. Dass sie es in Roggenbrot nicht tun, liegt an dem eher sauren Milieu des Graubrots, das ihnen Einhalt gebietet. Nicht zuletzt scheinen auch bestimmte Backzutaten eine pilzhemmende Wirkung zu haben. So konnte in Rosinenbrot mit Zimt keine Belastung mit Aflatoxinen nachgewiesen werden, obwohl Rosinen selbst besonders anfällig für einen Befall sind. Möglicherweise schützt der Zimt in der Rezeptur vor den Attacken der Schimmelpilzgifte.

Aflatoxine verderben auch den Appetit auf Nüsse, Trockenfrüchte und Gewürze, die in der Vollwertkost empfohlen werden: Nüsse werden gerne ins Müsli gemixt, aber auch in den Kuchen gerührt, Gewürze aller Art verfeinern Getreidegerichte und Brotaufstriche, und ungeschwefeltes Trockenobst ist (neben Honig) nicht zuletzt ein akzeptiertes Süßungsmittel.

Weil Nüsse & Co. besonders empfänglich für Aflatoxine sind, gibt es im Lebensmittelgesetz Vorschriften für erlaubte Restmengen. Nach dem Lebensmittelmonitoring der Bundesregierung wird die Nussbelastung durch Aflatoxine als »mittelgradig« beurteilt. Das heißt, es gibt zwar Probleme mit Aflatoxinen, meistens liegen die Mengen aber im akzeptablen Bereich. Meistens. Ein Blick ins Schnellwarnsystem der EU, in dem auffällige Belastungen von Lebensmitteln registriert und angezeigt werden, ergibt: Gerade Erdnüsse, ob pur als Kerne oder versteckt im Riegel, aber auch Pistazien fallen immer wieder durch stark erhöhte Aflatoxingehalte auf.

Gesundes Trockenobst?

Trockenfrüchte, die in der Vollwertkost empfohlen werden, wenn einen die Lust auf etwas Süßes überkommt, können gewaltige Appetitverderber sein. Zwar enthalten Rosinen, Aprikosen oder Apfelringe auch Ballaststoffe und Mineralstoffe, die der Körper braucht. Doch es hat sich unter Eltern die Meinung breitgemacht, Trockenfrüchte seien besonders gesunde Süßigkeiten und besser geeignet als zum Beispiel Gummibärchen, wenn der Nachwuchs nach etwas Süßem quengelt.

Ein Trugschluss, wie eine englische Studie zeigt. Danach scheinen zumindest Rosinen kein zahngesunder Snack zu sein. Die Wissenschaftler untersuchten, wie die süßen Früchte auf die Zähne wirken, wenn sie häufig gegessen werden. Sie stellten fest, dass Rosinen den schützenden Zahnschmelz aufweichen und Mineralien herauslösen. Die Folge: Die Zähne wurden löchrig, und Karies ist die Folge. Vor allem, wenn die getrockneten Beeren mehrmals am Tag gekaut werden, leiden die Zähne.

Rote Karte fürs Müsli

Auch die Industrie hat spitzgekriegt, dass Vollwert und gesunde Ernährung ein Thema sind, und hat es auf ihre Art aufgegriffen. In den Supermärkten werden Müslis, Flakes und Crunchys aller Art angeboten, die in bunten, peppigen Packungen daherkommen. Als das britische Verbrauchermagazin *Which?* 275 verschiedenste Müslis unter die Lupe nahm, erhielten nur sehr wenige das Urteil »grün« für »gut«. Die meisten Pappschachteln schnitten mit »rot« ab, weil sie zu viel Zucker, Fett oder Salz (!) enthielten.

Hierzulande sieht es kaum besser aus. Neben Flocken stecken in den Tüten jede Menge Schleckereien, seien es Zucker, Schokocrispies, Farbstoffe, Joghurtkugeln oder synthetische Vitamine und Mineralstoffe. Auch wenn das traditionelle Müsli à la Kollath aus rohem, eingeweichtem Getreide plus Obst, Sahne und Honig nicht jedermanns Sache ist und auch die Kreationen aus Naturkostläden nicht jedem munden: Muss das Müsli wirklich dermaßen verramscht werden?

Ein *Zeit*-Leser schiebt den schwarzen Peter den Kunden zu: »Die verarbeitende Lebensmittelindustrie hat das Problem auf die bewährte Weise gelöst. Wer darauf reinfällt, ist selbst schuld.«

KAPITEL 9

Bittersüße Lust: Die Wahrheit über Zucker und Salz

Holger Janßen ist ein wahrer Genießer. Täglich gönnt er sich sein Täfelchen Schokolade. Das wird Stück für Stück genossen. Janßen ist Schokoexperte und muss schon von Berufs wegen ständig Schokolade aus aller Welt probieren. Jahrelang führte er das europaweit größte Schokoladengeschäft Fassbender & Rausch – Chocolatiers am Gendarmenmarkt in Berlin. Nun gründete er zusammen mit zwei Freunden den Club »Schokozeit«. Der will Schokofreunden helfen, ihre Lust ein bisschen auszuleben. Mit Hilfe der weltweit allerfeinsten Tafeln, Trinkschokoladen und Pralinen. Clubmitglieder können sie über den Club erwerben.

Das klingt gut. Doch was ist mit dem Zucker in den braunen Rechtecken? Darüber hat sich Holger Janßen auch schon seine Gedanken gemacht. »Zucker ist ein ambivalentes Nahrungsmittel. Zum einen ist er verantwortlich für so manches Loch im Zahn, zum anderen haben Studien gezeigt, dass Zucker im Kaffee den Stoffwechsel anregt und den Appetit sogar ein wenig zügelt.« Doch Studien hin oder her: »Als Club der Schokoladenliebhaber, der vor allem Wert auf Genuss legt, kommen wir nicht ohne Zucker aus«, sagt Janßen. Aber der Zucker müsse in den Hintergrund treten, denn er soll den Geschmack ja nicht dominieren, sondern allen Aromen, vorneweg dem Kakao, Raum zur Entfaltung geben, so dass ein rundes Geschmackserlebnis entsteht – nicht nur ein süßes.

Es kommt also auf die Rezeptur an. Und auf die Haltung zum Naschen. »Genuss verkraftet keine rauhen Mengen, dann relativiert sich auch das Zuckerproblem – wenn es denn eins ist«, weiß Schokofachmann Janßen. Sein Body-Mass-Index beträgt 24, also gerade noch Normalgewicht. Er ist somit ein lebender Beweis dafür, dass Naschen nicht zwangsläufig Gewichtsprobleme mit sich bringt. Wenn das Schlecken denn überhaupt ein Problem ist.

Wohl kaum ein Lebensmittel wird so kontrovers diskutiert wie der Zucker. Die einen sprechen vom »Schadstoff Zucker«, was sogar von Rechts wegen erlaubt ist, wie ein Urteil aus den achtziger Jahren zeigt. Die anderen bejubeln die weißen Kristalle unter dem Motto »Zucker tut gut« und »Fit mit Zucker«, so jedenfalls eine Werbebroschüre der Zuckerindustrie.

Wo gegenteilige Meinungen gestreut werden, reagieren Verbraucher mit Verunsicherung. Eltern haben den Daumen drauf, wenn die Kleinen naschen wollen, und verfüttern stattdessen Rosinen und Nüsse. Die anderen überlassen dem Nachwuchs ganze Tüten Haribo Goldbären, damit sie ein entspanntes Verhältnis zu Süßkram entwickeln, und erlauben flaschenweise Coca-Cola und Fanta. Auch die Erwachsenen selbst wissen oftmals nicht, wie sie dazu stehen sollen. Die einen haben bei jedem Stückchen Schokolade und jedem Bonbon ein schlechtes Gewissen und kauen zuckerfreien Kaugummi, die anderen gönnen sich täglich ihren Riegel Mars oder eine Tüte Colorado.

Nicht alle werden dick

Tatsächlich sind die Aussagen der Wissenschaft sehr widersprüchlich. So ist bekannt, dass Softdrinks wie Cola, Sprite und Fanta dick machen. Das weiß man aus den USA, wo Kids literweise die zuckrigen Drinks in sich hineinschütten. Auch hierzulande werden reichlich süße Getränke konsumiert, pro Jahr sind es 118 Liter Erfrischungsgetränke und 40 Liter Fruchtsäfte, die allesamt irgendeine Art von Zucker enthalten.

Eine Auswertung von dreißig internationalen Studien zeigte kürzlich: Es gibt einen Zusammenhang zwischen dem Verzehr von zuckerhaltigen Getränken und dem Körpergewicht. Doch bei genauerem Hinsehen ist die Lage nicht so eindeutig. Unter den Fünf- bis Siebenjährigen, die jeden Tag süße Limo trinken, sind 22 Prozent übergewichtig. Von denen, die darauf verzichten, sind nur 10 Prozent zu dick. Das bedeutet umgekehrt aber auch: »78 Prozent derjenigen, die häufig süße Getränke trinken, sind *nicht* zu dick«, sagt Professor Manfred James Müller von der Universität Kiel, der seit einigen Jahren eine Übergewichtsstudie bei Kindern durchführt.

Es müssen also noch andere Faktoren eine Rolle spielen. Bewegungsmangel zum Beispiel. Und der Trend, dass Kids immer mehr Zeit vor dem Computer und dem Fernseher verbringen, der in jedem zweiten Zimmer von Schulkindern steht.

Auch wenn sie nicht die alleinigen Dickmacher sind, starten gesüßte Getränke wie Softdrinks, Kaffee im Zucker und süße Fruchtspeisen aller Wahrscheinlichkeit nach einen Angriff auf die Bauchspeicheldrüse. Susanna Larsson vom renommierten Karolinska Institut in Stockholm untersuchte in den Jahren 1997 und 2005 die Konsumgewohnheiten von fast 80 000 gesunden Menschen. In diesem Zeitraum bekamen 131 Teilnehmer der Studie einen Bauchspeicheldrüsentumor. Bei der Auswertung der Daten zeigte sich, dass das Risiko, einen Tumor zu entwickeln, mit der täglich aufgenommenen Zuckermenge in Verbindung stand: Wer zweimal am Tag ein süßes Sprudelgetränk zu sich nahm, hatte ein um 90 Prozent höheres Risiko, wer fünfmal am Tag Kaffee mit Zucker trank, steigerte das Risiko um 70 Prozent, und das Naschen süßer Desserts erhöhte das Risiko um 50 Prozent.

Der Grund: Bei ständiger Zuckerzufuhr arbeitet die Bauchspeicheldrüse auf Hochtouren und erzeugt hohe Insulinspiegel. Insulin ist nötig, um den Zucker aus dem Blut in die Zellen zu schleusen. Larsson vermutet, dass die hohen Insulinspiegel beim Tumorgeschehen möglicherweise eine Rolle spielen.

Ein Fest für Karies und Baktus

Auch wenn nicht restlos klar ist, welche Schäden Zucker anrichtet, so ist doch sicher, dass er die Zähne kaputt macht. Die weißen Kristalle werden im Mund zu Säuren abgebaut, die dann einen Direktangriff auf den Zahnschmelz, den Schutzwall der Zähne, starten. Wird diese Barriere beschädigt, haben Bakterien freien Zugang zum Zahn und attackieren ihn ungehemmt.

So weit, so klar. Studien zeigten aber auch, dass die Zähne nur dann leiden, wenn ständig Zucker genascht wird. Wird das süße Gold nur zu den Mahlzeiten gegessen, seien bis zu 300 Gramm am Tag unproblematisch für die Beißerchen, ergab vor Jahren eine skandinavische Kariesstudie. Denn es spielen auch andere Bestandteile der Nahrung eine Rolle. Die Marmelade auf dem Vollkornbrot mit Quark stört zum Beispiel nicht, da durch das intensive Kauen der körnigen Stulle Speichel gebildet wird, der den zuckrigen Aufstrich einfach von den Zähnen wegspült. Zudem fördert das Kalzium im Quark die Mineralisation des Zahnschmelzes, macht ihn also widerstandsfähiger und fester.

An der Entstehung von defekten Zähnen sind, so weiß man heute, auch Säuren beteiligt. Sie sind besonders aggressiv und greifen den Zahnschmelz an. Das ergaben Versuche, die an der Universität Köln mit Rindern durchgeführt wurden: Schon fünfminütiges Umspülen der Zähne mit säurehaltiger Limonade führte dazu, dass der Zahnschmelz um 50 Prozent weggeätzt wurde.

Bei Kindern beobachten Zahnärzte immer häufiger sogenannte Erosionsschäden an den Zähnen, ausgelöst durch Säure. Zitronensäure ist in zahlreichen Lebensmitteln als Zusatzstoff (E 330), aber auch von Natur aus enthalten, so in Limonade, Zitronentee, sauren Säften und Gummibärchen; sogar in manchen »zahnfreundlichen« Kaugummis ist sie zu finden.

»Es empfiehlt sich, Süßwaren und Softdrinks nur zu den Mahlzeiten zu konsumieren«, rät der niederländische Zahnmediziner Cor van Loveren, der Anfang 2006 in der Zeitschrift *Aktuelle Ernährungsmedizin* die Rolle von Zucker und Säuren in der Ernährung unter die Lupe nahm. Werden saure Sachen zu den Mahlzeiten verzehrt, kann ein Teil mit dem Speichel gleich wieder weggespült werden.

Bitte nicht (gleich) Zähne putzen

Der altbekannte Ratschlag »Vor dem Schlafen, nach dem Essen: Zähneputzen nicht vergessen« kann das Problem noch verschlimmern. Zumindest, wenn nach dem Genuss säurereicher Lebensmittel sofort zur Zahnbürste gegriffen wird. Denn haben Säuren ihren Angriff auf den Zahnschmelz bereits gestartet und wird dann noch mit der Zahnbürste darauf herumgeschrubbt, ist die Schutzbarriere komplett im Eimer, und Kariesbakterien sind Tür und Tor geöffnet. Günstiger ist es, mit dem Putzen mindestens dreißig Minuten zu warten. Dann hat sich der Zahnschmelz wieder erholt und ist weniger anfällig für äußere Angriffe.

Dass das Zähneputzen grundsätzlich Sinn macht, steht außer Frage. Weil in Schulen und Kindergärten seit Jahren verstärkt über Mundhygiene aufgeklärt wird und viele Zahnärzte vierteljährlich das Gebiss der Kinder checken, haben Zwölfjährige heute im Schnitt weniger als einen kariösen, gefüllten oder fehlenden Zahn im Mund, ergab die Ende 2006 veröffentlichte vierte Mundgesundheitsstudie des Instituts der Deutschen Zahnärzte. Vor zehn Jahren lag der Anteil der kariösen Zähne noch bei 1,7 Stück.

Versteckter Zucker

Doch wer weiß schon, worin alles Zucker & Co. stecken. Klar, Süßigkeiten und süße Säfte strotzen davon, auch Marmelade und Nussnougatcremes (bis zu 50 Prozent Zucker sind darin). Das weiße Kristall hält sich aber auch in zahlreichen herzhaften Lebensmitteln versteckt. Rund 80 Prozent der pro Jahr und Kopf vernaschten 32 Kilogramm Zucker sind in industriell hergestellten Nahrungsmitteln enthalten, nur 20 Prozent landen im Kaffee, im Kuchen oder im gezuckerten Nachtisch.

Im Big Mäc von McDonald's etwa ist Zucker drin, ebenso im Whopper von Burger King, in der Salami ebenfalls und auch in der Leberwurst vom Metzger und im Ketchup. Sogar Bier und Wein kommen nicht ohne aus – im Rebensaft sind sogar bis zu 9 Gramm pro Liter. Dieses »Zuckerschwänzchen« ist ganz offiziell erlaubt, etwa bei sogenannten Classic-Weinen und auch bei solchen mit der Aufschrift »Erstes Gewächs« – hier sind sogar bis zu 14 Gramm pro Liter erlaubt, kritisiert der Weinprofi Fabian Lange in der *Zeit.*

Insgesamt geht der Trend dahin, auch herzhaften Speisen eine süße Note zu verleihen. »Die Sauciers gucken von den Patissiers viel ab«, sagt Vincent Klink, Chef des Stuttgarter Sternerestaurants Wielandshöhe. Zwar sei Zucker wie auch Salz, Säure und Bitteres eine wichtige Zutat, um eine geschmackliche Ausgewogenheit herzustellen. Aber Zucker könne auch sehr infam eingesetzt werden, um Schwächen und Fehler zu übertünchen oder Tiefe vorzugaukeln.

»Zucker«, so Klink, könne man ohne weiteres als »süßes Glutamat« bezeichnen (siehe auch Kapitel 2 »Stark in Geschmack und Nebenwirkungen«, S. 32).

Sucht nein, Abhängigkeit ja

Kann Zucker süchtig machen und zu übermäßigem Essen verführen? Darauf deuten Tierversuche hin. Wissenschaftler der Princeton University fütterten Ratten so lange mit steigenden Dosen Zucker, bis sie in der ersten Stufe der Abhängigkeit waren, also ohne den süßen Stoff unruhig wurden und nach Süßem gierten, wenn man es ihnen vorenthielt. Nahm man ihnen das süße Zeug weg, zeigten sie regelrechte Entzugserscheinungen. Fütterte man sie wieder damit, nahmen sie Unmengen davon auf.

»Ein klassisches Suchtverhalten im psychiatrischen Sinn kann durch Zucker aber nicht ausgelöst werden«, sagt Ernährungspsychologe Volker Pudel von der Universität Göttingen. Denn dann müssten drei Kriterien erfüllt sein: abnehmender Lustgewinn und deshalb kontinuierliche Steigerung des Suchtmittels, euphorisierende Wirkung und körperliche Entzugserscheinungen bei Absetzen des Suchtmittels. Das treffe zwar auf Alkohol und Drogen zu, nicht jedoch auf Zucker.

»Einen Zuckersüchtigen, der laufend seine Ration erhöhen muss, ›high‹ durch Süßes wird und schwere Entzugserscheinungen nach dem Absetzen hat, den gibt es nicht«, stellt Pudel klar. Wenn Menschen von »Zuckersucht« sprechen, sei das nicht ganz richtig. Man könne bestenfalls von einer gewissen Abhängigkeit reden, so wie sie auch fürs Auto, die Wohnung oder die Unterwäsche existiert.

Süßes Serotonin

Ohne Frage: Süßes hinterlässt wohlige Gefühle. Nach dem Verzehr von Kohlenhydraten, wozu auch Zucker gehört, wird von der Bauchspeicheldrüse Insulin ausgeschüttet, das den Zucker aus dem Blut in die Zellen abtransportiert. Gleichzeitig gelangt ins Gehirn mehr von dem Eiweißstoff Tryptophan, aus dem wiederum das Hormon Serotonin gebildet wird. Dieser Neurotransmitter sorgt für ein Wohlgefühl, das vor einigen Jahren schon zu der Aussage führte, »Nudeln machen glücklich«. Denn sind die Kohlenhydrate in Nudeln zu Zucker abgebaut, kommt der gleiche Prozess in Gang wie nach dem Verzehr von Schokolade, Bonbons oder Cola: Es wird Serotonin ausgeschüttet. Und das stimmt zufrieden.

Dass viele Menschen trotzdem nicht aufhören können, wenn sie erst einmal eine Tafel Schokolade zu fassen bekommen haben, beruht auch auf einem psychologischen Mechanismus, wie Pudel in eigenen Experimenten herausgefunden hat: Viele Menschen verbieten sich Süßes, weil es dick macht. Wird nun in einer stressigen Situation ein Schokoriegel verzehrt, versagt die Selbstkontrolle, und es wird doppelt zugeschlagen.

Dass die Schokolade von manchen bis auf den letzten Krümel verspeist wird, hängt auch davon ab, ob sie als Kind gelernt haben, den Teller leer zu essen. Pudel hat einmal in seinem Labor Versuchspersonen aus einem Teller essen lassen, der durch ein Loch im Boden unbemerkt immer wieder befüllt wurde. »Aus diesem ›Trinkteller‹ aßen Übergewichtige bis zu 180 Prozent mehr, bis sie merkten, dass da etwas nicht stimmt«, berichtet er. Ihr inneres Sättigungsgefühl sei auf den Außenreiz »leerer Teller« konditioniert, weil sie als Kind immer alles aufessen mussten, »damit die Sonne scheint«. Darum ist auch die Tafel Schokolade oder die Packung Kekse vor ihnen nicht sicher.

Klaut Zucker Vitamine?

Ins Reich der Märchen gehört die Mär vom Zucker als »Vitaminräuber«, die unter anderem von den Anhängern der Vollwertkost nach Bruker gestreut wird (siehe auch Kapitel 8 »Volles Korn voraus«, S. 113). Aber auch Pharmafirmen verbreiten die Sage gern. So schreibt die Internetapotheke Pharma 24 auf ihrer Website: »Jeder Genuss von Industrie-Zucker verbraucht bei der Verdauung viel Vitamin B_1, was einen Vitamin-B_1-Mangel forcieren kann.« Und die Süßstoffindustrie hat ebenfalls jahrelang den Unsinn von Zucker als Vitaminkiller verbreitet.

Fakt ist: Zum Abbau von Kohlenhydraten wird zwar Vitamin B_1 (Thiamin) benötigt. Und zwar umso mehr, je mehr Zucker verzehrt wird. Das weiß man aus Experimenten mit Ratten. Man hatte ihnen Futter mit Kohlenhydraten zu fressen gegeben, das aber frei von Thiamin war. Daraufhin entwickelten sich die Tiere nicht richtig, und es wurde die Empfehlung abgeleitet, dass die tägliche Thiaminzufuhr am Kohlenhydratgehalt der Nahrung zu bemessen sei. Pro 1000 Kohlenhydratkalorien sollten es 0,3 Milligramm Vitamin B_1 sein.

Doch der Rat wurde schon bald wieder revidiert, denn es stellte sich heraus, dass Vitamin B_1 beim Abbau von Zucker zwar benötigt, aber nicht verbraucht wird. Es wirkt vielmehr wie ein Katalysator, geht also unverändert aus dem Prozess hervor. Zum anderen wird Thiamin im Stoffwechsel auch für andere Vorgänge gebraucht und teilweise auch verbraucht, weshalb die Behauptung, nur Zucker würde dem Körper Vitamine rauben, schon vom Ansatz her nicht stimmt.

Richtig ist hingegen, dass Alkohol ein Vitaminräuber ist. Denn bei chronischem Alkoholmissbrauch ist die Aufnahme von Thiamin in den Körper gestört, und auch der Stoffwechsel funktioniert nicht mehr richtig.

Brauner ist nicht besser

Brauner Zucker bietet übrigens keine Lösung, wie oftmals behauptet wird. Ob Rohzucker, Rohrohrzucker, brauner Zucker, Melasse, Sirup, Dicksaft oder Honig – immer wieder wird von ihnen gesagt, sie würden mehr Vitamine und Mineralstoffe enthalten, da sie nicht so stark bearbeitet sind wie der weiße Zucker. Das stimmt zwar. »Doch die Mengen an wertgebenden Inhaltsstoffen sind so gering, dass sie bei der Ernährung keine Rolle spielen«, sagt die Ökotrophologin Ulrike Berges, wissenschaftliche Mitarbeiterin in der medizinischen Dokumentation der Klinik für Allgemein- und Thoraxchirurgie der Uniklinik Gießen.

Wer nun Honig ins Müsli gibt statt Zucker oder die Nachspeise mit Birnendicksaft oder Ahornsirup süßt, treibt den Teufel mit Beelzebub aus, denn Honig & Co. haften besonders gut an den Zähnen. Klebt Zuckerzeug so richtig schön fest, haben die Bakterien jede Möglichkeit, den Zucker in zahnschädigende Säure umzuwandeln.

Verlockender klingt da schon, wie es die Schokofreunde rund um den Experten Holger Janßen mit dem Zucker halten: »Wir empfehlen, die Augen zu schließen und etwas gute, dunkle zart schmelzende Schokolade genüsslich auf der Zunge zergehen zu lassen. Ein klein wenig Genuss, ein klein wenig Entspannung jeden Tag, dafür sollte sich jeder Zeit nehmen.«

Öffentlich zu naschen, das scheint so mancher aber unangenehm zu finden. Laut einer Studie des Psychologen Paul Rozin von der Pennsylvania University in Philadelphia ist es jungen Frauen peinlicher, dabei gesehen zu werden, wie sie einen Schokoriegel kaufen, als wenn jemand mitkriegt, dass in ihrem Einkaufskorb Kondome landen.

Das Salz in der Suppe

Nicht nur Zucker, auch Salz ist in Misskredit geraten. Seit Jahrzehnten wird geraten, möglichst sparsam mit dem Salzstreuer umzugehen. Diese von Ernährungsberatern ausgesprochene Empfehlung wurde aus der Bluthochdruckforschung abgeleitet. Dort hatte man die These aufgestellt, dass Salz den Blutdruck in die Höhe treibt. Salz bindet Wasser, und das Blutvolumen nimmt nach einem salzigen Essen somit zu. Mit steigendem Volumen drückt das Blut stärker auf die Wände der Blutgefäße, und es kann Bluthochdruck entstehen.

Zwar wurde diese These nie nachgewiesen, doch eine Studie in den achtziger Jahren schien die Salztheorie zunächst zu stützen. Im Rahmen der »Intersalt-Studie« wurden in 52 medizinischen Zentren auf der ganzen Welt die Kochsalzzufuhr (via Ausscheidung im Urin) und der Blutdruck von mehr als 10 000 Teilnehmern gemessen. Dabei kam heraus, dass die Einschränkung des Salzverzehrs von 10 auf 4 Gramm am Tag einen, wenn auch minimalen, Blutdruckabfall zur Folge hatte.

Idealerweise beträgt der Blutdruck 120 zu 80 mm Hg. Die erste Zahl gibt den sogenannten systolischen Druck an, der entsteht, wenn sich das Herz zusammenzieht und Blut in die Arterien drückt. Der zweite Wert beschreibt den »diastolischen Druck«, der in der Aorta und in den Schlagadern herrscht, während sich das Herz wieder mit Blut füllt. Gemessen wird das Ganze in Millimeter Quecksilbersäule (mm Hg). Durch die Vermeidung von Salz könne der Blutdruck, so Intersalt, um 2,2 mm Hg für den systolischen Druck und um 0,1 mm Hg für den diastolischen Blutdruck gesenkt werden.

Diese Ergebnisse waren zwar enttäuschend, weil der Blutdruck durch Einschränkungen des Salzkonsums nur minimal verringert werden konnte. Dennoch wurde daraufhin die Empfehlung formuliert, beim Salzessen maßzuhalten. Bei genauerer Betrachtung der

Ergebnisse wurde aber klar, dass selbst der geringe Nutzen, den die Kochsalzeinschränkung mit sich brachte, noch auf »Ausreißer« in der Statistik zurückzuführen war. Selten an Bluthochdruck litten nämlich nur die Angehörigen von vier Naturstämmen, die traditionell wenig Salz essen. Lässt man diese Ausreißer, also die Indianerdaten, bei der Auswertung weg, wird der umgekehrte Trend sichtbar: Je mehr Salz gegessen wird, desto niedriger ist der Blutdruck. Doch auch dieses Ergebnis war nicht statistisch haltbar. So war eigentlich nur klar, dass gar nichts klar war.

Um Klarheit zu gewinnen, werteten die Initiatoren der Studie die Daten einige Jahre später nochmals aus. Diesmal kam heraus, dass der Einfluss des Salzes noch viel stärker ausgeprägt wäre, als bisher vermutet: Durch Salzbeschränkung könne der Blutdruck um 4,3 beziehungsweise 1,8 mm Hg gesenkt werden, hieß es.

Udo Pollmer, der wissenschaftliche Leiter des Europäischen Instituts für Lebensmittel- und Ernährungswissenschaften, und auch andere internationale Forscher kritisierten, dass es bei der Auswertung der Daten nicht seriös zugegangen sei. Pollmer meint: »Bei ›Intersalt revisited‹, der zweiten Auswertung, wurden die Daten so lange korrigiert, bis der erwünschte Erfolg vorlag.«

Sensitiv für Salz

Sicher ist heute nur, dass es für einen Teil der Bevölkerung von Vorteil ist, die Salzzufuhr zu beschränken. Etwa jeder zweite Hochdruckpatient und auch 20 bis 30 Prozent der Gesunden reagieren empfindlich auf Kochsalz. Sie werden darum auch als »salzsensitiv« bezeichnet. Vermutlich ist ihr Körper in der Lage, Kochsalz in der Niere zu speichern, statt es über den Urin auszuscheiden.

Zwar ist sicher, dass ein maßvoller Umgang mit Salz bei den betroffenen salzsensitiven Personen einen Effekt hat, nützlicher sei es aber, wenn übergewichtige Hypertoniker abnehmen, heißt es in den Empfehlungen für die Behandlung von Bluthochdruck. Ihnen bringt es also am meisten, wenn sie das Gewicht reduzieren und den Alkoholkonsum auf null herunterschrauben.

Doch wer ist »salzsensitiv«? Das ist weder vorhersehbar noch messbar. Darum müssen Menschen mit Bluthochdruck zunächst eine zweiwöchige salzarme Diät machen. Zu Beginn der Kost und am Ende wird der Blutdruck gemessen. Ist er dann geringer als zu Anfang, kann dem Patienten geraten werden, auf den Salzgehalt in der Nahrung zu achten.

Doch das ist kein Kinderspiel. Denn Fertiglebensmittel jeder Art enthalten zum Teil sehr hohe Mengen an verstecktem Kochsalz; es steckt in der Tütensuppe aus dem Hause Maggi ebenso wie in der Konservendose von Bassermann oder Erasco, im Wurstaufschnitt aus der Tüte oder in den Tiefkühlpommes für den Backofen. Schon durch vier Scheiben Brot täglich werden 2 Gramm Kochsalz aufgenommen. Wie viel im Brot steckt, wird allerdings nirgendwo deklariert. Salz ist zwar in der Zutatenliste von verpackten Lebensmitteln aufgeführt, doch nirgends steht, in welcher Menge. Und wie viel Salz mittags in der Kantine mit dem Tagesmenü aufgenommen wird, bleibt auch im Dunkeln. Da hilft nur der Verzicht auf Fertigprodukte – und Selberkochen.

Salzarm nicht für jedermann

Allen Menschen das Salz madig zu machen hält der Biochemiker Joachim Jankowski von der Charité in Berlin nicht für adäquat. »Die These, wonach Salz generell schädlich ist, ist heute nicht mehr zu halten«, sagt er. Man müsse bei jedem Einzelnen gucken, ob die Einschränkung des Salzverzehrs Sinn macht. Jankowski vermutet sogar, dass nicht der Verzicht auf Fertigprodukte, die meist sehr salzreich sind, zum Erfolg führt. Wenn die Menschen insgesamt weniger essen, auf die Ernährung achten und ein wenig abnehmen, normalisiere sich auch der Hochdruck. Klar, Fertiglebensmittel sind oftmals Kalorienbomben und gehaltvoller als selbst zubereitetes Essen.

Ob es sinnvoll ist, schon Kindern jedes Krümelchen Salz im Essen zu verleiden, ist ebenfalls umstritten. So deutete eine Zeitlang vieles darauf hin, dass ein hoher Kochsalzkonsum im Kindesalter bei Jugendlichen zu Bluthochdruck führt. Eine noch nicht veröffentlichte Studie der Universität Jena konnte dies nun nicht eindeutig bestätigen. Nicht alle Kinder, die als Kleine viel Salz gegessen hatten, litten später an Hochdruck. Vielmehr muss der Verzehr offenbar ganz individuell gesehen werden. Familien, in denen Kochsalz und Hochdruck bei den Eltern ein Thema ist, müssen vermutlich eher aufpassen, was die Kleinen essen, als Familien, in denen es keine Probleme damit gibt.

Jankowski hat selbst zum Thema Bluthochdruck geforscht und Spannendes herausgefunden: Ein Hormon soll mitverantwortlich für hohen Blutdruck sein. Das Hormon mit der Kurzbezeichnung Up_4A wird von Menschen mit Hochdruck in den inneren Zellen der Blutgefäßwände produziert und ins Blut abgegeben, von wo es auf die Muskelzellen der Gefäße wirkt. Ziehen sie sich zusammen, lösen sie eine Engstellung der Gefäßwände aus, und der Blutdruck steigt.

Um den Zusammenhang zu überprüfen, spritzten die Forscher Ratten Up_4A ins Blut. Daraufhin schnellte der Blutdruck um 30 Prozent in die Höhe. »Möglicherweise ist das Hormon eine Ursache für krankmachenden Bluthochdruck«, sagt auch Walter Zidek, Direktor der Medizinischen Klinik IV am Campus Benjamin Franklin der Charité. In weiteren Untersuchungen soll nun geprüft werden, ob bei Hochdruckpatienten die Hormonkonzentration krankhaft erhöht ist.

Auf den Salzgehalt des Essens zu achten kann aber doch Sinn machen. Wie zu viel Zucker im Essen und in Getränken das Aroma der einzelnen Zutaten überdeckt, so kann auch Salz zu einer Abflachung des Geschmacks von Speisen führen. Viele greifen heute zu Fertigkost, die in der Regel recht salzreich ist. Sie verputzen über den Tag eben mal 15 Gramm Kochsalz, was Charité-Professor Zidek »für nicht normal« hält. Ein wenig Besinnung, dem Gaumen zuliebe, kann also nicht schaden.

Beim Kochen sorgen am besten ausgereifte Gemüse, herzhaftes Fleisch, Gewürze und Kräuter für Würze. Dabei sollte die Prise Salz nicht vergessen werden. Ohne sie schmeckt die Pasta nun mal einfach fad. Und auch im Kuchen ist ein Fitzelchen Salz ein »Muss«.

KAPITEL 10

Auch Franzosen können sterben: Die Wahrheit über Bier und Wein

»Ich habe den Wein zuerst in der Behandlung von Lungenschwindsucht eingeführt, und zwar als Heilmittel, weil er die Herzkontraktion vermehrt und verstärkt, und dann auch als Sparmittel für die Ernährung. (…) Es besteht ein großer Unterschied zwischen Wein und Bier, so dass ich in meiner Heilanstalt stets den Biergenuss bei Lungenschwindsüchtigen ausgeschlossen habe, noch ehe die Gründe dafür wissenschaftlich festgestellt waren. Mir genügte die Beobachtung, wie verschieden der Alkohol im Bier und im Wein auf den Menschen wirkt, die man machen kann, wenn man den wirklichen Bayer in München und den Bayer in der Rheinpfalz als Vergleichsobjekte benutzt.«

Soweit die Ausführungen des deutschen Arztes Hermann Brehmer aus dem Jahre 1887. Er war der Überzeugung, dass die Schwindsucht durch ein Missverhältnis zwischen einem zu schwachen Herzen und einer zu großen Lunge verursacht wird. Das gilt mittlerweile als überholt. Doch mit seiner These, wonach unter den alkoholischen Getränken nur dem Wein eine heilende und gesundheitsfördernde Wirkung zukomme, ist er bis heute aktuell. Auch ohne dass man dazu die Biertrinker in München und die Weintrinker in der Rheinpfalz besuchen müsste.

Die vielen Weinskandale der letzten Jahre haben nicht verhindern können, dass der vergorene Rebensaft nach wie vor über ein grandioses Image verfügt. Er gehört zum guten Essen wie zum stilvollen Tête-à-tête, während Bier nach wie vor mit dem Stigma der »Maurerbrause« leben muss, die vornehmlich in einfachen Kneipen ausgeschenkt, aus der Dose gesogen oder hektoliterweise von krakeelenden Fußballfans gesoffen wird. Es gibt weitaus mehr Zeitschriften und Bücher zum Wein als zum Bier. Im gesundheitlichen Kontext denkt man bei Bier an »Brauereigeschwür« und »Hopfenwampe«. Rotweinextrakte hingegen werden als Schutz vor Arteriosklerose sogar in Apotheken verkauft, mit der Empfehlung, eine Tablette davon zu *jeder* Mahlzeit einzunehmen. »Allein diese Anweisung sollte dem Kunden zu denken geben«, moniert Internist Knut Kröger von der Deutschen Gesellschaft für Angiologie (Gefäßheilkunde), »denn bislang wurde in keiner Studie untersucht, wie Rotwein zum Frühstück wirkt.«

Es waren Dichter, Künstler, Musiker und Philosophen, die den Imagevorsprung von Wein begründeten. »Wein ist unter den Getränken das nützlichste, unter den Arzneien das schmackhafteste und unter den Nahrungsmitteln das angenehmste«, sagte Plutarch. Einige Jahrhunderte später bescheinigte Friedrich Nietzsche dem griechischen Weingott Dionysos eine prägende Rolle in der Weltgeschichte und dass in ihm »der Wille zum Leben sich ewig selbst bejaht«. Zum Bier und seinem Einfluss auf die Geschichte fiel dem Philosophen hingegen nur ein: »Mittelalter, das heißt die Alkoholvergiftung Europas.«

Tatsache ist, dass Wein ungefähr doppelt so viel Alkohol enthält wie Bier und somit Europa weitaus schneller vergiften kann. Und dass in ihm die Wahrheit liege, ist schon längst nicht mehr wahr: Allein in deutschem Sekt und Wein werden jährlich 60 000 Tonnen Zucker verarbeitet, und die Glykol- und Methanolskandale der letzten Jahre zeigen, wie weit es mit der traditionsreichen Kunst des Weinkelterns gekommen ist.

Doch offenbar hat all das die Gemeinde der Rebenfreunde nur noch fester zusammengeschweißt. Mit einem Volumen von 12 Millionen Hektolitern ist Deutschland das größte Weinimportland der Welt, der Gesamtkonsum liegt deutlich über 20 Millionen Hektoliter. Traditionelle Dionysier-Länder kennen erst recht keine Weinkrise. In Frankreich liegt der Verbrauch bei 34 Millionen Hektoliter pro Jahr, 15 Millionen Hektoliter gehen noch zusätzlich ins Ausland. Kein Wunder, dass die Legende vom gesunden Rotwein dort ihren Anfang nahm.

Paradox ist, wenn man trotzdem alt wird

Jeanne Calment war 122 Jahre alt und damit der älteste Mensch der Welt, als sie 1997 im südfranzösischen Arles aus dem Leben schied. Noch mit 118 Jahren wurde sie von Fotografen dabei ertappt, wie sie an einer Zigarette zog. Als Leibspeisen nannte sie Schokolade, Gänseleberpastete und deftigen Fleischeintopf – lauter Dinge, die nicht gerade auf der Empfehlungsliste von Kardiologen stehen würden. Und die fragen sich natürlich, zusammen mit allen Menschen, die gerne steinalt werden würden, wie Madame Calment so alt werden konnte.

Eine mögliche Antwort lautet: Im Heimatland von Asterix und Obelix sterben rund 20 Prozent weniger Menschen an Herz-Kreislauf-Erkrankungen als in der übrigen industriellen Welt. Und das, obwohl Franzosen keinesfalls seltener rauchen, weniger tierische Fette essen oder sich mehr bewegen. Ein Phänomen, das von seinem Entdecker Serge Renaud von der Universität Bordeaux als »French Paradox« (französisches Paradox) bezeichnet wurde. Der Kardiologe lieferte auch gleich die Erklärung dafür: Französische Herzen sollen vor allem deshalb so gesund sein, weil ihre Besitzer so viel Rotwein trinken.

Seitdem sind knapp drei Jahrzehnte vergangen, und zum Rotwein liegen mittlerweile zahlreiche Forschungsdaten vor. Seine chemischen Geheimnisse sind weitgehend gelüftet. Rotwein zählt – ähnlich wie Tee und Schokolade – zu den ergiebigen Quellen an Polyphenolen. Diese Stoffe wurden früher als Gerbsäuren bezeichnet, und von ihnen ist bekannt, dass sie als sogenannte Antioxidantien aggressive Sauerstoffverbindungen unschädlich machen. Ein Effekt, der vor Krebs und anderen schweren Erkrankungen wie Herzinfarkt und Arthritis schützt. Ein für Rotwein typisches Polyphenol namens Resveratrol scheint in dieser Hinsicht besonders aktiv zu sein.

Hans Biesalski vom Hohenheimer Universitätsinstitut für Biologische Chemie und Ernährungswissenschaft bestätigt, dass menschliches Blut zwar selbst schon einen gewissen Schutz für die Innenwände der Blutgefäße aufbaut, »doch dieser Effekt ein wenig stärker ausgeprägt ist, wenn vorher Wein getrunken wurde«. Gewissermaßen eine Art dionysisches Anti-Aging-Programm für die Blutgefäße. Zudem gibt es Hinweise darauf, dass Rotwein die Durchblutung im Herzmuskel verbessert, indem er die dortigen Hauptversorgungsadern zur Entspannung bringt.

Wissenschaftler der Universität Seattle verglichen die Trinkgewohnheiten von 753 Krebspatienten mit denen von 703 Gesunden. Das Ergebnis: Wer mehr als vier Gläser Rotwein pro Woche trinkt, senkt sein Risiko für Prostatakrebs um über 50 Prozent. Bei anderen alkoholischen Getränken wie Bier, Weißwein und Spirituosen wurde der Effekt nicht festgestellt.

In einer spanischen Studie an 4000 Testpersonen zeigten jene Probanden, die ein bis sieben Gläser Rotwein pro Woche tranken, im Durchschnitt nur 0,4 Erkältungsinfekte pro Jahr, im Unterschied zu 1,35 bei den Weinverächtern. Schnupfen und Krebs – Rotwein scheint vor schweren Erkrankungen ebenso zu schützen wie vor Alltagswehwehchen. Zwei dänische Studien erbrachten zudem Hinweise darauf, dass er vor Demenz und Osteoporose schützt.

Gründe genug also, Rotwein – sozusagen als vorbeugendes Medikament – pauschal auf den Speiseplan zu setzen? Am Great Western Hospital im südenglischen Swindon wird dies bereits so gemacht. Dort servieren die Krankenschwestern ihren Herzinfarktpatienten zwei Gläser Rotwein pro Tag, auf ausdrückliches Geheiß des Chefarztes. Die Patienten sind angetan von dem neuen Service. Doch die Rechnung für die Weinlieferungen wird nicht vom staatlichen Gesundheitswesen bezahlt, sondern von der klinikeigenen Stiftung. Und das ist auch gut so, denn es ist keineswegs sicher, dass Rotwein, selbst wenn die empfohlene Tagesdosis von 0,2 (Frauen) bis 0,3 (Männer) Liter eingehalten wird, wirklich so gesund ist.

Als man in den USA die Lebenserwartung von 38 000 Mitarbeitern des Gesundheitssystems überprüfte, stellten sich ausgerechnet Bier und Schnaps als lebensverlängernd heraus, und nicht der Rotwein. In einer chinesischen Studie war es der helle Reiswein, der den Roten in der vorbeugenden Wirkung gegen Infarkte ausstach. Englische Wissenschaftler kredenzten einer Gruppe von migränekranken Testtrinkern entweder Rotwein oder einen Wodka-Limonaden-Mix; der Geschmack und auch das Aussehen der beiden Getränke wurden per Kühlung und dunklem Glas maskiert. Von den Rotweintrinkern erlitten über 80 Prozent eine Migräneattacke, bei dem Mixgetränk kein Einziger.

Und noch ein Test: Wem würden Sie eher zutrauen, unseren Körper mit Eisen zu versorgen? Dem roten oder dem weißen Wein? Vermutlich werden Sie auf den roten tippen, weil man ja von roter Erde und dem roten Lapachotee weiß, dass sie besonders eisenhaltig sind – und schließlich ist ja auch der Rost auf dem Fahrradrahmen rot. Doch ausgerechnet beim Wein ist es andersherum. Wer beim Essen Weißwein trinkt, nimmt bis zu dreimal mehr von dem blutbildenden Metall zu sich, als wenn er den Roten trinken würde. Der

Grund: Ausgerechnet die »gesunden« Gerbsäuren im Rotwein ziehen das Eisen an sich und lassen es später im Verdauungstrakt nicht mehr los.

Schwankende Qualität

Ein weiteres gewichtiges Argument gegen den Einsatz von Rotwein als Heilmittel: Wer eine Arznei zum Einsatz bringt, verlässt sich darauf, dass ihre einzelnen Einheiten eine konstante Qualität aufweisen, denn es bringt ja nichts, wenn die eine Pille wirkt und die nächste wegen einer falschen Zusammensetzung ihre Wirkung schuldig bleibt. Doch gerade das kann beim Rotwein jederzeit passieren.

So hat der Rotwein zwar mehr Polyphenole als seine weißen und roséfarbenen Pendants, doch auch innerhalb der roten Sorten gibt es deutliche Unterschiede: Der Gerbstoffgehalt in deutschem Rotwein ist deutlich niedriger als bei den Produkten aus Spanien, Kalifornien und Südafrika, und deren Gehalt fällt wiederum niedriger aus als bei der sardischen und südfranzösischen Konkurrenz. Ein Phänomen, das wahrscheinlich mit dem trockeneren und sonnenreicheren Klima in diesen Gegenden zusammenhängt, und mit den dort verwendeten Rebsorten und Verarbeitungsmethoden.

Nur Rotweine aus Eichenfässern können als wirklich ergiebige Polyphenolquellen dienen – ein deutlicher Hinweis darauf, dass nicht der Rebensaft an sich wirkt, sondern dass es auch darum geht, beim Lagern Polyphenole aus dem Eichenholz zu ziehen. Dem Billigwein aus großen Containern bleibt diese »Ziehkur« versagt, er ist als Polyphenolquelle kaum der Rede wert.

Unabhängig von der Qualität des Rotweins stellt sich zudem die Frage, inwieweit es seine Polyphenole überhaupt schaffen, in unseren Körper zu gelangen. Ein Forscherteam der Universität Wageningen in Holland hat dies erforscht. Man ließ zwölf gesunde Männer jeweils drei Gläser (750 ml) Rotwein, drei Tassen schwarzen Tee (375 ml) und 50 Gramm gebratene Zwiebeln verzehren, die allesamt ähnlich große Mengen des Hauptpolyphenols Querzetin enthalten. Die anschließenden Querzetinmessungen in Blut und Urin fielen bei der Zwiebel am besten aus, nämlich doppelt so hoch wie bei Rotwein und Schwarztee. Fazit: Rotwein enthält zwar große Mengen an Polyphenolen, doch mit ihrer Bioverfügbarkeit und damit ihren tatsächlichen Wirkungen im menschlichen Körper sieht es eher bescheiden aus.

Möglich also, dass es gar nicht die Wirkstoffe des Rotweins sind, die zur Lebensverlängerung und Gesundheit beitragen. Diesen Verdacht hegte auch schon der »French-Paradox«-Entdecker Renaud. Er gab zu bedenken, dass die Südfranzosen möglicherweise auch deshalb so gesund sind, »weil sie neben Rotwein viel Fisch, Schafskäse, Olivenöl und Zwiebeln auf dem Speiseplan haben«. So wie Madame Calment, die literweise Olivenöl in ihre Gänsepastete goss. Vielleicht wurde sie aber auch deshalb so alt, weil ihr die Ratschläge von Ärzten und Ernährungsexperten egal waren und sie lieber *ihr* Leben führte. Wir wissen es nicht. Doch letzten Endes kann das einem Rotweintrinker ja auch egal sein. Denn es würde reichen, wenn der edle Tropfen einfach nur schmeckt.

Doch leider ist auch das nicht sicher.

Im Fisch liegt die Klarheit

Statistiken belegen: Im Unterschied zu Biertrinkern sind die Liebhaber des Weins durchaus bereit, viel Geld für ihre Vorliebe auszugeben. Hauptsache, es schmeckt. Das Problem dabei: Menschen lassen nicht nur ihre eigene Zunge darüber entscheiden, was ihnen schmeckt. Schon Kinder lernen ihre kulinarischen Vorlieben bei ihren Eltern. Beim Weintrinker sieht das nicht anders aus, nur dass er sich nicht an den Eltern, sondern an Vorurteilen orientiert.

Sieht er einen Wein mit Schraubverschluss, hält er ihn für billig, obwohl gerade diese Verschlussalternative erheblich weniger den Geschmack verfälscht als der traditionelle Korken. Sieht er einen Tropfen mit »Weinstein«, hält er ihn für minderwertig oder »umgekippt«, obwohl die natürliche Trübung keinerlei gesundheitliche oder kulinarische Nachteile mit sich bringt – und die klaren Weine ihre Durchsichtigkeit solch appetitlichen Werkzeugen wie der Hausenblase verdanken. Die wurde ursprünglich aus der Schwimmblase des Hausen gewonnen, einem zu den Stören gehörenden Fisch, den man rund um das Kaspische und Schwarze Meer einfing. Er wurde jedoch immer seltener und teurer, so dass heute auch die Blasen vieler anderer Fischsorten zum Einsatz kommen, die meisten davon stammen aus Indien und Südamerika. Den Tieren wird das Organ herausgetrennt, danach der Länge nach aufgeschnitten, in heißem Wasser aufgeweicht, vom Blut gereinigt und zum Trocknen aufgespannt. Sein weinkosmetischer Effekt besteht darin, dass seine hochmolekularen Kollagenverbindungen die Trübstoffe des Weins ausflocken lassen, ohne sonderlich den Geschmack zu beeinflussen – sofern das Fischprodukt sachkundig angewendet wird.

Ein weiterer Irrtum vieler Weinliebhaber: Sehen sie auf dem Etikett eine vergilbte Jahresangabe, so halten sie den Wein für einen edlen Tropfen, obwohl gerade das Gegenteil der Fall sein kann. Denn nicht umsonst heißt es in der Winzerbranche: »Es gibt keine großen Jahrgänge, sondern nur gut gelagerte Flaschen.« Was konkret heißt: Wenn ein Tropfen seine vielen Lagerjahre im Keller neben der Ölheizung verbracht hat, wird er kaum besser schmecken als der einkartonierte Konkurrent vom Discounter. Einige Flaschen haben drei Weltumschiffungen hinter sich – und wurden dabei wie H-Milch pasteurisiert. »Die Verkaufslisten mancher Altweinhändler erinnern eher an einen Edelschrotthandel«, beklagt der Hamburger Weinexperte Hendrik Thoma. »Die blumigen Beschreibungen sind oft nichts als Schönrederei.«

Bleibt noch die Möglichkeit, dass man sich als Weinliebhaber auf das Urteil ausgewiesener Experten verlässt.

Geschmacksfelder auf der Zunge gibt es nicht

Die Rituale dauern lange, gleichgültig, ob es sich dabei um einen professionellen Weintester handelt oder um einen leidenschaftlichen Hobbyvertreter der Weinkennerzunft. Da wird am Korken und am Glas geschnuppert, mit strengem Blick die Farbe abgecheckt, und wenn dann endlich der erste Nipper genommen ist, wird er im Mund hin und her gepresst, damit er auch ja alle Geschmacksfelder auf der Zunge ansprechen kann. Weinkenner kippen ihr Getränk eben nicht einfach hinunter, sondern sie zelebrieren den Verzehr als ein kulinarisches Ereignis der Sonderklasse. Vor allem aber wollen sie der Umwelt zeigen, dass sie sich auskennen, dass sie echte Experten sind auf ihrem Gebiet. Doch gerade das scheint wohl, wie Wissenschaftler herausgefunden haben, bloßes Wunschdenken zu sein.

Mit Frédéric Brochet hat nämlich jetzt ausgerechnet ein Forscher aus dem Weingebiet Bordeaux herausgefunden, dass sich Weinkenner in ihrem Urteil nur wenig vom tatsächlichen Geschmack beeinflussen lassen. In einem ersten Test lud er 54 ausgewiesene Weinkenner zur Rotweinprobe ein, nur dass er ihnen auch einen Weißwein kredenzte, den er zuvor rot eingefärbt hatte. Kein einziger der Experten entlarvte das Täuschungsmanöver.

»Man schmeckt eben«, so Brochet, »was man erwartet zu schmecken.« Von dieser altbekannten neurophysiologischen Tatsache bleiben nun mal auch Weinkenner nicht verschont.

In einem zweiten Test kredenzte man 57 Experten einen durchschnittlichen Bordeauxwein. Im ersten Durchgang waren die Flaschen mit einem prestigeträchtigen Aufkleber, im zweiten dagegen als billige Tafelweine etikettiert. Auch hier bemerkte keiner der Experten das Täuschungsmanöver: Der vermeintliche Spitzenwein wurde in den höchsten Tönen gelobt, der vermeintlich billige Wein wurde hingegen mit Attributen wie »flach« und »zu leicht« abgekanzelt. Dabei war in alle Flaschen dieselbe Weinsorte abgefüllt.

Auch dem üblichen Ritual, den Wein zehn Sekunden lang und mehr auf der Zunge zergehen zu lassen, um sämtliche Geschmackszonen anzusprechen, können Wissenschaftler nichts abgewinnen. Denn es gibt überhaupt keine Geschmacksfelder auf der Zunge, auch wenn sie immer noch in den Schulbüchern zu finden sind. »Diese Darstellung kam im frühen 20. Jahrhundert auf und wurde bald populär«, erklärt Robert Margolskee, Biologe von der Mount Sinai School of Medicine in New York. »Doch sie ist falsch. Sie bezieht sich auf über hundert Jahre alte Studien, deren Ergebnisse später auch noch falsch gedeutet wurden.«

Die Wahrheit ist: Die für Saures, Süßes, Bitteres und Salziges empfänglichen Geschmacksknospen sind mehr oder weniger gleichmäßig auf der Zunge verteilt. Kein Grund also, den leckeren Tropfen mit hamsterartigen Nagebewegungen mühselig im Mund zu halten – er entfaltet auch so seinen vollen Geschmack.

Gerstenjoghurt mit Alkoholproblemen

Dann doch lieber zum Bier. Da geht es handfester zu. Keine Pseudoexperten, die sich als Träger des abendländischen Kulturguts gebärden. Keine Fischblasen und verschimmelten Korken, sondern deutsches Reinheitsgebot. Bleibt die Frage: Ist denn der Gerstensaft auch so gesund wie der edle Tropfen von der Rebe?

Prinzipiell ist Bier nichts anderes als eine Heilpflanzenzubereitung. Denn aufgrund des Reinheitsgebots wird es zumindest in

Deutschland nur mit Hopfen, Gerste und Malz hergestellt – und von denen ist bekannt, dass sie zahlreiche gesundheitsfördernde Wirkstoffe enthalten. Margo Denke von der University of Texas beschäftigt sich als Internistin mit der Wirkung von alkoholischen Getränken auf die Gesundheit, und ihr Resümee fällt eindeutig aus: »Der antioxidative Inhalt von Bier und Wein ist ähnlich.«

Das heißt konkret, dass man beiden Getränken im vorbeugenden Kampf gegen Krankheiten wie Arteriosklerose und Krebs ähnliche Kräfte zusprechen kann. Wobei die *meisten* antioxidativen Gerbsäuren des Biers mit 70 bis 80 Prozent vom Malz stammen, während die *effektivsten* vom Hopfen geliefert werden. Zudem befinden sich im Bier weitaus mehr B-Vitamine als im Wein. In einem Glas Pils sind 0,1 Milligramm Vitamin B_6, mehr als doppelt so viel wie in der gleichen Menge Rotwein. Und wenn man bedenkt, dass Bier normalerweise aus größeren Gläsern getrunken wird, fällt der Unterschied noch größer aus.

Bier mithin als vitaminhaltige Gerbstoffquelle, vergleichbar mit Kräutertee? Nicht ganz. Denn im Unterschied zu Tee wird Bier vergoren und gesäuert. Auch das hat zunächst einmal Vorteile, denn die biologische Würzesäuerung geschieht mit Hilfe von Milchsäurebakterien und Hefen, die ähnlich stabilisierend für unser Darmmilieu und Immunsystem sind wie ihre probiotischen Pendants aus Joghurt und Kefir. Später jedoch entsteht bei der Vergärung Alkohol, der ab Tagesdosierungen von 20 (Frauen) bis 30 (Männer) Gramm beziehungsweise 0,5 bis 0,75 Liter Bier erhebliche Nachteile für die Gesundheit haben kann. Entsprechend unterschiedlich fallen wissenschaftliche Studien zum Bier aus: Manchmal wirkt es wie ein Fluch, manchmal wie ein Segen für die Gesundheit.

Moderater Bierkonsum wird mit positiven Effekten wie der Senkung von Blutzuckerwerten und des LDL-Cholesterinspiegels sowie einem verbesserten Blutfluss in Verbindung gebracht. Relativ gut belegt ist, dass die Gallenausschüttung und damit die Fettverdauung angeregt wird. Das traditionelle »Teutonen-Gedeck« aus Schweinshaxe und Bier bietet also zumindest aus verdauungstechnischer Sicht einen gewissen Vorteil.

Ein Forscherteam unter Dietmar Fuchs von der Medizinischen Universität Innsbruck konnte zudem im Test an menschlichen Blutzellen nachweisen, dass Bier biochemische Prozesse hemmen kann, die bei entzündlichen Reaktionen ablaufen. »Die Wirkung ist durchaus vergleichbar mit denen von Rotwein und grünem Tee«, erläutert Fuchs. Bier könnte also eine vorbeugende Rolle im Kampf gegen Arteriosklerose und Herzinfarkt spielen. Interessanterweise war der entzündungshemmende Effekt auch bei alkoholfreien Sorten zu beobachten.

Die positiven Biereffekte lassen sich vor allem auf die Gerb- und Bitterstoffe von Hopfen und Malz zurückführen. Deutschlands Traditionsgetränk Nr. 1 gehört zu den wenigen Lebensmitteln, die sich ihre Bitternote bewahrt haben, während zum Beispiel das Gemüse in den letzten Jahrzehnten per Zucht immer mehr entbittert wurde (siehe auch Kapitel 15 »Wässrig und fad«, S. 207).

Allerdings bröckelt mittlerweile auch die Herbdominanz des Biers, denn auf dem dümpelnden Biermarkt versuchen die Brauereien mit Hilfe von entbitterten »Gold-Bieren« oder mit Biermixgetränken wie »Beck's Chilled Orange« oder »Frankenheim Blues« neue (vor allem weibliche und junge) Kunden zu gewinnen.

»Diese Produkte haben mit Bier im eigentlichen Sinne gar nichts mehr zu tun«, kritisiert Frank-Jürgen Methner, Professor für Brauwesen an der TU in Berlin. Gleichzeitig gibt er aber zu bedenken, dass sich die Brauindustrie nur nach den Wünschen der Kunden richtet.

Vielleicht sollten sich die Frauen überlegen, ob die lieblichen Trendbiere tatsächlich ihren Bedürfnissen entsprechen. Medizinisch gesehen tun sie es jedenfalls nicht. Die Gold- und Mix-Biere enthalten kaum noch den Hopfenbitterstoff Xanthohumol, doch genau diese Substanz wirkt ähnlich wie Östrogen: Sie schützt vor Arteriosklerose – und vor Osteoporose, die ja zu den typischen Erkrankungen der weiblichen Wechseljahre zählt.

Dicke Köpfe durch Weizenbier

Trotz aller positiven Effekte des Biers: In wissenschaftlichen Studien fällt es immer wieder negativ auf. So ergab eine Langzeitstudie des Massachusetts General Hospital in Boston, durchgeführt an fast 50 000 Männern: Wer täglich mehr als sieben Glas Bier trinkt, verdoppelt sein Gichtrisiko; und selbst moderate Biertrinker mit zwei Gläsern pro Tag erkranken eher daran als Abstinenzler.

Wie lässt sich dieser Effekt begründen? Am Alkohol allein könne es nicht liegen, betont Studienleiter Hyon Choi, »denn beim Wein fanden wir keinen Zusammenhang mit Gicht«. Choi vermutet daher, dass auch nichtalkoholische Komponenten eine Rolle spielen: »Ein Kandidat ist Purin, das unter allen alkoholischen Getränken nur im Bier in großer Menge vorkommt.« Das mit dem Bier aufgenommene Purin verstärke die vom Alkohol angekurbelte Harnsäureproduktion möglicherweise derart, dass eine Erhöhung des Gichtrisikos die Folge sei.

Das würde zumindest zum Teil erklären, warum Männer zwanzigmal so häufig von der Gicht getroffen werden wie Frauen, denn das gichtgeplagte Geschlecht trinkt auch deutlich mehr Bier. »Knapp 27 Prozent der Männer, von den 18- bis 24-Jährigen sogar fast ein

Drittel, trinken mehr als drei Liter Bier pro Woche«, erklärt die Kieler Soziologin Monika Setzwein. »Dieses Volumen wird gerade einmal von 3,4 Prozent der Frauen erreicht.«

Männer wissen daher aus leidvoller Erfahrung, dass große Mengen Bier für einen dicken Kopf sorgen können. Das ist freilich etwas, das auch für andere alkoholische Getränke gilt. Nichtsdestoweniger gibt es eine Biersorte, die einen besonders schweren Kater hervorruft: das Weizenbier. Es enthält nämlich laut einer Studie der Fachhochschule Münster die größten Mengen an sogenanntem Fuselalkohol. Das klingt nicht nur unangenehm, das ist es auch. Denn Fuselalkohol wird in der Leber zu Giften umgewandelt, die unter anderem die Herzleistung beeinträchtigen und dadurch zu einer Sauerstoffunterversorgung des Hirns führen. Das passt irgendwie gar nicht zu dem erfrischenden Eindruck, den gerade das stark schäumende Weizen in seinem Glas ausstrahlt.

Weintrinker leben gesünder

Bleibt als Resümee, dass die gesundheitsfördernden Effekte von Rotwein nicht viel größer sind als beim Bier. Und der verbleibende Unterschied hat wohl weniger etwas mit den Getränken an sich als mit dem Lebensstil ihrer Konsumenten zu tun.

Eine Studie des Instituts für öffentliche Gesundheit in Kopenhagen fand nämlich heraus: Weinliebhaber pflegen einen gesünderen Ernährungsstil als die Biertrinker. Das Forscherteam hatte 3,5 Millionen Kassenzettel aus 98 dänischen Supermärkten gesichtet. Mit dem Ergebnis: Wer eine Flasche Wein aufs Kassenband legt, hat mit hoher Wahrscheinlichkeit auch gesunde Lebensmittel wie Olivenöl, Obst und Gemüse im Einkaufswagen, während Biertrinker eher zu ungesunden Produkten wie Kartoffelchips und Spirituosen sowie fetten Wurst- und Fleischprodukten neigen. Dies könne, wie die

Wissenschaftler betonen, »durchaus eine Erklärung für den guten Gesundheitszustand von Weintrinkern sein«.

Was wieder einmal deutlich macht, dass man die gesundheitliche Wirkung eines einzelnen Nahrungsmittels oder auch einer bestimmten Lebensmittelgruppe nicht überschätzen sollte.

Wer wirklich gesund sein will, muss sich *insgesamt* gesund ernähren. Und er muss *insgesamt* ein gesundes Leben führen. Wer den Großteil seines Lebens missmutig und rauchend im Sessel oder im Bürostuhl verbringt, bei dem spielt es kaum eine Rolle, ob er dabei ein Glas Wein oder eine Flasche Bier in der Hand hält.

KAPITEL 11

Und Japaner leben auch nicht ewig: Die Wahrheit über Tee und Kaffee

Der Teemeister hat uns mit auf den Berg genommen, damit wir einmal den Tee mit dem Wasser aus einer echten japanischen Quelle trinken können. Der Aufstieg ist schwierig, doch wir werden entlohnt: Ein weiter und klarer Ausblick, im Süden sehen wir den blauen Pazifik, nördlich – tief im Tal zwischen steilen Bergmassiven – das Städtchen Kamikatsucho. Gerade mal 2200 Einwohner leben dort, und dennoch hat Kamikatsucho in Japan einen hohen Bekanntheitsgrad. Einerseits, weil von dort eine Teespezialität namens Awabancha kommt, und andererseits, weil fast die Hälfte der Einwohner älter als 65 Jahre ist und diese Senioren nicht etwa auf dem Abstellgleis auf den Tod warten, sondern aktiv im Alltag der Stadt verankert sind. Ein Phänomen, das in Japan, genauso wie in Deutschland, nicht selbstverständlich ist. Und es passt zu unserem Anliegen, hier in der Höhe den grünen Tee zu trinken – jenen Tee, der in den letzten Jahren auch in Europa als regelrechtes Elixier des langen und gesunden Lebens gefeiert wird.

Als wir uns an der Quelle niederlassen, fällt uns auf, dass die Steine an ihrem Rand von einer weißen Schicht bedeckt werden. Mit dem Finger fühlen wir, dass diese Schicht auf ihrer Oberfläche ein wenig glitschig und bröselig, darunter aber ausgesprochen hart ist. Wir fragen den Meister danach. Er überlegt, und wir sehen, wie er nach dem rechten Wort sucht. Und dann kommt die Antwort: »Lime.«

Wir sind schockiert und fragen noch einmal nach. Doch wieder kommt: »Lime«, und diesmal ist sogar etwas Glanz in den Augen des Meisters, als wollte er uns sagen: »Wir sind stolz auf unseren

Lime in den Quellen.« Das Wort ist englisch und klingt nach »Leim«, heißt aber tatsächlich nichts anderes als: Kalk. Genau jener Begriff also, der unter westlichen Teeliebhabern als Unwort gilt, als Ende und Untergang des wahren Teegenusses. In Deutschland wird weiches, kalkarmes Wasser als *die* Grundvoraussetzung für artgerechte Teezubereitung verehrt, und man kann sich teure Maschinen zum Enthärten des Wassers kaufen. Und hier, auf Shikoku in Japan, wo man sich schon seit Jahrhunderten mit grünem Tee beschäftigt und sich *wirklich* mit ihm auskennt, jubiliert man, wenn man ihn mit extrahartem Wasser zubereiten kann!

Als wir den Tee in unseren Tassen haben, schauen wir auf eine schaumig-sämige Suppe, die eher an Spinat als an Tee erinnert. So wie wir es befürchtet haben. Doch als wir daran nippen, kommt die kulinarische Erleuchtung. Denn die Suppe schmeckt. Und sie schmeckt nicht nur gut, sondern unvergleichlich. Niemals zuvor im Leben haben wir so etwas auf unserer Zunge gefühlt.

Wieder einmal ein Vorurteil, das durch die Realität eingeholt wird.

Das Lebensgefühl trinkt mit

Der Grünteeboom begann hierzulande Mitte der neunziger Jahre, seitdem ist der Marktanteil stetig gewachsen. Derzeit liegt er im gesamten Teegeschäft bei 23 Prozent. Mit anderen Worten: Von den ungefähr 26 Litern Tee, die in Deutschland jährlich pro Kopf getrunken werden, hat fast jede vierte Tasse einen grünen Inhalt. Wer solche Zahlen vor zehn Jahren prognostiziert hätte, wäre als rettungsloser Utopist bezeichnet worden. Damals galt der Grüne noch als armselige und fischig schmeckende Rohversion des »echten« Schwarzen, die sich allenfalls als eine weitere Tortur im Leben genussfeindlicher Gesundheitsapostel behaupten konnte.

Der Trend zum grünen Tee hat mehrere Gründe. Eine große Rolle spielt das zunehmende Interesse des Abendlandes an asiatischen Lebensweisen und Philosophien wie etwa Zen und Ayurveda, und zu denen gehört der grüne Tee weit mehr als der schwarze, der früher einer der Antriebsmotoren für den englischen Kolonialismus war. Mit anderen Worten: Grüntee ist politisch korrekt, während der schwarze dunkle Flecken imperialistischer Vergangenheit auf seinen Blättern hat.

Bleibt festzuhalten, dass der Tee, wie er im Westen in die Tasse kommt, meistens nicht aus Asien, sondern aus Kenia stammt. Mit 315 000 Tonnen ist das zentralafrikanische Land nämlich der größte Tee-Exporteur der Welt. Der Geist der grünen Tees kam wohl aus Asien zu uns, doch die Materie dazu stammt oft aus Afrika.

Weiteren Antrieb erhielt der Grünteeboom, weil die Konsumenten immer öfter Lebensmittel mit gesundheitlichem Nutzen auf dem Tisch haben wollten. Genießen allein geriet aus der Mode, es sollte auch Wellness dabei sein. Es kam zu einer »gesundheitlichen Wertepyramide« der Getränke: Das Image von Bier und Kaffee ging in den Keller, während das von Rotwein und Grüntee an die Spitze marschierte und der schwarze Tee wohl über dem Kaffee, aber deutlich unter dem grünen Konkurrenten angesiedelt wurde. In Bezug auf Bier und Wein wissen wir mittlerweile, dass sie gesundheitlich gar nicht so weit auseinanderliegen, wie immer wieder behauptet wird (siehe Kapitel 10 »Auch Franzosen können sterben«, S. 139). Betrachten wir nun, wie sich dies bei Kaffee und den beiden Teesorten verhält.

Haben Teetrinker bessere Zähne?

Als Mineralienquelle weisen Kaffee und Tee nur geringe Unterschiede auf – mit einer Ausnahme: Fluor. Hier brilliert eindeutig der

Tee mit über einem Milligramm pro Liter, Kaffee kommt gerade mal auf ein Fünftel dieser Menge. Allerdings fällt der Unterschied nicht immer gleich groß aus. Denn laut einer Untersuchung des norwegischen Nationalinstituts enthalten Teeblätter zwar große Mengen an Fluorid, doch die schaffen es offenbar nur in fluorarmem Wasser, in den Teeaufguss überzugehen. Fluorreichem Wasser hingegen entziehen die Blätter das wichtige Zahn- und Knochenmineral. Dieser »Reflex« entspricht durchaus der eigentlichen Natur des Teestrauchs, der in China und Indien auch deshalb so hoch geschätzt wird, weil er in »überfluorten« Böden für eine entsprechende Korrektur sorgen kann.

In der Küche kann dies jedoch, wie die skandinavischen Forscher warnen, durchaus zur Konsequenz haben, »dass der Tee am Ende weniger Fluor enthält als das Wasser, das zu seiner Herstellung verwendet wurde«. Was konkret bedeutet: In Gegenden mit fluorreichem oder fluoridiertem Wasser (wie etwa in der Schweiz und den USA) unterläuft das eigentlich so gesunde Heißgetränk den erwünschten Kariesschutz. Für Deutschland mit seinem fluorarmen Wasser kann hingegen Entwarnung gegeben werden, hier trägt der Tee durchaus zur Fluorversorgung bei.

Die vielen Kräfte des Grüntees

Als Vitaminlieferanten spielen Tee wie Kaffee keine Rolle. Die Teeblätter an sich sind zwar relativ vitaminreich, doch nach der Verarbeitung und erst recht nach der Zubereitung ist davon nicht mehr viel übrig.

Dafür liefern Kaffee und Tee gleichermaßen reichlich sekundäre Pflanzenstoffe, und hier vor allem Polyphenole (Gerbstoffe). In deren Zusammensetzung weichen die Getränke jedoch stark voneinander ab. Das hat einerseits damit zu tun, dass Kaffee aus Steinfrüchten und Tee aus Blättern gewonnen wird und dass schwarzer und grüner Tee zwar von der gleichen Pflanzenart, aber von unterschiedlichen Züchtungen stammen. Und andererseits gibt es große Unterschiede im Herstellungsverfahren: Die Kaffeebohnen werden geröstet, während die Blätter des Schwarztees fermentiert, also systematisch zum Welken gebracht werden; die Blätter des Grüntees wiederum werden unmittelbar nach dem Pflücken »schockerhitzt«, um das natürliche Welken zu stoppen. Dadurch erleiden seine Polyphenole weniger Veränderungen, sie bewahren ihre ursprüngliche Beschaffenheit: klein und mit einfacher Molekülstruktur, was sie chemisch aktiver und beweglicher als die großmolekularen Kaffee- und Schwarzteepolyphenole macht. Zudem sind sie komplett wasserlöslich und lassen sich widerstandslos verdauen, so dass bereits vier Tassen (à 100 Milliliter) ausreichen, um in den Genuss medizinischer Grüntee-Effekte zu kommen.

Bedeutsamster Grünteegerbstoff ist das Epigallocatechingallat (EGCG). Es zeigte im Labor, dass es nicht nur die Körperzellen vor »Chemo-Aggressoren« wie den freien Radikalen schützen kann (das können Schwarztee und Kaffee auch), sondern sogar bereits bestehenden Krebs attackiert. Wissenschaftler der Case Western Reserve University in Cleveland brachten menschliche Tumorzellen aus Haut, Lymphknoten und Prostatagewebe in Kontakt mit EGCG und konnten beobachten, dass die Krebszellen am programmierten Zelltod starben, der sogenannten Apoptose.

»Die Krebszellen«, so Versuchsleiter Hasan Mukhtar, »erhalten offensichtlich – angeregt durch EGCG – über zellinterne Kommunikationswege den Befehl, sich selbst umzubringen.« Wie dieser Mechanismus genau abläuft und in welchem Krebsstadium er noch wirksam greifen kann, ist allerdings noch unbekannt.

In Laborversuchen verbesserten Grüntee und sein spezifischer Gerbstoff den Blutfluss, senkten erhöhte Fett- und Zuckerwerte im Blut und dämpften Entzündungen an den Blutgefäßen. Als Schutzfaktor von Nervenzellen wird diskutiert, ob EGCG potentiell schweren Erkrankungen wie Parkinson, Alzheimer und ALS (amyotrophe Lateralsklerose, der Maler Jörg Immendorf leidet beispielsweise daran) vorbeugen kann.

In repräsentativen Erhebungen zeigt sich immer wieder, dass regelmäßige Grünteetrinker seltener an Infarkten, Schlaganfällen, Diabetes, Übergewicht, Magen- und Darmkrebs sowie degenerativen Erkrankungen des Nervensystems leiden. Der leicht anfermentierte Oolong-Tee aus Taiwan zeigte in japanischen Studien, dass er die Fettverbrennung erhöht – was zu seinem Ruf als »Feind des Körperfetts« passt, den er in der chinesischen Volksmedizin genießt.

Grüntee: Geschmack oder Gesundheit?

So weit, so gut. Doch Tsung Cheng vom George Washington University Medical Center, eigentlich ein bekennender Grünteefan, gibt zu bedenken: »Klinische Beweise für die ihm zugesprochenen Wirkungen sind rar.« Mit anderen Worten: Der grüne Tee wurde bisher nur selten unter den strengen Bedingungen ausgetestet, die für die Überprüfung eines Medikaments üblich sind. Und wenn er auf diese Weise getestet wurde, kam es oft zu enttäuschenden Ergebnissen.

Doch all das ist nicht wirklich ein Dämpfer, denn es gibt auch ein gesundes Leben jenseits klinischer Studien. Zudem lässt sich ein Nahrungsmittel generell nicht wie ein Medikament austesten, weil es ja nicht stabil auf seine Wirkstoffe eingestellt ist. So gibt es zwischen den einzelnen Grünteesorten zum Teil große Unterschiede, was ihre EGCG-Werte angeht. Und wenn es dann an die Zubereitung geht, wird es erst recht unübersichtlich.

So kursiert unter Grünteekennern das Dogma, wonach man den Tee am besten mit 70 bis 80 Grad heißem, aber nicht mit kochendem

Wasser überbrühen sollte. Dies mag aus kulinarischer Sicht stimmen, denn japanische Teemeister betonen, ihr Tee würde unter kochendem Wasser den Geschmack einer Fischsuppe entwickeln. Für die chinesischen, in der Regel leicht angewelkten Grüntees gilt dies jedoch nur bedingt. Außerdem ist kochendes Wasser für alle Teepolyphenole, also auch für die der grünen Variante, das optimale Lösungsmittel. Wer dagegen auf 80 Grad heißes Wasser setzt, muss Gerbstoffeinbußen von bis zu 20 Prozent in Kauf nehmen.

Das zeigt einmal mehr: Man kann beim Essen und Trinken nicht immer alles haben, die volle Ladung Geschmack *und* die volle Ladung Gesundheit. Das Leben fällt leichter, wenn wir dies akzeptieren. Also lehnen wir uns zurück – und entspannen uns. Am besten mit einer Tasse *schwarzem* Tee.

Schwarzer Tee entspannt

Wissenschaftler des University College London ließen 75 Männer sechs Wochen lang entweder viermal täglich einen fruchtaromatisierten Schwarztee oder aber ein geschmacksidentisches Getränk ohne Schwarzteekomponenten (allerdings mit gleich hohem Koffeingehalt) verzehren. Die Probanden konnten also nicht erkennen, ob sie schwarzen Tee oder aber das Placebo in der Tasse hatten – eine Strategie, die man in der Medizinersprache als »Verblindung« bezeichnet. Sie soll verhindern, dass die Testpersonen nur aufgrund ihrer Erwartungen an das Testmittel einen Effekt spüren.

Um Stress zu erzeugen, setzten die Forscher beide Gruppen diversen Situationen aus, die sie vor einer Kamera bewältigen mussten. Zur Bestimmung des Stresslevels dienten der Kortisolspiegel (Kortisol gilt als typisches Stresshormon), Blutdruck, Puls und die Selbsteinschätzung des Stressniveaus der Probanden. Das Ergebnis: In beiden Gruppen führte Stress in gleichem Maße zu einem Anstieg von

Blutdruck und Herzfrequenz, auch gaben sie gleichermaßen einen erhöhten Stresslevel an. Doch 50 Minuten nach Ende des Stressreizes zeigten die »echten« Teetrinker einen um durchschnittlich 47 Prozent gefallenen Kortisolspiegel, während er in der Kontrollgruppe lediglich um 27 Prozent fiel. Das ist ein deutlicher Hinweis darauf, dass Teetrinken zur Entspannung beiträgt. Und da das Procedere des Teetrinkens in beiden Gruppen gleich war, muss diese Wirkung also am Getränk selbst liegen.

»Wir wissen nicht genau, welche Inhaltsstoffe für die Erholung verantwortlich sind«, erklärt Studienleiter Andrew Steptoe. Von Substanzen wie den Polyphenolen und Aminosäuren wisse man zwar, dass sie Effekte auf bestimmte Hirnbotenstoffe hätten. »Aber anhand unserer Studie können wir nicht genau sagen, welche dieser Substanzen den Unterschied ausmacht«, so Steptoe. Also bleibt nur eines: Hinsetzen, Tee trinken und den Entspannungseffekt genießen, auch wenn wir ihn nicht erklären können. Und wenn wir dabei müde werden sollten, wechseln wir zum Kaffee. Denn dass der munter macht, ist schon lange bekannt.

Gute Nachrichten für Kaffeetrinker

Kaffee führt schneller zu anregenden Effekten als Tee, und deshalb steht er seit vielen Jahren im Verdacht, eigentlich kein Genussmittel, sondern eine Droge zu sein. Nach dem Motto: Was schnell wirkt, muss auch gefährlich sein. Schon 1674 richtete eine Frauenorganisation eine Petition an das englische Parlament, in der man die Befürchtung zum Ausdruck brachte, dass »dieses austrocknende und schwächende Getränk« die Männer unfruchtbar machen würde »wie die Wüsten, aus denen diese unglückselige Frucht kommt«.

Tatsache ist, dass Teeblätter sogar dreimal mehr von jenem anregenden Alkaloid namens Koffein enthalten als Kaffeebohnen.

Doch für einen Teeaufguss verwendet man relativ wenig Blattmasse, so dass mit ihm nur relativ wenig Koffein in den Körper gelangt. Außerdem wird das Alkaloid im Kaffee weniger durch andere Substanzen an seiner Arbeit gehindert. Mit anderen Worten: Wer Kaffee trinkt, konsumiert nicht nur mehr Koffein, sondern lässt es auch ungestört und unverzögert seine Arbeit tun.

Das hat nicht zwangsläufig schädliche Wirkungen für die Gesundheit. Koffein kann zwar in Mengen von über 10 Gramm tödlich sein, doch solche Quoten sind für Kaffeetrinker reine Utopie (eine Tasse enthält etwa 0,1 Gramm).

Auf einem Kongress der American Heart Association im Jahr 2005 wurde eine Studie vorgestellt, deren 187 Teilnehmer in drei Gruppen eingeteilt wurden: Die eine trank drei bis sechs Tassen normalen Kaffee, die zweite dieselbe Menge an entkoffeiniertem Kaffee, und die dritte trank gar keinen Kaffee. Nach drei Monaten kam die Studie zu dem Befund: Keine der drei Gruppen zeigte eine unterschiedliche Entwicklung hinsichtlich ihrer Insulin- und Blutzuckerwerte, die These vom Kaffee als Diabetesrisiko konnte also nicht bestätigt werden. Dafür zeigten aber die Trinker des *entkoffeinierten* Kaffees einen deutlich erhöhten LDL-Cholesterinspiegel, und auch andere Blutwerte, deren Erhöhung als Risiko für Herzinfarkte und Schlaganfälle gilt, gingen deutlich nach oben. Mit anderen Worten: Nicht der Originalkaffee, sondern seine koffeinfreie Variante erhöht das Risiko für Herz-Kreislauf-Erkrankungen.

»Ein absolut überraschendes Ergebnis«, wie Studienleiter Robert Superko vom Piedmont-Mercer Center in Atlanta betont. Denn eigentlich hätte man, wenn überhaupt, die nachteiligen Effekte für die Koffeinvariante vermutet.

Superko glaubt, dass der »entschärfte« Kaffee deshalb so schlecht abgeschnitten hat, weil er von einer Kaffeesorte namens »Robusta« gewonnen wird. Im Unterschied zum »Kaffee Arabica«, der in der Regel zur Herstellung konventionellen Kaffees verwendet wird, gilt der Typ Robusta, wie schon der Name erahnen lässt, als überaus robust, so dass ihm der Entkoffeinierungsprozess geschmacklich kaum etwas anhaben kann. Offenbar scheint Robusta jedoch auch Stoffe zu enthalten, die das Risiko für Herz-Kreislauf-Erkrankungen erhöhen. Superko vermutet, dass es sich dabei um Kaffeeöle handelt.

»In jedem Falle aber zeigt unsere Studie«, so der Kardiologe, »dass man vorsichtig sein sollte, bevor man ein Getränk aufgrund eines bestimmten Wirkstoffs als gesundheitsschädlich abstempelt und die Befreiung von diesem Stoff als Lösung für dieses Problem sieht.«

Kein Flüssigkeitsräuber

Offensichtlich war Koffein vorschnell verurteilt worden, unverfälschter Kaffee ist kein Risiko für Herz und Kreislauf. Das Krebsrisiko erhöht er auch nicht, in einer amerikanischen Studie zeigte er sich sogar als Schutzfaktor gegen Brustkrebs.

Aber auch im Hinblick auf physiologische Alltäglichkeiten gilt es, bei dem beliebten Muntermacher umzudenken. So hält sich hartnäckig das Gerücht, dass er zu Sodbrennen führen würde. Holländische Forscher wiesen jedoch nach, dass dies allenfalls auf nüchternen Magen geschieht. Wer ganz klassisch zum Frühstück oder zu einm Stück Kuchen Kaffee trinkt, muss kein saueres Aufstoßen befürchten. Und wer ganz auf Nummer sicher gehen will, sollte einen Espresso trinken – denn dessen Bohnen wurden länger geröstet und haben dadurch einen Großteil ihrer Reizstoffe eingebüßt.

Ebenfalls hartnäckig hält sich das Gerücht, wonach Kaffee ein entwässernder »Harntreiber« sei. Immer noch werden wir gerade im Sommer gewarnt, den Kaffee unserer Flüssigkeitsbilanz hinzuzurechnen, da er das Wasser, das er uns zuführt, angeblich gleich wieder abführt. Doch das geht offenbar an der Realität vorbei. Der

Ernährungsmediziner Olaf Adam von der Ludwig-Maximilians-Universität München hat die wissenschaftlichen Daten zu dem Thema gesichtet, und sein Urteil fällt eindeutig aus: »Kaffee ist ein wichtiger Teil der täglichen Gesamtwasserzufuhr. In der Flüssigkeitsbilanz kann er in aller Regel so wie jedes andere Getränk behandelt werden.« Und: »Die Geschichte vom Kaffee als Flüssigkeitsräuber beruht auf einem Irrtum, sie ist eine Mär.«

Wahr ist vielmehr, dass Kaffee zwar die Harnausscheidung anregt, andererseits aber auch die Natriumabgabe über die Nieren stimuliert. Und das hat Konsequenzen auf den Flüssigkeitshaushalt im Körper: Der Wasseranteil zwischen den Zellen sinkt zwar, doch weil gleichzeitig auch der Natriumwert abfällt, zieht der Zellzwischenraum kein Wasser aus dem Inneren der Zellen, wo das Wasser viel wichtiger ist. Dieses Phänomen erklärt sich aus dem physikalischen Phänomen der Osmose, wonach Flüssigkeiten links und rechts einer wasserdurchlässigen Membran nur dann etwas von nebenan holen, wenn sie zu viel Salz intus haben. Doch das ist eben beim Kaffee nicht der Fall, weil er nicht nur Wasser, sondern auch Salz aus dem interzellulären Raum zieht. Deshalb kann sich kein osmotischer Druck entwickeln – und die Zellen geben kein Wasser an ihre Umgebung ab.

Zudem gewöhnen wir uns auch an den harntreibenden Effekt des Kaffees. »Der Mensch kennt das Koffein schon sehr lange«, erklärt Adam. Da der Kaffee bereits im 15. Jahrhundert und der ebenfalls koffeinhaltige Tee sogar schon weit vor unserer Zeitrechnung erfunden wurden, hat unser Körper keine Probleme damit, seine Reaktionen auf das Alkaloid zu dämpfen. Wer also regelmäßig Kaffee trinkt, spürt nach einer Tasse kaum noch einen verstärkten Drang zum Klo. Professor Adam gibt allerdings zu bedenken, dass das nicht immer so sein muss und man »sich nicht auf den Gewöhnungseffekt verlassen kann«. Man sollte also sicherheitshalber neben dem Kaffee auch noch reichlich andere Getränke zu sich nehmen.

Fötus unter Koffeinbeschuss

Anders verhält es sich bei den Risiken des Kaffees für die Schwangerschaft. Fakt ist, dass Koffein mühelos über die Gebärmutter zum Fötus vordringen kann und dass dem Ungeborenen noch die Enzyme fehlen, die man zum optimalen Verstoffwechseln des Alkaloids braucht. Aber wie groß ist das Risiko für eine Schädigung des Fötus?

Gideon Koren, Toxikologie-Professor am Hospital for Sick Children im kanadischen Toronto, hat die vorliegenden Studien zu dem Thema gesichtet – und kommt zu dem Resümee, dass kein eindeutiges Resümee möglich ist. So erleiden zwar Kaffeetrinkerinnen häufiger Fehlgeburten, und ab sechs Tassen pro Tag verdoppelt sich das Risiko für eine Fehlbildung des Fötus, doch selbst diese Quote, so Koren, sei »minimal«, wenn man sie im Verhältnis zu jenen Gefahren betrachtet, die bereits vom Rauchen von zehn Zigaretten täglich ausgehen.

Schwangere Frauen sollten also eher auf ihre Kippen als auf den morgendlichen Muntermacher verzichten. Außerdem schützen sie sich auch ohne Verbote vor Koffein, denn oft schrauben sie ihren Kaffeekonsum schon allein deswegen herunter, weil ihnen davon speiübel wird. Das ist sogar wissenschaftlich belegt. Einer Untersuchung der Cornell University im Staat New York zufolge steht Kaffee auf der Hitliste der Nahrungsmittel, die schwangere Frauen mit Hand vor dem Mund zum Klo hetzen lassen, ganz oben, und deshalb verzichten sie vorsorglich gleich ganz oder zumindest teilweise darauf. Ihr Körper ergreift also schon von sich aus effektive Maßnahmen, um sich vor einer übermäßigen Koffeinzufuhr zu schützen. Panikmache und strenge Verbote sind unangebracht.

KAPITEL 12

Das Fett im Blut der Eskimos: Die Wahrheit über Fisch als Gesundmacher

Etwa 57000 Menschen leben auf Grönland. Die meisten davon gehören zu den Inuit. Bekannt wurden sie unter dem Namen »Eskimos« (Rohfleischesser), den sie selbst freilich als Verunglimpfung empfinden, wie sie überhaupt ihr Leben nicht als Paradies empfinden. Und das weniger deshalb, weil es am Nordpol kalt und kärglich zugeht, sondern vor allem, weil man abhängig ist von den finanziellen Zuwendungen des früheren Kolonialherrn und heutigen Verwalters von Grönland, von Dänemark. Die Inuit starten deshalb immer wieder Versuche, sich finanziell auf eigene Füße zustellen.

In den letzten Jahren setzen sie dabei zunehmend auf den Tourismus. Über 30000 Urlauber besuchen mittlerweile jedes Jahr die Felsen nahe dem ewigen Eis. Die Hälfte von ihnen kommt allerdings gar nicht an Land, sondern bleibt auf den Kreuzfahrtschiffen. Was für den Inuk, wie die Einzahl von »Inuit« heißt, den Vorteil hat, dass er weniger angeglotzt wird und weniger Fremde durch seinen Garten stapfen. Andererseits lassen die »Kreuzfahrer« aber auch kein Geld in Grönland. Deshalb ist man letzten Endes doch froh, wenn immer wieder mal Touristen von Bord gehen. Gastfreundlich bietet man ihnen dann auch ein Stück rohen Walspeck an – und freut sich klammheimlich daran, wenn die Touristen beim Kosten der triefenden Schwarte ihren Ekel zu unterdrücken versuchen.

Wer allerdings als Tourist den Walspeck hinuntergewürgt hat und einen Blick aufs Land riskiert, wird mit einer einmaligen Landschaft belohnt. Vielleicht schafft er ja auch noch einen Trip in den Norden des Landes, nach Thule. Dort trifft er dann womöglich auf einen der typischen Inuit-Bürgermeister, jene wettergegerbten Männer, die zunächst kühl sind wie das Eis, auf das sie täglich schauen. Doch wenn man ihnen Zeit gibt, werden sie zu spannenden Erzählern und berichten, wie die Inuit früher auf Robbenjagd gingen und weshalb sie es jetzt nicht mehr im selben Umfang dürfen: wegen des Tierschutzes. An diesem Punkt wird dann meistens heftig geschimpft. Über Brigitte Bardot und Greenpeace. Und über die Journalisten, die den Grönländern doch tatsächlich erzählt haben, dass sie die schönen Tiere in Ruhe lassen und besser Gemüse essen sollten, das sei ohnehin gesünder. Klar, dass ein Inuk so etwas als einen Angriff auf seine Kultur empfindet. Er würde ja auch nicht einen bayerischen Festzeltbesucher von Bier und Eisbein abbringen wollen.

Darüber hinaus offenbart das Ansinnen der Journalisten aber auch noch etwas anderes: Dass man sich die Ernährungslegenden hinbiegt, wie es einem beliebt. Wie sonst ist es zu erklären, dass man den Inuk einerseits von seiner seetierlastigen Esstradition abbringen will, andererseits aber zentnerweise Fischölpillen schluckt, weil man an seiner robusten Gesundheit teilhaben will?

Fetter Fisch für fitte Hirne?

Die Diskussion um die gesundheitlichen Wirkungen von Fisch kam in den siebziger Jahren ins Rollen, als dänische Wissenschaftler den Gesundheitszustand und das Ernährungsverhalten von Dänen und grönländischen Inuit verglichen. Es zeigte sich, dass die arktischen Ureinwohner deutlich seltener an Herzinfarkt erkrankten – und das, obwohl sie kaum Obst und Gemüse aßen. Die Forscher führten dieses Phänomen auf den enormen Fischverzehr in Grönland zurück.

Seitdem hält sich hartnäckig die Legende vom gesunden Fisch- und Fleischesser aus dem Norden. Gerade die Gegner der Vegetarierbewegung führen ihn gerne an, um die gesundheitlichen Vorzüge einer obst- und gemüsebetonten Kost ad absurdum zu führen. Ganz zu schweigen davon, dass natürlich auch die Fischproduzenten sowie die Pharmaindustrie mit ihren Fischölpräparaten ein Interesse am Weiterleben des vor Gesundheit strotzenden Eskimos haben.

Mittlerweile genießen die mehrfach ungesättigten Omega-3-Fettsäuren – sie bilden die Hauptwirkstoffe des Fischöls – fast einen ähnlichen Status wie die allseits bekannten Vitamine. Der Arbeitskreis Ernährungs- und Vitamin-Information (evi) verkündet sogar: »Die Geschichte der menschlichen Evolution muss neu geschrieben werden.«

Die Geschichte laut evi: Angeblich habe der Homo sapiens nur deswegen ein so großes Gehirn, weil er seinen Speiseplan dereinst auf reichlich Omega 3 umgestellt hätte, das als Schutz- und Wachstumsfaktor zentraler Nervenzellen gilt. Damit die auch weiterhin funktionstüchtig bleiben und unsere Kinder weiterhin fleißig lernen können, solle man den Speiseplan mit Fischölpräparaten ergänzen oder aber alltägliche Nahrungsmittel wie etwa Brot, Margarine oder Eier mit Omega 3 anreichern. Denn, so evi, »fette Fische wie etwa Makrele oder Hering sind ja bei uns eher unpopulär«.

Deutlicher kann man kaum für eine gezielte Nahrungsergänzung mit Fischöl plädieren. Warum evi das tut? Vielleicht weil der Arbeitskreis von DSM finanziert wird. Dieses holländische Pharmaunternehmen kaufte 2003 die »Division für Vitamine und Feinchemikalien« von Hoffmann-La Roche. Eine Übernahme, die DSM-Präsident Peter Elverding seinerzeit als »einzigartiges und kohärentes Geschäftsportefeuille« bezeichnete, das wie kein anderes »die Kundenbedürfnisse im Bereich Nahrungsmittel, Futtermittel und Pharma« befriedigen würde.

Die Legende vom gesunden Eskimo hat zahlreiche Tücken, denn mit dem Gesundheitszustand der Inuit ist es ganz und gar nicht zum Besten bestellt. Und sie waren auch keinesfalls gesünder, als traditionell fast nur Fisch-, Wal- und Robbenfleisch auf dem Teller lag. Zwar hatte man weniger Herzinfarkte, und die Vitamin-C-Versorgung war durch Maktaaq gesichert, die fettige Unterhaut der Wale, die größere Mengen des Vitamins enthält als eine Zitrone. Doch dafür hatten die Inuit mehr Schlaganfälle und Atemwegserkrankungen als wir. Der Gesundheitszustand lag insgesamt am Boden, und die Krebsrate war nur deshalb niedrig, weil die meisten Inuit gar nicht erst das Alter erreichten, in dem ein Mensch normalerweise an Krebs erkrankt.

»1945 lag die mittlere Lebenserwartung in Grönland bei den Männern um die 32, bei den Frauen um die 38 Jahre«, erklärt Rolf Lindemann von der Deutschen Gesellschaft für Polarforschung. Heute liege sie immerhin bei 63 beziehungsweise 68 Jahren, »weil die ärztliche Versorgung besser geworden ist und man nicht mehr in den ungesunden Torfsodenhäusern lebt«. Zudem verunglücken heute weniger Inuit auf ihren waghalsigen Robben- und Waljagden im Kajak.

Mit anderen Worten: Die Lebenserwartung stieg, weil sich die Lebensumstände insgesamt verbesserten, so dass es keine Rolle mehr spielte, ob frischgefangener Fisch oder eine Fertigpizza auf dem Tisch der Inuit landete. Sie wäre sogar noch höher, wenn nicht ein Drittel aller Grönländer auf unnatürliche Weise ums Leben käme, nämlich durch Unfälle (meistens unter Alkoholeinfluss), Mord und Selbstmord.

Das macht noch einmal deutlich, worin die eigentlichen Probleme der Inuit liegen, nämlich darin, dass sie sich vor Frust in Aggressionen und Alkohol flüchten. Und dieser Frust rührt nicht etwa daher, dass sie weniger Fisch und Robbenfleisch als früher auf dem Teller haben, sondern daher, dass sie sich kulturell entwurzelt und sozial ausgegrenzt fühlen. Außerdem fehlt es an Zukunftsperspektiven: 90 Prozent der erwachsenen Grönländer sind arbeitslos, die Kriminalitätsrate ist 36-mal höher als in Dänemark, auf 1000 Lebendgeburten kommen 800 Abtreibungen – das Eskimoparadies sieht sicherlich anders aus.

Aber die Geschichte vom gesunden Ureinwohner im ewigen Eis hat noch einen weiteren Haken. Die Ernährung und ihre Wirkung auf den menschlichen Organismus können nämlich je nach geographischer Region sehr unterschiedlich sein. Wenn eine auf arktische Lebensumstände spezialisierte Menschengruppe gut ohne Obst und Gemüse zurechtkommt, muss das noch lange nicht für andere Menschen gelten. Schließlich gehört es zu den Gesetzen der Evolution, dass sich Lebewesen der Umwelt anpassen, um dem Schicksal des Aussterbens zu entgehen, und so hat sich auch der Darm der Inuit dem Nahrungsangebot der Arktis angepasst: Er ist kürzer und viel mehr auf die Verwertung von Eiweiß und Fetten ausgerichtet als der unsere.

Hätten wir einen Eskimospeisezettel, der fast nur aus Fisch und Fleisch besteht, würden unser Stoffwechsel sowie unsere Harnsäure- und Blutfettwerte aus dem Ruder laufen. Würde sich hingegen ein Inuk in die Front der Vollwertköstler einreihen, hätte er große Probleme mit seiner Energieversorgung, so dass er schließlich unter Apathie, chronischer Müdigkeit und Konzentrationsstörungen leiden würde. Zum »Ausgleich« bekäme er Bauchkrämpfe und Blähungen, weil sein Darm die Ballaststoffe aus dem Vollwertspeisezettel nicht verträgt. Der menschliche Verdauungsapparat funktioniert eben immer dann am besten, wenn er das bekommt, woran er sich schon seit Jahrtausenden gewöhnt hat.

Vor diesem Hintergrund stellt sich zwangsläufig die Frage, ob Omega-3-Fette tatsächlich so gut für die Gesundheit im fischarmen Mitteleuropa sind, wie weithin propagiert wird. Wissenschaftliche Arbeiten der letzten Jahre lassen Zweifel daran aufkommen. So gibt es zwar fast neunzig Studien zur Wirkung der ungesättigten Fette auf Herz, Kreislauf, Krebs und Gesamtsterblichkeit, in denen über 600 000 Menschen erfasst wurden – doch die Ergebnisse zeigen, wie 2005 ein Forscherteam unter Lee Hooper von der Universität East Anglia in England herausgefunden hat, keineswegs in eine eindeutige Richtung. »Wir fanden«, so Hooper, »keinen schlagkräftigen Beweis dafür, dass Omega-3-Fettsäuren das Sterblichkeitsrisiko und das Risiko für Herz-Kreislauf-Erkrankungen reduzieren.« Auch für Krebs konnte kein hemmender Eiinfluss nachgewiesen werden.

Besonders schlecht schnitt Omega 3 in einer Studie an etwa 3000 Patienten mit Angina Pectoris ab, das heißt von Patienten, die über Herzenge als Symptom einer Erkrankung der Herzkranzgefäße klagten. Deren Zustand sollte sich eigentlich durch zwei oder mehr wöchentliche Fischmahlzeiten oder aber durch die Einnahme von Fischölkapseln verbessern. Tatsächlich jedoch starben sie häufiger an plötzlichem Herz-Kreislauf-Versagen, wobei dieser Trend vor allem dann ausgeprägt war, wenn das Fischöl in Kapseln verabreicht wurde. Der Epidemiologe Eric Brunner vom University College in London sieht darin einen deutlichen Hinweis darauf, dass Omega-3-Fettsäuren unter bestimmten Bedingungen Herzrhythmusstörungen fördern könnten, »obwohl sie uns eigentlich bisher als stabilisierend für den Herzrhythmus bekannt waren«. Ihre Anwendung sollte daher nicht bei chronischen Herzerkrankungen erfolgen.

Überhaupt spricht vieles dafür, dass Fischöl nicht bei allen Menschen gleich wirkt. Denn ob ein Nährstoff positiv für die Gesundheit ist, hängt von vielen weiteren Faktoren ab, etwa von der Kombination der einzelnen Lebensmittel oder auch von der individuellen Nährstoffverwertung des Menschen. So zeigten Nahrungsmittel wie Soja und Grüntee in asiatischen Studien deutlich positivere Effekte als hierzulande, und Ähnliches gilt auch für Fischöl: Was in Grönland klappt und dort für gesunde Herzen sorgt, muss hier noch lange nicht funktionieren.

Nüsse statt Fischöl

Nichtsdestotrotz sollte man sich nicht zu einer generellen Abwertung von Fischöl hinreißen lassen. Denn nach wie vor steht fest: Omega 3 gehört nicht nur bei den Inuit, sondern auch bei uns zu den wichtigen Bausteinen der Membranen von Neuronen und anderen Körperzellen, und sie spielen eine wichtige Rolle im Entzündungsgeschehen. Eine Unterversorgung mit Omega 3 kann zu Nervenleiden und Depressionen führen, den Blutfluss verschlechtern und den Verlauf von Rheuma und Dermatitis verschlimmern. Offen ist allerdings, in welchen Mengen wir den Stoff zu uns führen sollten.

Die Deutsche Gesellschaft für Ernährung betont, dass es weniger auf die absolute Menge an Omega-3-Fettsäuren ankomme als auf ihr Verhältnis zu den Omega-6-Fettsäuren, die vor allem im Getreide sind und mit denen sie im menschlichen Stoffwechsel um dieselben Enzyme konkurrieren. Das Verhältnis der beiden sollte ungefähr bei 5:1 liegen. Auf diesen Quotienten kommt man auch ohne Fischölkapseln und ohne tägliche Fischmahlzeit, wenn man beispielsweise statt Sonnenblumen-, Distel- oder Maiskeimöl die omega-3-reichen Öle von Raps, Leinen und Walnuss verwendet und immer wieder Nüsse in den Speisezettel einstreut.

Vom Fisch reichen nach Ansicht der meisten Ernährungswissenschaftler zwei Mahlzeiten pro Woche. Umgerechnet sind das deutlich weniger als 10 Prozent unserer gesamten Nahrungszufuhr.

Dennoch ist offen, ob selbst diese moderate Ration in Zukunft für uns gesichert ist. Denn die Ozeane sind rettungslos überfischt.

Der Trend zum Kasernenfisch

Fisch gilt als gesund, und deshalb liegt er im Trend. 2005 verzehrte man allein in Deutschland 14,8 Kilogramm pro Kopf, 8 Prozent mehr als im Vorjahr. In anderen Ländern sieht es ähnlich aus, und Länder wie Japan und Spanien gehören seit jeher zu den traditionellen Fischessernationen. Weltweit herrscht ein geradezu unbändiger Fischappetit, der dazu geführt hat, dass 60 Prozent der für den kommerziellen Fischfang interessanten Arten bedroht sind. Dazu zählen: Atlantischer Lachs, Kabeljau, Rotbarsch, Ostseedorsch, Scholle und tropische Shrimps. Die Thunfischbestände im Mittelmeer sind seit 1995 um 85 Prozent zurückgegangen: Wurden früher noch fast 15 000 Tonnen der Tiere pro Jahr an Land gebracht, ist es heute nicht einmal mehr ein Sechstel davon.

Schon warnen Wissenschaftler wie der deutsche Meeresbiologe Boris Worm, dass die Fischer im Jahr 2048 nur noch in leere Netze blicken könnten. »Viele Fischarten kollabieren von einem Jahr zum nächsten«, sagt Worm, der an der Dalhousie-Universität im kanadischen Halifax forscht, »sie erleben einen Rückgang um über 90 Prozent.«

Die Lebensmittelindustrie reagiert auf solche alarmierenden Quoten nicht etwa mit einer Reduktion der Fangquoten. Sie weicht vielmehr auf minderwertiges Seegetier aus, wie etwa Schnecken, Seeigel und sogar Quallen, um eine nach Meer schmeckende Füllung in ihre panierten Mahlzeiten zu bekommen.

Auch die »Gammelfischerei« erfreut sich zunehmender Beliebtheit. Dabei werden die Grätentiere nicht zum direkten Verzehr gefangen und auch nicht gekühlt, sondern undifferenziert zu Fischmehl und Fischöl für die Tierfutter-, Kosmetik- und Pharmaindustrie verarbeitet. Im Visier der Gammelfänger, die in guten Jahren allein in der Nordsee auf 1,4 Millionen Tonnen gefangener Tiere kommen, stehen Kleinfische wie Sandaale und Stintdorsche. Allerdings landet in ihren Netzen auch der Hering, dessen Bestand daher ebenfalls zu kollabieren droht. Ganz zu schweigen davon, dass die Gammelfischer das ökologische Gleichgewicht bedrohen, weil ihr Fang eigentlich anderen Meerestieren als Beute dient.

Eine weitere Strategie der Lebensmittelindustrie im Kampf gegen den selbstverschuldeten Fischmangel: Man fördert den Ausbau von Fischfarmen, die sogenannten Aquakulturen. Sie liefern laut Erhebungen der Welternährungsorganisation bereits 45,5 Millionen Tonnen Fisch pro Jahr, und damit nicht mehr viel weniger als die konventionelle Fischerei (60 Millionen Tonnen). Müßig, darüber zu diskutieren, wie es den Tieren in solchen Zuchtstationen ergeht. Was aber sicher feststeht: Die Farmen bewahren nicht etwa den Fischbestand, sondern stellen eine akute Bedrohung für ihn dar. Denn die millionenstarken Kasernenfischlegionen müssen gefüttert werden, und das geschieht in der Regel per Krill, Fischöl und Fischmehl, die aus der Gammelfischerei stammen. Doch selbst das könnte man ja als Kunde locker an sich abtropfen lassen, wenn man nicht ökologisch eingestellt ist. Was aber kein gelegentlicher Fischesser ignorieren kann: Dass die Produkte der Aquakulturen ein echtes Gesundheitsrisiko für ihn darstellen können.

Fisch à la Flammschutzmittel

Die Tester vom Bayerischen Landesamt für Gesundheit und Lebensmittelsicherheit staunten nicht schlecht. Bei Proben von Speisefischen aus dem Mittelmeer stießen sie auf organische Substanzen, die man sich nicht erklären konnte. Also bat man den Lebensmittelchemiker

Walter Vetter von der Universität Hohenheim um Hilfe, und der machte sich sofort an die Arbeit.

Ende 2006 lag das Ergebnis vor: Die Fische enthielten große Mengen an polybromierten Substanzen, die früher in fast identischer Form als Flammschutzmittel zur Herstellung von Armaturenbrettern und Computergehäusen verwendet wurden. Sie gelten als potentielle Krebserreger, weswegen man sie 2004 in der EU verboten hat. Doch jetzt sind diese Stoffe wieder auf dem Vormarsch. Und zwar nicht im Cockpit von Michael Schumacher, sondern im Speisefisch aus dem Mittelmeer. Wie konnte das geschehen?

»Bislang hat niemand damit gerechnet«, erklärt Vetter, »dass sich die polybromierten Stoffe in Meeresfischen anreichern und so auf dem Teller des Verbrauchers landen könnten.« Eigentlich werden diese Gifte natürlicherweise nur von niederen Organismen wie Algen, Schwämmen und Würmern produziert, um Feinde abzuschrecken. Dass sie sich jetzt im Meeresfisch anreichern, ist der Überfischung der Meere anzulasten, denn die hat dazu geführt, dass immer mehr Speisefische aus eingezäunten Farmen in Küstennähe stammen – und sich damit, wie Vetter betont, »genau im Lebensraum von Meeresalgen und Schwämmen befinden, die polybromierte Substanzen erzeugen«. Mit anderen Worten: Der »Kasernenfisch« lebt ausgerechnet dort, wo sich die Natur als Produzent von Flammschutzmitteln betätigt.

Ob und inwieweit die brombelasteten Fische gefährlich für uns sind, ist noch nicht geklärt. »Doch wir müssen das im Auge behalten«, sagt Vetter, denn als gesichert gilt, dass sich die bromierten Verbindungen im menschlichen Fettgewebe anreichern können. Außerdem sind sie oft zuständig für das »rauhe Ozeanaroma«, das die Liebhaber maritimer Küche so schätzen. Und das ist heimtückisch. Denn es bedeutet, dass es nicht unbedingt ein gutes Zeichen sein muss, wenn uns im Fischrestaurant ein authentischer Duft von Meeresbrandung entgegenweht.

Während Antibiotika als Mastbeschleuniger in der Tierzucht in vielen Ländern geächtet sind, gibt es dafür in der Fischindustrie meistens keine Restriktionen. Sie kommen massiv in den Aquakulturen zum Einsatz, um die eingepferchten Tiere vor bakteriellen Infekten zu schützen. In der Regel werden die Medikamente einfach zusammen mit dem Futter ins Wasser gekippt. Klar, dass dabei auch große Mengen Antibiotika in die Umwelt gelangen. Amerikanische Mikrobiologen fanden bereits deutliche Hinweise darauf, dass sich in der Nähe der Fischfarmen immer mehr resistente Bakterienstämme breitmachen.

Beim Verzehr der medikamentierten Kasernenfische kommt es im Menschen zu einer Veränderung der Darmflora, in deren Folge auch jene Keime eine Resistenz entwickeln können, die den Menschen schädigen können. So brach in Lateinamerika 1992 eine Choleraepidemie aus, verursacht durch einen Erreger, der auf kein Antibiotikum mehr reagierte. Seine Resistenz verdankte er dem ungehemmten Antibiotikaeinsatz in den dortigen Shrimpsfarmen. Allein in Chile kommen jährlich 110 Tonnen Chloramphenicol, Streptomycin & Co. für die Tierzucht zum Einsatz – zehnmal so viel wie in der Humanmedizin!

Doch wenigstens in Europa gibt es auch Lichtblicke. So hat die Antibiotikabelastung norwegischer Lachse in den letzten Jahren abgenommen, weil die Tiere jetzt einzeln geimpft werden und auch die Besatzdichte reduziert wurde.

Dafür dauert das Problem an, dass die Fischzucht immer wieder mit zu hohen Schadstoffbelastungen einhergeht. Wissenschaftler der Cornell University fanden im Jahr 2005 heraus, dass der Lachs aus Aquakulturen bis zu zehnmal stärker mit gefährlichen Chemikalien wie Pestiziden und Dioxinen belastet ist als seine freilebenden Pendants. Dafür enthält er allerdings auch deutlich mehr Omega-3-Fettsäuren. Der Verbraucher steht also vor der Entscheidung, ob er den besonders starken Fischöleffekt mit einem gesteigerten Risiko für Krebs und Parkinson bezahlen will. Es ist heutzutage nicht leicht, Lebensmittelkunde zu sein.

Welchen Fisch kann man noch essen?

Hat sich der Verbraucher schließlich für Fisch aus Wildfang entschieden, stellt sich ihm die Frage, welche Sorten er nehmen sollte. Ökologisch korrekt wäre sicherlich, extrem gefährdete Arten wie Kabeljau, Rotbarsch und Scholle zu meiden. Weniger gefährdet sind Seelachs, Hering und Makrele, doch ganz und gar auf diese Arten umzusteigen kann auch nicht der Weisheit letzter Schluss sein. »Denn wenn ein gesunder Fischbestand als Ersatz für alles herhalten muss, geht auch er vor die Hunde«, warnt die Tierschützerin und Meeresbiologin Petra Deimer.

Sinnvoller ist es, darauf zu achten, dass der Fisch aus gesicherten Beständen stammt. Eine Orientierungshilfe kann dabei das Zertifikat des Marine Stewardship Council (MSC) sein. Diese Initiative wurde 1997 von der Umweltorganisation WWF und dem globalen Lebensmittelkonzern Unilever gegründet, seit 1999 finanziert sie sich aus Spenden und Sponsorengeld. Das MSC-Siegel (Fisch vor blauem Oval) wird nur jenen Fischprodukten verliehen, die aus nachhaltigem Fischfang stammen, bei dem also die Aufrechterhaltung oder Erholung der Bestände gesichert ist. Das ist besser als nichts. Wenn etwa die ehemalige Unilever-Tochter Iglo gelobt, nur noch Fischstäbchen mit diesem Siegel zu verkaufen, ist das sicherlich ein Schritt in die richtige Richtung.

Greenpeace warnt allerdings davor, dass das MSC-Logo auch an Fische aus überfischten Gebieten vergeben wird, sofern es nur ein Programm für eine anschließende Erholung des Bestandes gibt. Mit anderen Worten: Die Fischereibetriebe können den Tierbestand erst einmal in die Nähe des Exodus treiben, wenn sie ihn danach nur wieder aufpäppeln oder wenigstens einen plausiblen Plan dafür vorlegen. Das entspricht nicht unbedingt dem, was man sich gemeinhin unter Tierschutz vorstellt.

KAPITEL 13

Warum Rotwein zu Fisch passt und Käse nicht den Magen schließt: Die Wahrheit über Küchenweisheiten

Man muss sich nur mit Freunden zum Kochen verabreden und schon geht's los. »Ich würde das Fleisch scharf anbraten«, sagt sicher eine. »Ich würde die Gurken und den Apfel nicht schälen, wegen der Vitamine«, sagt ein anderer. Für alle ist außerdem klar: Zum Fisch gibt's Weißwein und zum Braten einen Roten. Doch nicht alle »Wahrheiten« sind bei genauerem Hinsehen auch welche.

Pflanzenschutzmittel wegwaschen?

Bei der Zubereitung des Salats mit Gurken und Karotten stellt sich die erste Frage: Schälen oder waschen? In Kochbüchern, von der Stiftung Warentest und auch vom Bundesinstitut für Risikobewertung wird lapidar gesagt, dass sich Rückstände auf Gemüse und Obst durch gründliches Waschen erheblich verringern lassen. Dadurch sollen Pflanzenschutzmittel (Pestizide), Schadstoffe aus der Umwelt, Keime und Staub entfernt werden. Tatsächlich gibt es aber gar keine einheitliche Methode, um die Belastungen zu reduzieren. Während sich Staub relativ gut mit Wasser entfernen lässt, trotzen Pestizide, Blei und Keime fast jeglichem Putzversuch.

Auch bei den Pestiziden muss man unterscheiden, sagt das Chemische und Veterinäruntersuchungsamt Stuttgart: zwischen solchen, die nur oberflächlich auf den Pflanzen haften, und jenen, die über die Wurzeln aufgenommen werden und ins Gewebe eindringen, also innen sitzen. Denn: Es lässt sich zwar etwas gegen das oberflächliche Gift tun, nicht aber gegen die im Inneren gespeicherten Stoffe.

Doch selbst bei den oberflächlich anhaftenden Mitteln ist es nicht so einfach, sie loszuwerden. »Das gründliche Abreiben mit einem angefeuchteten, haushaltsüblichen Mikrofasertuch bringt am meisten, um äußerlich haftende Pestizide wegzuputzen«, ergab eine Untersuchung der Hochschule Albstadt-Sigmaringen im Auftrag des WDR. Das funktioniert aber nur dann, wenn Gemüse und Früchte eine glatte Oberfläche haben und nicht zu klein sind. An den Schmutz von Tomaten und Äpfeln kommt man damit gut ran. Erdbeeren oder Grünkohl jedoch ist so nicht beizukommen, und auch Kirschen und Weintrauben wird wohl niemand einzeln mit einem Tuch polieren. Hier muss man mit Wasser ran, um die Belastung wenigstens ein bisschen zu reduzieren.

Zweifelhafte Obstwaschmittel

Seit kurzem gibt es in Apotheken ein spezielles Waschmittel für Obst und Gemüse zu kaufen. Es enthält milde Tenside, also waschaktive Substanzen, die den Dreck binden und abtransportieren. Tests ergaben, dass sich damit Belastungen genauso gut wegputzen lassen wie mit einem Mikrofasertuch. »Doch damit bringt man wieder Tenside auf die Früchte«, gibt der Toxikologe Gerhard Winter von der Hochschule Albstadt-Sigmaringen zu bedenken, der es ausprobiert hat. Ob diese beim Abspülen des Grünzeugs dann vollständig entfernt werden, sei fraglich.

Eine Untersuchung des Frankfurter *Öko-Test-Magazins* ergab zudem: Um Blei zu entfernen, bringt es nichts, einen Apfel kurz unter den Wasserhahn zu halten. Ein trockenes Tuch oder eine harte Gemüsebürste wirkt besser. Doch auch hier kommt es auf die

Oberfläche an: Bei Delicious-Äpfeln mit glatter Schale können bis zu 100 Prozent des Bleis weggerubbelt werden, bei einem Boskoop mit rauher Schale nur bis zu zwei Drittel. »Allerdings befinden sich überhaupt nur gut 50 Prozent des Bleis auf der Schale, der Rest sitzt darunter.« Darum empfehlen die Tester, Gemüse und Obst konsequent zu schälen.

»Wer seinen Apfel schält, wirft das Beste weg, lautet zwar eine landläufige Meinung«, schreiben die Öko-Tester, doch eigene Messungen konnten das nicht bestätigen: Zwischen 60 und 80 Prozent des Vitamin C befindet sich im Fruchtfleisch, also im Inneren der Frucht. Wer Äpfel schält, schnippelt also nur etwa ein Drittel der Vitamine weg. Vom Mineralstoff Kalium sitzen sogar 80 Prozent im Inneren und fallen somit nicht dem Messer zum Opfer, wenn der Apfel geschält wird. Doch wer in puncto Pestizide auf Nummer sicher gehen will, muss zu Biogemüse und Ökoobst greifen. Beim Anbau von Biofrüchten sind Pflanzenschutzmittel verboten. Dann kann der Apfel auch bedenkenlos mit Schale gegessen werden (siehe Kapitel 16 »Keine Garantie für Extravitamine«, S. 224).

Muscheln nur in Monaten mit »R«?

Im zweiten Gang soll es Muscheln geben. Da gilt doch die R-Regel, oder? Sie lautet: Muscheln am besten nur in den Monaten mit einem »R« am Ende auf den Tisch bringen. Also von September bis Februar. Begründet wird die Empfehlung damit, dass in der warmen Jahreszeit, also von März bis August, die empfindlichen, eiweißreichen Muscheln schnell verderben und somit zu Magen-Darm-Infekten oder gar Vergiftungen führen können. Zudem besteht in der warmen Jahreszeit eher die Gefahr, dass sich Algengifte in den Muscheln befinden, denn Algen »blühen« vor allem im Frühjahr und Sommer.

Tatsächlich ist die Gefahr, dass Muscheln verderben, in der warmen Jahreszeit am größten. Allerdings ist die Kühlkette vom Fangschiff bis zum Supermarkt oder Fischladen heute so gut organisiert, dass es in der Regel keine Probleme mit der Frische gibt. Fangfrische Muscheln aus mediterranen Ländern oder auch von der Nordseeküste können also das ganze Jahr über auf den Tisch kommen. Auch wurden die Kontrollen und die Überwachung von Muscheln in den vergangenen Jahren so verbessert, dass sich nur selten ein Blindgänger dazwischen befindet, bestätigt die Biologische Anstalt Helgoland. Nicht zuletzt können Laien verdorbene Muscheln auch selbst erkennen: Sie öffnen sich beim Kochen nicht von selbst und müssen weggeworfen werden.

Dass die R-Regel kein Garant für einwandfreie Muscheln ist, zeigt auch das Schnellwarnsystem der EU für Lebens- und Futtermittel. Darin werden außergewöhnlich belastete Lebensmittel erfasst und die Informationen über die beanstandeten Produkte an die Länder weitergegeben. Wer die Berichte liest, erfährt, dass sich gefährliche Toxine auch in den Monaten mit »R« in Muscheln befinden. Am 13. und 14. Februar 2006 kam es beispielsweise mehrfach zu Belastungen mit sogenannten PSP-Giften (Paralytic Shellfish Poisoning – sinngemäß: zu Lähmungen führende Muschelvergiftung) in lebenden Muscheln aus Spanien und Italien.

Aus kulinarischen Gründen macht es aber wenig Sinn, Muscheln in der wärmeren Jahreszeit zu genießen. Im Frühjahr, wenn sich die Schalentiere der Fortpflanzung widmen, sind sie ausgepowert. Das wirkt sich auf den Geschmack aus und macht sich auch sonst bemerkbar: Sie sind ziemlich mager.

Fleisch salzen und scharf anbraten?

Nun aber zum Hauptgang. Es soll einen Braten mit Grünkohl geben. Üblich ist es, den Braten vorher kräftig mit Salz einzureiben. Das raten zumindest Kochbücher und Rezepte in Zeitschriften. Doch aufgepasst, meint der französische Kochforscher Hervé This-Benckhard vom Collège de France in Paris – und rät vom Salzen ab. Das Salz sorge dafür, dass der Braten beim Garen Saft verliert und somit trocken und strohig wird. Das lässt sich physikalisch erklären: Zellflüssigkeiten haben immer das Bestreben, sich mit dem Salz außerhalb der Zelle zu vermischen. Die Folge dieses als Osmose bezeichneten Vorgangs: Der Fleischsaft tritt aus.

Auch wird in der einschlägigen Küchenliteratur fast immer geraten, Fleisch scharf anzubraten. Das wird damit begründet, dass sich dabei die Poren im Fleisch zusammenziehen und sich eine Kruste bildet, durch die der Saft nicht herauskann. Diese Erklärung geht auf den Deutschen Chemiker Justus von Liebig (1803 bis 1873) zurück. Er war der Ansicht, dass Eiweißstoffe auf der Fleischoberfläche unter Hitzeeinwirkung gerinnen und eine feste Schicht bilden, aus der der Fleischsaft nicht heraustropfen kann. »Es setzte sich die nie bewiesene Idee durch, dass schnelles Anbraten das Fleisch ›kauterisiere‹ und Saftverluste begrenze«, weiß This-Benckhard. »Die Erkenntnis gelangte nach England und Amerika und endlich auch nach Frankreich, wo sie noch heute die Köpfe verwirrt.«

Jedoch weiß jeder, der schon mal ein Biologiebuch in der Hand hatte, dass Fleisch gar keine Poren hat, die sich beim Kauterisieren, einer Art Verätzen durch Hitze, schließen können. Fleisch besteht aus eiweißhaltigen Muskelzellen und nicht aus kleinen Löchern. Vielmehr ist es so, dass die oberflächlich anhaftenden Proteine beim Anbraten karamellisieren, wodurch sich eine leckere Kruste bildet. Ganz dicht ist sie aber nicht. Das zeigt sich schon daran, dass sich auch beim scharfen Anbraten stets eine kleine Pfütze Flüssigkeit bildet, sei es in der Pfanne oder auf dem Teller.

This-Benckhard rät davon ab, das Fleisch beim Braten anzupieksen, um zu prüfen, ob es gar ist. Erst dadurch würden die ominösen Poren geschaffen und der Fleischsaft trete aus. Einen Vorteil habe scharfes Anbraten aber doch: Die Garzeit verkürzt sich.

Hervé This-Benckhard rät dazu, was auch in der gehobenen Gastronomie üblich ist: Das Fleisch bei niedrigen Temperaturen mehrere Stunden (oder sogar Tage) zu garen. Dann bleibt der Braten schön saftig und wird zart. Gesalzen wird auch, aber erst zum Schluss.

Kohl braucht Frost

Nun aber ran an den Kohl. Grünkohl soll es geben. Oder Rosenkohl. Oder lieber Wirsing, egal. Hauptsache, er hat schon mal Frost gehabt, oder? Dass er dann besonders lecker schmeckt, das wissen wir aus Kochzeitschriften. »Grünkohl braucht Frost, um richtig zu schmecken«, schreibt etwa das Magazin *Kraut & Rüben.* Bei tiefen Temperaturen werde Stärke in Zucker umgewandelt, der dem Kohl ein mildes Aroma verleiht, lautet eine beliebte Erklärung.

Stimmt nicht, sagt Monika Schreiner vom Institut für Gemüse- und Zierpflanzenbau in Großbeeren bei Erfurt. Sie erklärt in der *Zeit:* Frost ist gar nicht nötig, um Stoffwechselveränderungen in der Pflanze in Gang zu setzen. Hintergrund des Phänomens ist etwas anderes: Bei niedrigen Temperaturen nahe dem Gefrierpunkt verbraucht der Kohl weniger Energie, also Zucker. Die Enzyme, die für den Abbau zuständig sind, werden durch die Kälte in ihrer Aktivität gehemmt. Zugleich läuft aber die Bildung von Zucker via Photosynthese weiter. Ergebnis: Der Zucker häuft sich an, die Pflanze wird insgesamt süßer.

Wenn der Kohl allerdings geerntet ist, funktioniert das Prinzip

Zuckerberg nicht mehr. Dem Grünkohl auf dem Balkon noch eine Extraportion Frost oder Kälte zu gönnen, nützt also nichts.

Einfrieren – auftauen – einfrieren – auftauen

Wo wir gerade beim Frost sind: Eingefrorenes, egal ob Grünkohl, Spinat, Fleisch oder Pizza, soll, einmal aufgetaut, nicht wieder in den Kälteschlaf kommen, heißt es. Schließlich steht auf der Verpackung von Tiefkühlprodukten: »Nach dem Auftauen nicht wieder einfrieren.«

Doch weit gefehlt. Das Deutsche Tiefkühlinstitut, das die Interessen der Tiefkühlbranche vertritt, muss es wissen: Es sieht in dem Hinweis eine reine Vorsichtsmaßnahme. Denn nach dem Auftauen vermehren sich Keime, die möglicherweise in oder auf den Lebensmitteln stecken, munter weiter. Friert man solche »belasteten« Produkte nochmals ein, kann sich die Keimzahl stark erhöht haben – und das Lebensmittel beim Verzehr unter Umständen Probleme bereiten.

Werden einige Spielregeln eingehalten, dürfen gefrorene Lebensmittel aber doch ein zweites Mal in die Truhe kommen. Bereitet man beispielsweise einen Auflauf mit Tiefkühlgemüse zu, kann dieser nach dem Kochen problemlos auf Vorrat eingefroren werden. Auch ein ganzes Stück Fleisch darf sowohl roh als auch gegart wieder eingefroren werden. Wichtig ist, dass es zwischendurch nicht in der Sonne oder in der warmen Küche herumsteht, sondern zügig in den Kälteschlaf kommt.

Entscheidend ist immer die Zeit, die ein Tiefkühlprodukt »draußen« zubringt. Sie muss so kurz wie möglich gehalten werden. Spinat, der nach dem Kochen erst drei Tage in der warmen Küche herumsteht, ist garantiert verkeimt und gehört nicht in die Kälte, sondern auf den Kompost.

Spinat wieder aufwärmen?

Apropos Spinat: Auch wenn das Wiedereinfrieren nur bei sorgfältiger Behandlung zu empfehlen ist, aufgewärmt werden darf er. Trotzdem wird immer noch behauptet, Spinat dürfe nicht wieder erwärmt werden. Die Erklärung dahinter: Früher wurde meist in Aluminiumgeschirr oder nicht emaillierten Töpfen gekocht. Beim Kochen und Abkühlen ging ein Teil des Metalls in den Spinat über, was nicht gerade der Gesundheit zuträglich war und auch nicht gut schmeckte.

Ein weiteres Argument gegen das Aufwärmen war, dass Spinat viel Nitrat enthält. Das ist ein natürlicherweise in Pflanzen vorkommender Stoff, dessen Gehalt sich aber durch überreichliche Düngung erhöht. Bei Temperaturen um die 30 bis 40 Grad wird Nitrat von Bakterien in Nitrit umgewandelt. Nitrit kann sich im Magen unter bestimmten Bedingungen mit Eiweißstoffen aus der Nahrung zu Nitrosaminen verbinden, die krebserregend sind. Darum scheint es nur logisch, das Wiedererwärmen zu unterlassen.

Doch heute gibt es, anders als in früherer Zeit, Kühlschränke, in denen kleinere Mengen ruck, zuck abgekühlt werden können, so dass die kritischen Temperaturbereiche, in denen die Nitritbakterien aktiv sind, nur kurzzeitig erreicht werden. Ist geplant, das grüne Gemüse zweimal auf den Tisch zu bringen, muss ein Teil sofort nach dem Kochen heruntergekühlt werden. Es darf also nicht stundenlang warmgehalten werden oder in der Küche herumstehen. Im Winter steht der grüne Brei am besten im Freien, in der warmen Jahreszeit im Kühlschrank oder in einem kühlen Keller. Das gilt übrigens auch für andere nitratreiche Gemüsesorten wie Rote Bete, Grünkohl und Wirsing.

Für ganz kleine Genießer ist aufgewärmter Spinat allerdings komplett tabu. Bei Säuglingen hängt sich Nitrit nämlich an die roten Blutkörperchen und behindert so den Sauerstofftransport. Anders als bei Erwachsenen ist dieser Vorgang nicht rückgängig zu machen, so dass es zur Blausucht kommen kann. Es besteht die Gefahr, dass das Baby erstickt.

Käse schließt den Magen nicht

Nun zum letzten Gang des Menüs, dem Dessert. Wie wär's mit etwas Herzhaftem? Einer Käseplatte zum Beispiel. »Käse schließt den Magen«, heißt es doch.

Diese Redewendung geht auf den römischen Schriftsteller Plinius den Älteren zurück, der im 1. Jahrhundert nach Christus lebte. Er sagte: »Qui physicen non ignorat, haec testificatur«, was laut einer Übersetzung von 1730 in etwa so viel bedeutet wie: »Ist der Leib in guter Ruh, schließe ich mit Käse den Magen zu.« Die darauf begründete Tradition, nach dem Haupt- einen Käsegang einzulegen, wird bei großen Menüs nach wie vor praktiziert, wenn auch weniger in Deutschland, wo eher etwas Süßes gegessen wird, als im Nachbarland Frankreich und in anderen südlichen Ländern.

Doch wie, bitte schön, soll Käse den Magen schließen? Eine Erklärung lautet: Käse enthält viel Fett und ist somit sehr sättigend. Wer also nach dem Hauptgang noch Appetit verspürt, ist nach der Käseplatte wohl endgültig satt – und der Magen voll, also zu. Allerdings könnte dies auch ein zucker- und fettreiches Dessert schaffen, etwa ein Soufflé oder eine Mousse au Chocolat die, so die *Zeit,* ebenfalls über beträchtliche »Schließerqualitäten« verfügen.

Weil die Fett-These also nicht so richtig zufriedenstellend ist, hat sich die Wissenschaft um weitere Erklärungen bemüht. Eine lautet, dass im Käse spezielle Stoffe vorhanden sind, die dem Körper das Sattmachen signalisieren. Nach dem Kauen wandert der Käse durch die Speiseröhre in den Magen und von dort in den Dünndarm. Die im Käse enthaltenen Fettsäuren werden dabei im Zuge der Verdauung freigesetzt. Sie bewirken die Ausschüttung von hormonähnlichen Stoffen, die wiederum dafür sorgen sollen, dass der Magen langsamer arbeitet, sich ein Völlegefühl einstellt und der Mageneingang geschlossen wird. Die Magennerven senden ans Gehirn darum die Botschaft »der Magen ist voll, Essensstopp«.

»Es gibt eine Reihe Erklärungsversuche, aber keine schlüssige Begründung«, stellt jedoch Bettina Wegener klar, die Geschäftsstellenleiterin der Deutschen Gesellschaft für Ernährung in Sachsen. Sie hat verschiedene Aussagen rund um die Milch unter die Lupe genommen und urteilt in Sachen Käse als Magenschließer: »Irrtum.« Hier habe sich eine Weisheit etabliert, die bis heute nicht wissenschaftlich belegt werden kann.

Dennoch hält sie Käse für sehr geeignet, eine Menüfolge abzuschließen. Nachgewiesen ist nämlich, dass Kalzium, Phosphat und Kasein aus dem Käse den Zahnschmelz remineralisieren. Das heißt, sie versorgen ihn mit Mineralien, die unter Umständen zuvor durch den Verzehr säurehaltiger Lebensmittel herausgelöst wurden. Besonders gut funktioniert das, wenn ein Käse gegessen wird, der ordentlich gekaut werden muss, also ein Hartkäse, Schnittkäse oder halbfester Schnittkäse. Durch intensives Kauen wird der Speichelfluss in Gang gesetzt, der die im Mund vorhandenen Säuren verdünnt und wegspült. Die Mineralstoffe verbinden sich mit dem Zahnschmelz und fördern die Aushärtung.

Kirschen + Wasser = Bauchschmerzen?

Ein beliebter Nachtisch ist Obst. Insbesondere in südlichen Ländern ist die Obstschale mit verschiedenen frischen Früchten nach dem Hauptgang obligatorisch. Doch was ist mit dem Wasser, das dann auch noch auf dem Tisch steht? Von beidem zusammen bekommt man doch Bauchschmerzen, besagt ein alter Kinderreim: »Kirschen gegessen, Wasser getrunken, Bauchweh bekommen, tot.«

Falsch, meint Antal Bognar, der ehemalige Direktor des Instituts für Chemie und Biologie bei der Bundesforschungsanstalt für Ernährung in Karlsruhe. Die Warnung stamme aus einer Zeit, in der die Wasserqualität sehr schlecht war, sich darin also krankmachende Keime befanden. Wurde dieses Wasser getrunken und dazu Obst gegessen, auf dessen Oberfläche sich immer Keime und Hefen tummeln, konnte dieser Cocktail den Magen kräftig rumoren lassen. Denn der Zucker im Obst wird durch die Hefen von der Obstschale mit Hilfe von Wasser zu Alkohol und Kohlendioxid vergoren. Sind im Wasser und auf der Obstschale viele Keime vorhanden, werden größere Mengen Gase gebildet, die Bauchweh erzeugen; tödlich sind sie nicht. Heute sei das Trinkwasser aber einwandfrei und der gleichzeitige Verzehr von Obst und Wasser somit kein Problem.

Dass übrigens gerade vor dem Genuss von Kirschen, anderem Steinobst und Wasser gewarnt wird und nicht vor dem gleichzeitigen Verzehr von Äpfeln und Wasser, hängt mit der Größe des Kernobstes zusammen. Kirschen, Mirabellen und Pflaumen haben eine im Verhältnis zum Apfel größere Oberfläche, auf der sich unter dem Strich mehr Keime tummeln können.

Weißwein zu Fisch, Rotwein zum Fleisch?

Nun noch zu den Getränken, die das Menü begleiten. »Weine zum Essen werden immer noch sehr traditionell ausgewählt«, beobachtet das Deutsche Weininstitut. Wer sich in einem Restaurant beraten lässt, welcher Tropfen zum Fisch getrunken werden sollte, erhält mit hoher Wahrscheinlichkeit zur Antwort: »Weißwein.« Mit dieser rigiden Meinung bleibe dem Gaumen aber der Zugang zu neuen

Genusskombinationen verschlossen, finden die Fachleute des Weininstituts. Denn: »Fisch liebt auch Rotwein.«

Natürlich spricht nichts dagegen, zu einem milden Fisch, etwa einem Seelachs oder einer Forelle, einen leichten Weißwein zu trinken. Jedoch gebe es viele Fischgerichte, die sich hervorragend auch mit einem roten Tropfen vertragen. Eine köstliche Verbindung gehen beispielsweise gegrillte, mit Knoblauch zubereitete Scampi und ein gekühlter fruchtiger Rotwein ein, etwa ein Portugieser oder Trollinger. Auch zu Thunfisch passt ein Roter hervorragend, zum Beispiel ein fruchtig-frischer Spätburgunder.

Sogar geräucherter Fisch vertrage sich mit einem Roten, sagt der Hamburger Sommelier Hendrik Thoma. Er ist ein Verfechter der Liaison von Rotwein und Fisch. »Wer beim Weingenuss zu statisch denkt, verzichtet auf einen großen Teil des gemeinsamen Vergnügens.« Ein Tabu gebe es aber doch: Zu rohem Fisch, also zum Beispiel Sushi, passe kein Rotwein.

Die Weindogmen lassen sich auch bei Käse auf den Kopf stellen. »Die alte Regel, es müsse ein Rotwein zum Käse getrunken werden, stimmt nur in der Hälfte aller Fälle«, erklärt der Gourmetkritiker Wolfram Siebeck. Zu vielen Käsesorten, insbesondere zu solchen aus Ziegenmilch, passe ein Weißwein allemal besser als ein Roter. Aber welcher? Die Beantwortung dieser Frage sei in etwa genauso schwer wie die Wahl der Braut, findet Siebeck.

Nicht zuletzt verlangt auch nicht jedes Fleischgericht automatisch einen Roten. Chinesische Gerichte mit Geflügel oder Schwein vertragen sich sehr gut mit Weißwein. Auch dünngeschnittene Schweineschnitzel, die auf italienische Art zubereitet werden (Saltimbocca), können prima mit einem Weißen genossen werden, etwa einem fruchtigen Grauburgunder.

Bier auf Wein, das lass sein

Oder lieber ein Bier? Aber es heißt doch: »Bier auf Wein, das lass sein. Wein auf Bier, das rat ich dir.« Wer die Reihenfolge beim Trinken nicht einhält, dem könne es schlecht ergehen, suggeriert uns diese Trinkweisheit. Doch dieser Ratschlag stammt vermutlich aus einer Zeit, in der vor allem ökonomische Gründe dafür sprachen. Im 19. Jahrhundert trank das gemeine Volk meist Bier, der teurere Wein war den Wohlhabenden vorbehalten. Wer seine Kehle mit einem edlen Tropfen netzte, sollte sich nicht den Geschmack durch Bier, das Getränk der Ärmeren, verderben lassen.

Ob man am nächsten Tag einen dicken Kopf hat oder nicht, hängt aber vor allem von der Qualität und auch von der konsumierten Menge ab. Billige, stark geschwefelte Weine und »Fusel« aus preiswerten Bränden und Fruchtlikören führen schneller zu Kopfschmerzen und Übelkeit als klare Schnäpse oder hochwertige Rot- und Weißweine.

Einen Grund, mit dem Bier zu beginnen und dann, bei Geschmack, den höherprozentigen Wein folgen zu lassen, gibt es aber doch, zumindest, wenn zum Alkohol nichts gegessen wird. Trinkt man zuerst das Bierchen, befindet sich im Magen bereits ein kleiner Biersee, wenn der Wein kommt. Die Prozente aus dem Wein verdünnen sich, und der Alkohol geht sukzessive ins Blut über. Die Folge: Man fühlt sich nicht sofort beschwipst, sondern verspürt nur langsam die Wirkung des Alkohols. Trinkt man hingegen den Wein auf nüchternen Magen und schüttet noch ein Bier hinterher, geht der Alkohol direkt ins Blut.

Spätes Essen macht dick

Im Laufe des abendlichen Menüs sagt sicher einer: »Eigentlich sollte spätabends ja nicht mehr so viel gegessen werden. Das setzt an.«

Tatsächlich ist aber gar nicht klar, welchen Einfluss das nächtliche Futtern auf das Körpergewicht hat. Die Deutsche Gesellschaft für Ernährung hat kürzlich verschiedene Studien dazu gesichtet und kommt zu dem Schluss: »Die wenigen Untersuchungen, die es gibt, sind insgesamt widersprüchlich.« Die einen zeigen gar keinen Einfluss der Tageszeit beim Essen auf das Körpergewicht. Die anderen kommen immerhin zu dem Ergebnis, dass Frauen, die die letzte Mahlzeit des Tages spät zu sich nehmen, über den Tag mehr Kalorien verzehren als diejenigen, die dafür ausgiebig und opulent frühstücken. Auch führt der Verzehr eines großen Frühstücks eher zur Gewichtsabnahme als ein üppiges Abendbrot.

Es muss sich also niemand zum »Dinner Cancelling« zwingen. Bei diesem vergleichsweise neuen Abnehmtrend wird geraten, nach 17 Uhr nichts mehr zu verzehren, weil spätes Essen ansetze. Dagegen spricht allerdings, dass die Menschen in südlichen Ländern im Schnitt auch nicht dicker sind als hierzulande. Dabei wird in Italien, Spanien oder Frankreich meist erst spät am Abend diniert – und dann oftmals richtig ausgiebig geschlemmt.

Das beste Beispiel dafür, dass nächtliche Essgelage nicht die Figur ruinieren, sind die Muslime. Sie dürfen in der Fastenzeit, dem Ramadan, tagsüber nichts essen. Nach Sonnenuntergang schlagen sie aber umso mehr zu und schaffen dann locker 3000 Kalorien – also rund 800 Kalorien mehr, als für einen Erwachsenen am Tag empfohlen wird. Zunehmen tun sie in der Fastenzeit aber trotzdem nicht.

KAPITEL 14

Zwischen Kochtopf, Phytotherapie und Röntgenstrahlen: Die Wahrheit über Gewürze

Bis heute ist nicht eindeutig geklärt, wann genau in der menschlichen Geschichte zum ersten Mal Gewürze auftauchten. Nach einer chinesischen Legende verdanken wir sie dem weisen Kaiser Shen Nung, der vor über 5000 Jahren lebte. Doch das ist, wie gesagt, nur eine Legende.

Klar aber ist, dass die Gewürze vor unserer Zeitrechnung medizinisch mindestens genauso wichtig waren wie kulinarisch. In der Ayurveda-Lehre, die ihren Ursprung rund 1000 Jahre vor Christus hat, spielen Gewürze eine entscheidende Rolle, und der Ebers-Papyrus, eine medizinische Schrift aus der Zeit um 1550 v. Chr., berichtet davon, dass den Ägyptern Anis, Bockshornklee, Kümmel, Kassie, Kardamom, Myrrhe, Senf, Sesam und viele andere Gewürze bekannt waren, die sie jedoch weniger für ihre Speisen als für das Einbalsamieren, die Körperpflege und die Desinfektion ihrer Häuser verwendeten.

Auch die antiken Griechen schätzten Gewürze als Heilmittel für die unterschiedlichsten Erkrankungen. Hippokrates (460–377 v. Chr.) führte eine ganze Reihe von Gewürzen in seinem Heilpflanzensortiment; Empedokles (490–430 v. Chr.) wird nachgesagt, dass er seine Lehre, wonach die vier Elemente Feuer, Luft, Wasser und Erde zum Erhalt der Gesundheit ins Gleichgewicht gebracht werden müssten, aus Beobachtungen in der Gewürzküche abgeleitet hätte. Und Dioskurides (lebte im 1. Jahrhundert) fasste erstmals alle bekannten Gewürze in seiner »Materia Medica« zusammen.

Im antiken Rom verloren dann die gesundheitlichen Vorzüge der Gewürze an Bedeutung. Die Römer hingen mehr am praktischen

Leben und am sinnlichen Genuss als an der philosophisch-medizinischen Reflexion. Sie waren denn auch die Ersten, die Gewürze in großem Stil anbauten und importierten, um sie vor allem zu dem einzusetzen, was schon in ihrem Namen steckt – nämlich zum Würzen. Daran sollte sich viele Jahre nichts ändern.

Doch dann verloren die Römer ihre Vormachtstellung im Handel, so dass es bis zum Mittelalter dauerte, bis auch die mitteleuropäische Küche die Gewürze für sich entdeckte.

Im Jahre 1498 dann erreichten portugiesische Seefahrer auf dem Pazifikweg Kalikut, die wichtigste Hafenstadt der indischen Westküste. Sie kehrten mit Gewürzen und Diamanten in die Heimat zurück – und hatten gleich die Erklärung des westindischen Herrschers bei sich, mit Portugal regen Handel zu betreiben. Damit eröffneten sich ganz neue Perspektiven für den Gewürzhandel, der denn auch sogleich explodieren sollte. Zwar sollten noch zwischen Arabern, Venezianern, Portugiesen, Spaniern und Holländern zahlreiche Scharmützel um die Vorherrschaft im Gewürzhandel ausbrechen, doch wie das nun so ist, wenn sich viele um ein Handelsressort bemühen: Konkurrenz belebt das Geschäft, und so gingen die Gewürzpreise schlagartig nach unten.

Das gilt bis heute. Mit Ausnahme von Safran sind Gewürze keine Luxusartikel mehr. Gleichwohl spielen sie für die in der Regel armen Herstellerländer nach wie vor eine große wirtschaftliche Rolle. Der Löwenanteil an Gewürzen kommt aus Indien, danach folgen Indonesien, Brasilien und Madagaskar. Paprika kommt zum großen Teil aus Ungarn, der bei uns erhältliche Kümmel stammt meistens aus Polen. Wobei Deutschland auch immer mehr eigene Gewürze produziert – der Klimawandel lässt grüßen! 10 000 Hektar werden bereits mit Arznei- und Gewürzkräutern bepflanzt, die größten Anbauflächen hat Bayern.

Umsatzspitzenreiter unter den Gewürzen ist Pfeffer, gefolgt von Paprika, Kümmel, Koriander, Muskat und Zimt. Was ihre Anwendung angeht, erleben sie in den letzten Jahren eine beachtliche Renaissance. Denn sie werden einerseits mehr denn je kulinarisch genutzt, andererseits aber auch in vielen pflanzlichen Medikamenten verarbeitet.

Das klingt zunächst einmal positiv, fast wie in guten alten Zeiten, als Gewürze in Küche und Phytotherapie gleichermaßen zum Einsatz kamen. Doch die Zeiten haben sich geändert. Die kulinarische Verwendung der Gewürze hat sich aus Mutters Küche in die Produktionshallen der Lebensmittelindustrie verlagert. Und das trägt nicht gerade zu ihrem positiven Image bei.

Mit Gewürzen maskiert

Der Welthandel an Gewürzen liegt derzeit bei 400 000 Tonnen pro Jahr. Deutschland importiert etwa 64 000 Tonnen und ist damit die Nr. 1 in Europa, hinzu kommen die Mengen, die auf eigenen Äckern produziert werden. Insgesamt machen die Hersteller von Würzen und Saucen hierzulande einen Jahresumsatz von etwa 3,5 Milliarden Euro.

Diese Zahlen belegen: Gewürze sind zu einer Massenware geworden. Das ist paradox, denn eigentlich liegt ja ihr Wert darin, dass man mit wenig von ihnen eine Mahlzeit verfeinern kann. Schon der chinesische Philosoph Laotse, der im 6. Jahrhundert vor Christus lebte, sagte: »Zu grelles Licht gefährdet das Sehen, übermäßiger Lärm tötet das Gehör, zu starkes Würzen verdirbt den Geschmack, übergroße Erregung stumpft das Gefühl.« Der rechte Gebrauch der Gewürze besteht also darin, dass man sie sparsam verwendet, um den Geschmack einer Speise zu akzentuieren. Doch davon kann keine Rede mehr sein.

65 Prozent der hierzulande verwendeten Gewürze wandern in die Lebensmittelindustrie, den Hauptanteil davon hat wiederum die

Fleischbranche. Und dort geht es weniger um kulinarische Verfeinerungen als darum, aus einem minderwertigen Nahrungsmittel etwas zu machen, das unser Gaumen widerspruchslos hinnimmt. Eine Strategie, die am Gammelfleischskandal der Jahre 2005/2006 wieder allzu deutlich wurde, als abgelaufene Ware mit Hilfe von Gewürzen so bearbeitet wurde, dass sie noch als Dönerspieß auf den Markt gelangte.

Der Lebensmittelchemiker Ulrich Gerhardt beklagt außerdem, dass der »maßlose Einsatz von Gewürzen« in zahlreichen Ländern »zu Über- und Fehlernährung geführt« habe. Der Grund: Das tonnenweise Würzen peppt die Speisen auf, sie schmecken intensiv und verführerisch, so dass die Menschen beim Essen weniger denn je die Bremse einlegen.

Nun könnte man einwenden: »Mag sein, dass ich mehr esse, doch dafür komme ich ja auch in den Genuss der gesundheitlichen Vorzüge der Gewürze.« Der Haken daran: Aromen und andere Inhaltsstoffe von Gewürzen sind flüchtig, gerade in den Verarbeitungsprozessen der Lebensmittelindustrie verschwinden sie wie der Schnee in der Sonne. Außerdem sorgen Gewürze oft für unerwünschte Farben, die das jeweilige Lebensmittelprodukt nicht haben darf. Wer will beispielsweise schon braune Vanillepunkte im Pudding?

Gewürze bekommen also Minuspunkte in puncto Haltbarkeit und Optik, und daher kommen sie nur selten in ihrer ursprünglichen Form zum Einsatz. Anstelle der Vanilleschote kommt in den Pudding Vanilleextrakt, der nicht nur unsichtbar, sondern praktisch unbegrenzt haltbar ist. Oder man setzt gleich auf synthetisches Vanillin, das aus Ligninsulfonsäure gewonnen wird, einem Abfallprodukt der Papierherstellung, oder aus Bakterienstämmen wie Streptomyces, die sonst in der pharmazeutischen Industrie zum Herstellen von Antibiotika genutzt werden. Die beiden letztgenannten Methoden sparen eine Menge Geld, denn Papier und Bakterien gibt es weitaus häufiger als echte Vanilleschoten. Von daher darf es nicht wundern, dass weltweit 300-mal mehr von dem synthetischen Vanillin kursiert als von seinem Pendant aus der Schote.

Lebensmittelchemiker Armin Mosandl von der Frankfurter Goethe-Universität schätzt, dass die Hälfte aller in Nahrungsmitteln verwendeten Aromen im eigentlichen Sinne gar nicht natürlich seien, sondern allenfalls »naturidentisch«, das heißt, sie wurden im Labor einem natürlichen Vorbild nachgebaut. Solche Stoffe müssten eigentlich auf den Verpackungen deklariert werden. »Aber da wird viel geschummelt«, warnt Mosandl. Zudem dürfen biotechnologisch hergestellte Aromen wie etwa das Bakterienvanillin ganz legal als »natürlich« deklariert werden.

Belastete Ökonudeln

Ein weiteres Manko der Gewürze besteht darin, dass sie oft mit Giften belastet sind. Das Bayerische Landesamt für Gesundheit und Lebensmittelsicherheit fand 2005 in vielen Gewürzen die Schimmelpilzgifte Aflatoxin und Ochratoxin A. Auffällig ist, dass gerade Würzmischungen mit Paprika belastet waren. Egal, zu welcher scharfen Gewürztüte die Prüfer griffen, immer waren die Produkte belastet. Kaum besser sah es mit scharfem Paprika, Curry und Chili pur aus. Hier wurden zwischen 77 und 90 Prozent der Proben beanstandet.

Als »geschmacklos« beurteilte auch das *Öko-Test-Magazin* zahlreiche Gewürze, als es 36 verschiedene Geschmackmacher unter die Lupe nahm, darunter Pfeffer, Paprika- und Currypulver. Neben Schimmelpilzgiften fand sich in einer Probe auch der gefährliche und zudem verbotene Farbstoff Sudanrot. Er wird bei der Verdauung in Stoffe aufgespalten, die als krebserregend und erbgutverändernd gelten. Sudanrot ist für Lebensmittel europaweit verboten, es dient üblicherweise zum Färben von Schuhcreme und Dieselkraftstoff.

Pikanterweise fand das Testmagazin den verbotenen Farbstoff auch in Ökolebensmitteln. Als es Nudeln, die rot oder schwarz eingefärbt waren, und auch verschiedene Würzsaucen überprüfte, musste es fünf der insgesamt fünfzehn getesteten Lebensmittel beanstanden. Den Vogel schossen schwarze und rote Bionudeln ab. Sie hatten einen so astronomisch hohen Sudanrotwert, dass es nur für die Note »ungenügend« langte.

Mit Strahlen behandelt

Gewürze sind anfällig für Schädlinge. Deshalb und auch zur »optischen Optimierung« (sie sollen halt gut aussehen!) werden sie oft mit Röntgen-, Gamma- oder Elektronenstrahlen behandelt. Sie müssten dann zwar gekennzeichnet sein, doch leider wird das immer wieder »vergessen«. Dem Bundesamt für Verbraucherschutz und Lebensmittelsicherheit sind in dieser Hinsicht vor allem Fertiggerichte wie Tütensuppen, Tiefkühlpizzen und asiatische Nudel- und Partysnacks aufgefallen.

Bestrahlte Gewürze zeigen zwar keine Radioaktivität, doch ob sie anderweitig gesundheitsschädlich sein können, ist noch nicht abschließend geklärt. Dafür steht fest, dass sie weniger Aroma haben. Hiesige Lebensmittelhersteller verzichten daher in der Regel darauf. Wobei sie dabei natürlich auch im Hinterkopf haben, dass ihre Kunden keinerlei Lust auf bestrahlte Mahlzeiten verspüren. Auf Nummer sicher geht, wer ökologisch produzierte Gewürze kauft, denn bei denen sind Bestrahlungen grundsätzlich verboten.

Weniger Einfluss hat man hingegen darauf, dass die Rohstofflieferanten, also die Gewürzpflanzen selbst, unter dem Druck der Lebensmittelindustrie ihr botanisches Profil verändern. Auch das kann zu gesundheitlichen Nachteilen führen. Ein besonders prägnantes Beispiel dafür ist der Zimt.

Arzneimittel Zimt?

Zimt wurde schon vor 4500 Jahren von den Chinesen als Gewürz eingesetzt. Etwas später entdeckte man auch seine medizinischen Eigenschaften, beispielsweise gegen Durchfallerkrankungen. Seitdem gehört Zimt zu den spezifisch asiatischen Arznei- und Lebensmitteln. Nach Europa gelangte er mit der Entdeckung Ceylons durch die Portugiesen. Heute zählt Zimt weltweit zu den gebräuchlichsten Gewürzen überhaupt.

Einen regelrechten »Kick« als potentielles Arzneimittel gegen Diabetes erlebte er durch eine pakistanisch-amerikanische Studie aus dem Jahr 2003. Dabei wurden die Forscher, wie so oft in der Geschichte der Wissenschaft, bloß durch einen Zufall auf ihre spektakulären Ergebnisse gestoßen. »Wir haben die Auswirkungen von weitverbreiteten Lebensmitteln auf den Blutzucker untersucht«, erzählt Studienleiter Richard Anderson vom Beltsville Human Nutrition Research Center im amerikanischen Maryland, »und beim Zimtapfelkuchen eigentlich mit schlechten Ergebnissen gerechnet. Doch der schaffte genau das Gegenteil: Die Blutzuckerwerte sanken.«

Daraufhin wurde das Gewürz an Patienten mit Diabetes 2 ausprobiert. Hier zeigten dann diejenigen, die täglich 1 bis 6 Gramm davon erhielten, nach vierzig Tagen um bis zu 29 Prozent niedrigere Zuckerwerte als eine Kontrollgruppe, die lediglich ein Scheinmedikament erhielt. Andere Studien bestätigen, dass bestimmte Gerbstoffe des Zimts die Insulinrezeptoren der Körperzellen aktivieren und dadurch die Wirkung dieses Zuckerabtransporthormons verbessern.

Allerdings ist all dies noch kein Beweis für den Zimt als echtes Diabetesmedikament. So sieht ihn auch Anderson eher als einen »Hoffnungsschimmer im Kampf gegen Diabetes«, den man »unbedingt näher untersuchen sollte«. Zweifellos. Bei einer Krankheit, an der etwa 250 Millionen Menschen leiden und jährlich 4 Millionen sterben, ohne dass der Medizin etwas Probates dagegen einfallen würde, sollte man keinen Hoffnungsschimmer unüberprüft vorüberziehen lassen. Zumal ja wohl nichts dagegenspricht, täglich ein Stückchen Zimt in seinem Tee zu lösen. Oder?

Anfang 2006 bekam die Zimteuphorie einen Dämpfer: Lebensmittelkontrolleure aus Nordrhein-Westfalen meldeten, dass sie in Zimtsternen bis zu 76,4 Milligramm Cumarin pro Kilogramm gefunden haben, obwohl nur 2 Milligramm erlaubt sind – das nach Waldmeister duftende Cumarin kann bei empfindlichen Menschen Leberschäden verursachen. Im Juni 2006 warnte das Bundesamt für Risikobewertung (BfR) vor Billig-Zimtprodukten, im Oktober ließen die Überwachungsbehörden zentnerweise Zimtsterne aus den Regalen der Supermärkte entfernen. Auch Zimtkapseln, die infolge der Diabetesstudien mittlerweile in den Reformhäusern zu renditestarken Schnelldrehern geworden sind, geraten unter Beschuss: Sie sollten laut BfR als Arzneimittel mit entsprechendem Risiko eingestuft werden, und nicht, wie es derzeit üblich ist, als harmlose Nahrungsergänzung. Cumarinabkömmlinge wie Warfarin und Dicumarol werden ja schon länger als Medikament eingesetzt, um die Blutgerinnung – beispielsweise von Infarktpatienten – zu hemmen.

Wie konnte das traditionsreiche Arzneigewürz zum Gesundheitsrisiko mutieren? »Die Antwort darauf muss man in den Strategien der Lebensmittelindustrie suchen«, erklärt der Biologe Georgios Pandalis aus Glandorf. Die hohen Cumarinwerte findet man nämlich nur in einer bestimmten Zimtsorte, dem Cassiazimt. Der traditionsreichere Ceylonzimt enthält nur wenig von dem problematischen Stoff. Die Cassiavariante ist allerdings preiswerter, außerdem ist ihr Aroma stabiler, es überlebt auch die Torturen der technischen Verarbeitung.

Wegen dieser Eigenschaften wurde Cassia zum Liebling der Lebensmittelhersteller, auf den Anbauflächen von Sumatra bis Madagaskar und selbst in Ceylon findet man immer weniger Ceylonzimt. »Ein Beispiel, das einmal mehr zeigt, wie sich durch den Druck der Lebensmittelindustrie ganze botanische Landschaften und Konstellationen verändern können«, erklärt Pandalis. So etwas sei gang und gäbe. Die heutigen Zuchttomaten mit ihren festen und transportsicheren Lederhäuten hätten ja schließlich auch jene zarten Früchte verdrängt, die seinerzeit von den Azteken als »tomatl« kultiviert wurden.

Als Verbraucher darauf zu reagieren ist schwierig. Die beiden Zimtsorten sind für Laien nur schwer zu unterscheiden, und auf zimthaltigen Produkten werden nur selten Angaben zur Herkunft gemacht, und die sind mitunter auch noch falsch. Vielleicht sollten wir Verbraucher einfach die Ruhe behalten, denn noch ist kein einziger Vergiftungsfall durch Zimt bekannt geworden, auch nicht durch Cassiazimt. Das liegt vermutlich daran, dass Cumarin in der Zimtpflanze durch andere Stoffe ausgebremst wird, während es im isolierten Zustand eines Pharmakons zum Risikofaktor wird.

Obendrein liegt der durchschnittliche Zimtverzehr in Deutschland bei 33 Gramm pro Kopf und Jahr, das entspricht weniger als 0,3 Milligramm Cumarin pro Tag – noch nicht einmal ein Sechstel dessen, was die deutsche Aromenverordnung erlaubt. Auch gelegentliche »Zimtexzesse« zu Weihnachten gelten als unproblematisch, weil Cumarin erst in längeren Anwendungen gefährlich wird.

Der Atlas der Gewürze

Insgesamt überwiegen bei Gewürzen, sofern sie aus ökologischem Anbau stammen, höchstpersönlich vom Konsumenten übers Essen gestreut und nicht exzessiv verwendet werden, die gesundheitsfördernden Effekte. Diese fallen umso höher aus, je authentischer die

Würze zum Einsatz kommt. Das heißt: Pfeffer aus der Mühle oder frisch geriebene Ingwer- und Curcumawurzel wirken besser als die vorgefertigten Gewürzpulver, weil beim Pulverisieren und erst recht beim Lagern des Pulvers zahlreiche Wirkstoffe verlorengehen.

Der folgende Überblick erschließt die gesundheitlichen Wirkungen der bekanntesten Gewürze.

Bärlauch: Schwefelbäder fürs Blut

Wenn es gegen Arteriosklerose, Krebs oder hohen Blutdruck gehen soll, ist meistens die Rede vom Knoblauch und nicht von seinem »grünen« Verwandten, dem Bärlauch. Dabei sind die Hauptwirkstoffe der berühmten Knolle die Sulfide, und davon hat Bärlauch laut Experten der *Zeitschrift für Phytotherapie* viermal so viel! Ob das auch die vierfache Wirkung bedeutet, ist allerdings offen. Bislang steht fest: Bärlauch eliminiert Darmpilze, kratzt Verdickungen von den Blutgefäßen und schützt vor schädlichem Cholesterin. Doch vor eigener Ernte sei gewarnt, da man ihn leicht mit giftigen Maiglöckchen und Herbstzeitlosen verwechselt! Besser, man kauft ihn im Gewürzhandel oder gleich in Form von Bärlauchbrötchen und Bärlauchkäse. Wer medizinisch etwas von der Pflanze haben will, sollte sich Frischblattgranulate aus der Apotheke besorgen.

Bockshornklee: Langer Atem für Sportler und Mütter

Bockshornklee ist ein Newcomer in der Heilpflanzenszene. Anis-Kümmel-Fenchel-gebeutelte Mütter feiern ihn als einzig wirksame Hilfe, um die Milchproduktion beim Stillen anzuregen. In einer amerikanischen Studie »erlernten« durch Bockshornklee sogar wieder Frauen das Stillen, die bei früheren Kindern keine Milch geben konnten. Darüber hinaus steigert er die körperliche und geistige Ausdauer, weil seine Saponine die Sauerstoffaufnahme im Blut verbessern. Im handelsüblichen Curry sind die Dosierungen der scharfen Samen jedoch zu gering, und Tee aus Bockshornklee schmeckt zu scharf und ist nur wenig wirksam. Es empfiehlt sich daher der mit Gerstenöl aktivierte Bockshornklee aus der Apotheke.

Curcuma: Helfer für Galle und Haut

Seine gelben Farbstoffe wirken antibiotisch und entzündungshemmend, entleeren die Gallenblase und schützen vor Ablagerungen in den Blutgefäßen. In einem kanadischen Experiment verdünnte Curcuma die zähen Drüsensekrete von Mukoviszidosekranken; Frankfurter Forscher entdeckten, dass er die Freisetzung von Zytokinen hemmt, die als Hauptauslöser der Schuppenflechte gelten. Die innerliche Anwendung erfolgt am besten über Curcumaextrakte aus der Apotheke, denn in den gängigen Currymischungen ist sein Anteil zu niedrig. Äußerlich – bei Hautentzündungen – hilft auch eine Paste aus einem Esslöffel Speiseöl und einem Teelöffel Curcumapulver. Täglich zwei- bis dreimal auftragen.

Ingwer: Die Wurzel gegen Angst und Übelkeit

Die traditionsreiche Heilwurzel enthält Gingerole, die das Risiko von Blutgerinnseln senken. Darüber hinaus wirken sie im Verdauungstrakt als Gegenspieler zu Serotonin. Dieses Hormon sorgt in den Verdauungswegen für Aufregung, Krämpfe und Turbulenzen, und das bedeutet im Umkehrschluss, dass Ingwer gegen Übelkeit, Erbrechen, Blähungen sowie Darm- und Magenkrämpfe hilft. In einer britischen Untersuchung gab man Frauen, die sich nach einer Narkose »hundeelend« fühlten, etwas Ingwerextrakt – mit dem Ergebnis, dass die Beschwerden schon nach wenigen Minuten deutlich nachließen. Ein Extrakt aus Ingwer und Ginkgo zeigte in deutschen Studien seine Wirksamkeit gegenüber Ängsten und Lernstörungen. Andererseits muss man die gelbe Wurzel nicht unbedingt als Präparat einnehmen, denn ihre Hauptwirkstoffe sind hitzestabil, man kann sie also im Essen mitkochen, ohne dass sie an Wirksamkeit verliert. (Der kulinarisch beste Ingwer stammt übrigens aus Jamaika.)

Wer eine Tour per Flugzeug oder Schiff plant, kann sich mit dem Verzehr einer Tafel Ingwerschokolade durchaus wirksam vor der berüchtigten Reiseübelkeit schützen.

Kümmel, Krebs und Kutteln

Die Wirkungen der Kümmelöle auf den Verdauungstrakt sind geradezu dialektisch: Sie regen den Magen an, wirken aber beruhigend und krampflösend auf den Darm. Außerdem stabilisieren sie die Darmflora, nützliche Mikroorganismen werden gefördert, schädliche in ihrem Wachstum gehemmt. Jüngere Untersuchungen zeigen, dass Kümmel das Wachstum von Darmtumoren hemmt. Dazu muss er allerdings täglich in großen Mengen verzehrt werden. Eine alte Küchenfaustregel lautet übrigens: Kümmel eignet sich für alle Speisen, die wie er mit dem Buchstaben »K« anfangen, also für Käse, Kartoffeln, Kochfisch, Kohl, Krapfen, Krautsalat, Kringel und Kutteln.

Melisse: Viren unter Druck

Melisseöle hemmen das Wachstum von Viren; Herpesbläschen verschwinden schneller, wenn man sie täglich mehrmals damit abtupft. Melissebäder (60 Gramm Melisseblätter in einem Leinensäckchen in der Badewanne deponieren) wirken als Beruhigungsmittel. Was jedoch nicht heißen soll, dass die Pflanze uns einnebelt. Laut Studien der englischen Northumbria-Universität mobilisiert sie den Hirnbotenstoff Acetylcholin und dadurch das Denk- und Erinnerungsvermögen. Im Duft- und Badeölhandel wird übrigens anstelle des teuren Melisseöls oft das Öl vom Citronellgras (auch »indisches Melisseöl« genannt) angeboten – es ist fraglich, ob es ähnlich wirkt wie das Original.

Pfeffer: Scharfer Fettkiller

Der Cayennepfeffer stammt von einer anderen Pflanze als seine schwarzen, weißen und grünen Pendants, doch ihnen allen ist eines gemeinsam: Sie sind scharf. Und dieser Effekt betäubt unser Schmerzempfinden, weswegen in den Apotheken schon länger pfefferhaltige Salben und Auflagen gegen Rückenschmerzen, Rheuma und Neuralgien angeboten werden. Innerlich angewendet, sorgen die pfeffrigen Scharfmacher für den »Thermic-Food-Effekt«: Sie mobilisieren den Stoffwechsel und die Kalorienverbrennung. Außerdem versiegt, so die Erkenntnis kanadischer Wissenschaftler, das Hungergefühl. Wer sich sein Mittagessen gehörig pfeffert, verspürt beim Abendessen weniger Appetit. Allerdings reizt ungehemmtes Pfeffern auch die Magenwände.

Rosmarin: Wachmacher und Magenberuhiger

Rosmarin hilft bei krampfartigen Magen-, Darm- und Gallestörungen. Wer die ätherischen Öle dieser immergrünen Duftpflanze einatmet, wird wachsam und konzentriert; in einer japanischen Studie regte der Rosmarinwirkstoff Carnosolsäure sogar das Nervenwachstum an. Es macht also Sinn, sich einen Duftstein mit ätherischem Rosmarinöl ins Arbeitszimmer zu stellen. Im Essen erreicht man in der Regel nicht die für einen therapeutischen Effekt notwendigen Rosmarindosierungen. Gegen niedrigen Blutdruck hilft jedoch der Rosmarinwein nach Pfarrer Kneipp: 20 Gramm Rosmarinblätter (aus der Apotheke) in einem Liter Weißwein eine Woche lang ziehen lassen, schließlich abseihen. Morgens und mittags ein Likörglas davon trinken.

Salbei: Legt Schweißausbrüche trocken

Der Lippenblütler findet sich in unzähligen Hals- und Hustenpastillen, obwohl er hier nur wenig ausrichten kann. Wirkungsvoller tritt Salbei bei übermäßigem Schweiß in Aktion sowie als Mittel gegen Herpes und Entzündungen an Rachen und Zahnfleisch. Das Gehirn profitiert vom Salbei, weil er bestimmte Botenstoffe stimuliert: In einer Studie der Universität Teheran verzögerte er den geistigen

Verfall von Alzheimerpatienten; Barbiturate wirken als Schlafmittel tiefer, wenn gleichzeitig Salbei verabreicht wird. Salbeitee jedoch bringt als Heilmittel nur wenig, da die Hauptwirkstoffe der Pflanze nicht wasserlöslich sind. Zur innerlichen Anwendung eignen sich die Präparate, zur äußerlichen die Salben und das ätherische Salbeiöl (verdünnt mit fünf Teilen Olivenöl) aus der Apotheke.

Zimt als Zuckersenker

haben wir bereits ausführlich besprochen (siehe S. 199 ff.).

KAPITEL 15

Wässrig und fad: Die Wahrheit über konventionell angebautes Gemüse

Erich Stekovics wohnt im Paradies. Besser gesagt: im Tomatenparadies. Oder überhaupt im Obst- und Gemüseparadies. Der studierte Theologe aus Frauenkirchen am österreichischen Neusiedler See wechselte kurz vor der Jahrtausendwende von der geistigen in die nahrhafte Lehre und begann, Paradeiser zu züchten, wie die Tomaten in Österreich heißen.

Stekovics' Interesse galt von Anfang an nur den sogenannten alten Sorten, die es einst in großer Vielfalt gab, doch heute findet man sie nur noch vereinzelt auf Bauernmärkten oder in Biogärtnereien, aber nicht im grünen Sortiment von Penny oder Aldi. Schon Stekovics' Vater hatte in seinem 1958 gegründeten Gemüsebetrieb die aromatischen Früchte gezogen und ihn sozusagen von Kindesbeinen an auf den Geschmack gebracht. Weil er das Aroma seiner Kindheit wiederfinden wollte, begann er selbst, alte Obst- und Gemüsesorten anzubauen. Samen gab es zum Glück genügend. Sie mussten nur noch eingepflanzt werden.

Heute kultiviert Erich Stekovics mehr als 3000 verschiedene Sorten Tomaten, 1000 Chili- und Gewürzpaprikas, mehr als 50 Salat- und Gewürzgurken sowie 70 Sorten Erdbeeren. Allein die Vielfalt beeindruckt. Noch eindrücklicher aber sind die Farben, der Geschmack und die Namen der historischen Früchte. Die Tomaten tragen so schöne Bezeichnungen wie »Ochsenherz«, »Deutscher Fleiß« und »Frühe Liebe«. Es gibt Paprikasorten, die »Apfelpaprika«, »Altweibersommer« und »Spätlese« heißen. Zudem hat der Gärtner jede Menge Gurken wie zum Beispiel »Drachenei« und »Zitronengurke« zu bieten.

Die Tomaten sind nicht nur rot, sondern haben teilweise auch eine schwarze, violette, gelbe oder braune Farbe. Sie sind gestreift oder getupft, groß wie Heidelbeeren oder krumpelig wie ein kleiner Kürbis. Sie munden nicht hart und fad, rund und wässrig wie die »Tennisbälle«, die man oft im Supermarkt erhält, sondern eben wie echte Paradeiser – je nach Sorte schmecken sie ein wenig nach Kiwi oder Nuss, fruchtig und süß. Kein Wunder: Bei rund dreihundert Sonnentagen im Jahr müssen die Paradeiser einfach nach Sommer schmecken. Und erst die Chilis! Sie sind nicht einfach nur scharf, sondern haben daneben auch ein Aroma, das ein wenig an Rauch oder an Honig erinnert.

Die Industrie habe in den vergangenen hundert Jahren dem Obst und Gemüse systematisch das Aroma weggezüchtet, sagt Stekovics. Schärfe, Bitterstoffe und Süße, an sich charakteristische Merkmale von Gemüse, wurden aus dem Grünzeug herausgezüchtet. Immer wichtiger wurden Haltbarkeit, Festigkeit, Transportfähigkeit und Aussehen, die »inneren Werte« blieben auf der Strecke.

Bereits seit 1967 gibt es Qualitätsnormen für Obst und Gemüse, die jetzt allerdings peu à peu abgeschafft werden, da sie außer viel Bürokratie kaum etwas bringen. Sie legen alles Mögliche fest, etwa die Farbe, Größe, Form und das optimale Zucker-Säure-Verhältnis (bei Äpfeln). Alle Bestimmungen haben gemein, dass »der Geschmack in ihnen nicht vorkommt«, sagt die Raumplanerin Stefanie Böge von der Universität Kassel, die in den neunziger Jahren mit einer Studie über den »Weg des Erdbeerjoghurts« berühmt wurde und sich unter anderem mit der Produktion und der Qualität von Lebensmitteln beschäftigt.

Normäpfel und Normtomaten statt Geschmack und Vielfalt

Auch die Vielfalt blieb im Zuge von Normen und Bestimmungen auf der Strecke. Der Pomologe Friedrich Jakob Dochnahl (1820 bis 1904) zählte zu seiner Zeit 1263 Apfelsorten, 1040 Birnen- und 12 Quittensorten. Letztere gibt es fast gar nicht mehr zu kaufen, sie werden im Herbst heiß unter der Hand gehandelt, um daraus das begehrte Quittengelee und Quittenbrot (auch Quittenkäse genannt) herzustellen. Heute umfasse das Apfelangebot in Deutschland im Wesentlichen nur noch drei Sorten, fand Böge heraus. Für eine Studie hat sie sich vor einigen Jahren intensiv mit dem Apfelthema beschäftigt. Bei der Auswahl marktgeeigneter Sorten konnten hierzulande nur »Delicious«, »Cox Orange« und »Boskoop« überleben, weil sie gut transportfähig, lange lagerbar und von der Größe her weitgehend einheitlich sind.

Das Auswählen geeigneter Früchte, im Fachjargon auch »Entrümpelung« genannt, führte dazu, dass innerhalb der EU nur noch etwa zehn Apfelsorten erhältlich sind. »Von ihnen geht die Hälfte auch noch aus der Sorte Delicious beziehungsweise aus Züchtungen hervor«, sagt Stefanie Böge. Böge hat die Studie *Der Weg zum Standardapfel* erstellt. Sie beschreibt darin eindrücklich, wie der einst als Kostbarkeit gehandelte Apfel, der Mitte des 19. Jahrhunderts sogar für Feste gemietet werden konnte, zum industriellen Massenprodukt verkam.

Ähnliches widerfuhr der Tomate. So gibt es zwar mehr als zehntausend Sorten, aber in der EU sind gerade mal fünf von Bedeutung – weil sie gut haltbar sind, eine gewisse Festigkeit aufweisen und lange lagerfähig sind. Vor allem in Holland wurde das Züchten massenmarkttauglicher Tomaten in den achtziger Jahren auf die Spitze getrieben. Mit der Folge, dass die Früchte zwar rot und prall waren, aber irgendwann nach nichts mehr schmeckten. In den

Medien wurden sie auch als »Wasserbomben«, »Wasserbälle« und »schnittfestes Wasser« bezeichnet. Weil schnittfestes Wasser aber nun mal auf Dauer den Gaumen nicht befriedigt, wurde daraufhin am Geschmack gefeilt. Die neueren Kreationen riechen wie Freilandtomaten, hängen noch an der grünen Rispe und wurden auf den Namen »Rote Perle«, »Gartenaroma« oder gar »Sweet Surprise« getauft. Doch mit vollreif geernteten Paradeisern wie denen von Erich Stekovics, sonnengereiften Tomaten aus einer Gärtnerei, vom Biohof, aus dem eigenen Garten oder vom Balkon kann die neue Standardtomate nicht mithalten.

Aus alt mach neu

Dass alte Sorten besser schmecken als die roten Massenprodukte hat sich inzwischen herumgesprochen. Darum versuchen die niederländischen Tomatenbauern jetzt ebenfalls alte Tomatensorten im Supermarkt zu etablieren. Die niederländische Absatzorganisation The Greenery präsentierte kürzlich »Tomaten wie in guten alten Zeiten« und hatte auch gleich einen Namen dafür: »Tradizionale«. Das sind gerippte, gestreifte, flaschen- und herzförmige Sorten, die das einfältige Sortiment vielfältiger machen sollen.

Erich Stekovics ist damit nicht zufrieden. »Hier wird nur auf die Farbenvielfalt geschaut, um etwas Neues anzubieten, es geht nicht um den Geschmack«, sagt er. Schließlich stammen die Tradizionale-Tomaten, wie andere Tomaten auch, aus dem Gewächshaus, sehen vor allem Kunstlicht und werden auf Nährlösungen gezogen. Unter solchen Bedingungen kann sich kein gutes Aroma entwickeln. Wenn es nur um die Farbe gehe, hätte man es auch bei den bisherigen Tomaten belassen können, meint der Tomatenexperte. Rot sei schließlich auch eine schöne Farbe.

Überhaupt ist von der einstigen Gartenidylle, in der Tomaten und anderes Grünzeug einmal wuchsen, oft nicht mehr viel übrig. Ein Bericht im *BZ-Magazin* der *Badischen Zeitung* dokumentiert den Anbau von Gemüse im südspanischen Almería, wo riesige, mit Plastik verkleidete Plantagen bis zu 15 Kilometer ins Landesinnere reichen: »In Reih und Glied«, so die Autoren, »an langen Drahtseilen von Versorgungsschläuchen begleitet, stehen dicht bei dicht Paprika-, Auberginen-, Gurken- und Tomatenstauden. Unter den Planen arbeiten bei 50 Grad in pestizidgeschwängerter Luft pflückende Billignomaden, meist Marokkaner.«

Die Plantagenanlage von Almería wird auch als »Treibhaus der Deutschen« bezeichnet, weil hier vor allem Grünzeug für unseren Markt produziert wird. Von den 1000 Lastwagen, die in der Hochsaison mit Gemüse aller Art täglich die Plantage verlassen, sind rund 70 Prozent für den deutschen Markt bestimmt. 10 Kilo künstlich bewässertes Treibhausgemüse aus Spanien, das so anheimelnde Namen wie »Gärtners Beste« trägt, isst jede Europäerin und jeder Europäer jährlich. Mit Folgen für die Umwelt.

Die Anlagen benötigen im Sommer fast rund um die Uhr Wasser, damit das Grünzeug wachsen und gedeihen kann. Stauseen und die Berge ringsherum versorgen die Gewächshäuser mit dem kühlen Nass. Noch. Denn es ist nur eine Frage der Zeit, dass das Wasser knapp wird. Vor Ort herrsche noch keine Angst vor dem Wassermangel, sagt zwar Heinz-Jörg Graf in einem Beitrag über den Obst- und Gemüseanbau in Spanien für das Deutschlandradio. Doch der Appetit auf Gemüse und Obst wächst europaweit. Die deutschen Supermärkte, Hauptabnehmer der prallen Früchte, zahlen die schlechtesten Preise für die knackige Ware. Also müssen Gemüse und Obst möglichst billig erzeugt werden. Manche, aber nicht alle Produzenten können sich technisch ausgefeilte Wassermanagementanlagen leisten, mit denen sich Wasser sparen lässt. Darum werden nicht nur die Produzenten, sondern vor allem die Bevölkerung irgendwann auf dem Trockenen sitzen. »Wir essen den Menschen dort gleichsam das Wasser weg«, heißt es dazu in dem Film *We feed the world.*

Der Verlust des Bitteren

Die Gurke ist zum Inbegriff des wässrigen Industrieprodukts geworden. Wer weiß heute noch, dass Salatgurken ursprünglich ein wenig bitter schmeckten, und zwar nicht nur an den Enden, wie manchmal heute noch, sondern Scheibe für Scheibe? Auch Auberginen wurden, in Scheiben geschnitten, vor dem Garen am besten mit ein wenig Salz bestreut, um sie zu entbittern. Chicorée, Radicchio und Grapefruits wurden ebenfalls durch Beigaben wie süßes Obst oder eine Prise Zucker milder.

Heute ist das anders. »In den vergangenen Jahrzehnten wurde dem Gemüse systematisch das Bittere abgezüchtet, weil es viele Menschen angeblich nicht mögen«, sagt Erich Stekovics. Ganz anders in Asien. Dort sei eine Gurke umso hochwertiger, je höher ihr Gehalt an Bitterstoffen ist. Bitter bedeutet hier Qualität.

Dass Menschen Bitteres nicht mögen, ist zunächst ganz normal. Die Abneigung ist angeboren und hat ihren Sinn, denn giftige Pflanzen haben bittere Stoffe in sich, die dafür sorgen, dass wir sie nicht essen. Das war für unsere Vorfahren in der Urzeit wichtig, die ihre Nahrung noch selbst sammelten und durch den bitteren Geschmack vor dem Verzehr von Giftpflanzen gewarnt wurden. Bekannt ist zum Beispiel, dass das bitter schmeckende Solanin der Kartoffel oder das Alpha-Tomatin in unreifen Tomaten giftig ist und zumindest heftige Bauchschmerzen verursachen kann.

Schon Babys zeigen eine Abneigung gegen alles Bittere, und sie schmecken es bereits früh heraus. Während die leicht süß schmeckende Muttermilch in der Regel gerne getrunken wird, drehen Säuglinge manchmal den Kopf weg, wenn sie künstliche Babynahrung aus dem Fläschchen erhalten. Sie schmeckt, wenn auch nur ganz leicht, bitter.

Doch die Empfindsamkeit gegen Bitterstoffe ist unterschiedlich stark ausgeprägt. Etwa die Hälfte der Männer und Frauen seien sogenannte PTC-Schmecker, sagt der Bitterforscher Maik Behrens vom Deutschen Institut für Ernährungsforschung in Potsdam-Rehbrücke. Das heißt: Bei ihnen löst eine bitter schmeckende Testsubstanz wie zum Beispiel Phenylethylisothiocyanat (PTC) einen maximalen Bittergeschmack aus. Den übrigen 50 Prozent der Bevölkerung fehle der entsprechende Bitterrezeptor, der diese Geschmacksrichtung erkennt. Sie nehmen PTC nur sehr schwach wahr.

Bitteres hält schlank

Einerseits haben bitter schmeckende Pflanzen manchmal giftige Stoffe in sich, andererseits ist Bitteres auch gesund. Es regt beispielsweise die Produktion von Verdauungssäften an, so dass die Nahrung nicht so schwer im Magen liegt. Ein Gläschen Magenbitter nach einem schweren Essen ist eine altbekannte Methode, um ein unangenehmes Völlegefühl loszuwerden – auch wenn dabei vermutlich eher der Alkohol die Hauptrolle spielt.

Wer bitter mag und schmecken kann, neigt zu weniger fetten und gehaltvollen Speisen, ergaben Studien. Fett ist ein Geschmacksträger, der das Aroma der Zutaten verstärkt. Wer nun bitter gut herausschmecken kann, benötigt nicht so starke Geschmacksreize wie die »non-tasters«, die es nicht schmecken. Darum sind Bitterschmecker im Schnitt etwas schlanker.

Weil aber die Abneigung gegen Bitteres so stark ausgeprägt ist, wurden in den USA bereits Bitterblocker entwickelt, die Speisen beigegeben werden können, um den Bittergeschmack auszuschalten.

Das kann vor allem für die Industrie von Interesse sein, die dann keine Rücksicht mehr auf Bitteres nehmen muss, wie etwa auf frische Kiwis, die in Milchprodukten bitter schmecken.

Doch das Ausschalten von Bitterstoffen durch Züchtung oder Bitterblocker hat gravierende Nachteile. Es geht nicht nur eine wichtige Geschmackskomponente verloren, sondern einige Bitterstoffe schützen auch vor Krankheiten. So ergab eine Studie der Yale University, dass der Stoff Sinigrin aus Rosenkohl und Brokkoli Mäuse vor Dickdarmkrebs schützt.

Auf den Geschmack kommen

Auch wenn Babys Bitteres nicht mögen, lässt sich im Lauf des Lebens die Akzeptanz für Bitteres lernen. Doch wie soll das noch gelingen, wenn das Essen immer fader wird?

Auf Bauernmärkten, in Naturkostläden und auch direkt vom Bioerzeuger gibt es oftmals alte Gemüse- und Obstsorten, die mehr Bitterstoffe in sich haben als die Neuzüchtungen. Aber auch im Supermarkt sind immer noch bitter schmeckende Lebensmittel zu finden. Schwarzer und grüner Tee bieten, wenn sie einige Minuten ziehen, eine Fülle von Bitterstoffen. Endiviensalat und Rosenkohl haben, allen Züchtungsversuchen zum Trotz, nach wie vor einen leicht bitteren Nachgeschmack. Wählt man bei Grapefruits (Pampelmusen) die gelbfleischigen Früchte, benötigt man vielleicht doch die altbekannte Prise Zucker dazu, da sie nicht nur saurer, sondern auch bitterer sind als die rosa Varianten. Auch Naturjoghurt und Kefir hinterlassen einen prickelnden, leicht bitteren Geschmack im Mund, wenn man sie nicht mit Erdbeeraroma übertüncht. Und der Genuss von Zartbitterschokolade bietet die wohl angenehmste Methode, sich dem bitteren Geschmack wieder anzunähern.

Die Gemüsezüchter haben in den vergangenen Jahren zwar alles daran gesetzt, um Bitterstoffe aus dem Grünzeug zu entfernen und es markt- und massentauglich zu machen – aber vitaminärmer ist es dadurch nicht geworden. Trotzdem wird immer wieder behauptet, Obst und Gemüse seien heute vitaminarm. »Untersuchungen haben gezeigt, dass unser Obst und Gemüse teilweise bis zu 70 Prozent an Vitalstoffen verloren hat« – solche Aussagen werden besonders gerne von Anbietern für Nahrungsergänzungsmittel gestreut, die ihre Pillen an den Mann und an die Frau bringen wollen. Einem Anbieter, der in seiner Werbung auflistete, dass zum Beispiel Brokkoli zwischen 1985 und 1996 genau 68 Prozent seines Kalziumgehalts, 52 Prozent an Folsäure und 25 Prozent Magnesium eingebüßt habe, wurde die Verbreitung dieser Fehlinformationen rechtskräftig untersagt.

Unter dem Strich hat es nämlich so gut wie keine Veränderungen bei den »inneren Werten« gegeben, ergab eine 2004 veröffentlichte Studie der Deutschen Gesellschaft für Ernährung. Für den alle vier Jahre herausgegebenen *Ernährungsbericht* wurden zehn internationale Nährwerttabellen ausgewertet und acht pflanzliche Lebensmittel wie Karotten, Spinat, Äpfel, Orangen, Kartoffeln, Tomaten, Weintrauben und Weizen in Bezug auf ihren Gehalt an 15 Mineralien und Vitaminen im Zeitverlauf von fünfzig Jahren verglichen. Das Ergebnis: Es hat zwar tatsächlich bei einigen Nährwerten Abnahmen gegeben. Bei anderen stieg der Gehalt auch an. Doch alle Veränderungen, egal ob Ab- oder Zunahme, lagen im Rahmen der natürlichen Schwankungsbreite, wie sie je nach Sorte, Witterung, Anbaumethode, Erntezeitpunkt, Düngung, Transport und Lagerung bei ein und derselben Gemüsesorte immer wieder vorkommt.

So schwankt der Vitamin-C-Gehalt eines Berlepschapfels zwischen 11 und 38 Milligramm pro 100 Gramm, abhängig davon, wo, wie und wie lange er gewachsen ist. Genetisch bedingt, enthalten die einzelnen Apfelsorten unterschiedlich viel Vitamin C: Am unteren Ende der Skala liegt der Gloster mit im Schnitt 6 Milligramm Vitamin C pro 100 Gramm, ganz oben Jonagold und Berlepsch. Der Vitamin-C-Gehalt einer Kiwi kann sogar zwischen 73 und 240 Milligramm pro 100 Gramm betragen, der Saft von Sanddornbeeren kann zwischen 100 und 1300 Milligramm Vitamin C enthalten.

Auch der Erntezeitpunkt beeinflusst die Nährstoffe. Im unreifen Zustand haben viele Früchte den höchsten Vitamin- und Mineralstoffgehalt. Das gilt zum Beispiel für Tomaten, Kiwis, Bananen, Äpfel und Mangos. Auch viele Zitrusfrüchte haben besonders viel Vitamin C in sich, wenn sie noch nicht reif sind. Das ist gut zu wissen, denn die Früchte werden oftmals in unreifem Zustand geerntet, um die langen Transportwege bis in unsere Supermärkte besser zu überstehen. Auch wenn darunter das Aroma leidet, den Vitaminen schadet es anscheinend nicht.

Etwas anders sieht es allerdings bei den B-Vitaminen aus. Hier steigt der Vitamingehalt mit der Reifung: bei Bananen und Mais um rund 20 Prozent, bei Mangos sogar um 300 Prozent. Und Gewürz- und Gemüsepaprika enthalten mehr Betacarotin, je reifer sie werden.

Vitamine aus der Sonne

Sonnenlicht tut Früchten gut. Nicht nur das Aroma bildet sich unter Sonnenschein besonders gut aus. Untersuchungen ergaben, dass es einen eindeutigen Zusammenhang gibt zwischen der Konzentration an Vitamin C und der Intensität der Lichteinstrahlung. Schattenfrüchte wiesen weniger Vitamin C auf als Früchte, die der direkten Sonneneinstrahlung ausgesetzt waren. Das bedeutet auch, dass Gemüse und Obst aus dem Gewächshaus, in dem die direkte Sonneneinstrahlung fehlt, schlappere Vitaminwerte zeigen als Früchte aus dem Freilandanbau.

Ein allzu reichlicher Einsatz von Stickstoffdünger, wie er im konventionellen Anbau üblich ist, um Gemüse in kürzester Zeit in die Höhe zu treiben, reduziert den Vitamin-C-Gehalt bei Zitrusfrüchten, verschiedenen Kohlarten, Eissalat und Lauch allerdings. Diskutiert wird, dass die auf Wachstum getrimmten Pflanzen so viel Wasser einlagern, dass sich die Vitaminkonzentration vermindert, also quasi verwässert wird. Hingegen steigt mit zunehmendem Anteil an Kalium, das ebenfalls Bestandteil von modernen NPK-Düngern ist (N = Stickstoff, P = Phosphor, K = Kalium), der Vitamin-C-Gehalt in Zitrusfrüchten wie Orangen, Grapefruits und Zitronen.

Kein Grund zur Panik

Immer wieder wird behauptet, unsere Böden seien in den vergangenen Jahren an Selen verarmt. Manche Ärzte und Heilpraktiker empfehlen die Einnahme von Selenpillen, weil das Spurenelement das Immunsystem stärkt und auch vor Krebs schützen soll. Vergleiche des Selengehalts von Weizen und Roggen zwischen 1946 und 1995 ergaben zwar insgesamt niedrige Werte im Boden. »Ein Zeittrend zu ansteigenden oder sich vermindernden Konzentrationen wurde aber nicht festgestellt«, so der *Ernährungsbericht 2004.*

Somit kann es zwar sein, dass Nährwerttabellen von vor zwanzig Jahren im Einzelfall höhere Gehalte an Vitaminen, Mineralstoffen und Spurenelementen anzeigen als heute. Das liegt aber nicht unbedingt daran, dass das Grünzeug tatsächlich ärmer an Nährstoffen geworden wäre. Vielmehr kann es sein, das damals eine andere Sorte analysiert wurde als heute, dass das Gemüse zu einem anderen Zeitpunkt geerntet wurde und aus dem Freiland statt aus dem Gewächshaus kam. Auch die Analysemethoden haben sich verändert. Heute werden meist sehr viel genauere Messmethoden angewendet, mit denen exaktere Ergebnisse erzielt werden.

Darum können immer nur Schwankungsbreiten oder die Mittelwerte einer Obst- oder Gemüsesorte verglichen werden. Und dabei kommt heraus, dass es in den vergangenen fünfzig Jahren keinen Rückgang der Vitamin- und Mineralstoffkonzentrationen gegeben hat, so der *Ernährungsbericht.* Das bestätigt auch eine dänische Studie. Hier wurden ebenfalls Nährstoffvergleiche von einheimischen und importierten Lebensmitteln angestellt, wenn auch in einem kürzeren Zeitraum: zwischen 1983 und 1999. Auch diese Studie kommt zu dem Ergebnis, dass es keine gravierenden Zu- oder Abnahmen in Sachen Nährstoffe gegeben hat. Die Gehalte an den Vitaminen A, D, B_1, B_2 und B_6 seien konstant geblieben, die Vitamin-C-Mengen in Äpfeln hätten unter dem Strich sogar zugenommen. Geringfügig gefallen sei dagegen der Eisengehalt in Hafermehl und Roggenbrot. Und auch der Zinkgehalt in Käse und Schweinefleisch sei gesunken. Warum, darüber wird noch diskutiert.

Obst: Fast immer belastet

Zugenommen hat hierzulande allerdings die Belastung von Gemüse und Obst mit Pestiziden. Das sind chemische Pflanzenbehandlungsmittel, mit denen Schädlinge abgetötet werden, die das Grünzeug anknabbern, schädigen und somit unverkäuflich machen würden. Neben Giften, die Insekten den Garaus machen, gibt es Mittel gegen Pilze (Fungizide) und Unkräuter (Herbizide). Das schlägt sich auch im Lebensmittelmonitoring nieder, das die Bundesregierung jährlich durchführt. Hier wurden zuletzt 5200 Lebensmittel auf Schwermetalle, Nitrat, Pflanzenschutzmittel und anderes mehr untersucht. Ergebnis für das Jahr 2005, die derzeit aktuellsten Daten: Bis zu 44 Prozent der untersuchten Kartoffeln, Artischocken, Brokkoli und

Karotten weisen Rückstände von Pflanzenschutzmitteln auf. Bis zu 15 Prozent der Proben wurden während des Wachstums sogar mit mehreren Stoffen behandelt, maximal vier verschiedene Stoffe fanden sich auf dem Grünzeug.

Noch ärger steht es um das untersuchte Obst: Über 85 Prozent der Birnen, Pfirsiche und Nektarinen und fast jede Apfelsine und Mandarine sind belastet. 5 Prozent der Proben überschritten sogar die amtlich erlaubten Höchstmengen. Den Vogel schossen Pfirsiche ab: 15 Prozent der Proben lagen über dem erlaubten Höchstwert. 60 Prozent der Früchte hatten sogar mehrere Rückstände auf der Schale. Die Tester fanden bis zu zehn (!) verschiedene Pflanzenschutzmittel.

Das verwundert nicht, ist doch der Einsatz chemischer Pflanzenschutzmittel in der konventionellen Landwirtschaft gang und gäbe. Durchschnittlich acht (!) Pestizidanwendungen sind bei Kartoffeln pro Hektar und Jahr üblich. Damit sind die an sich gesunden Knollen die intensivste Ackerbaukultur überhaupt.

Das hat sich herumgesprochen. Die Verbraucher sind verunsichert. 70 Prozent der Bürger in Europa sagen von sich, dass sie sehr oder ziemlich besorgt über Pestizide in der Nahrung sind, berichtet das Pestizid Aktionsnetzwerk in Hamburg. Und das zu Recht, wie zahlreiche Gemüse- und Obstuntersuchungen zeigen. Seien es die Stichproben der staatlichen Lebensmittelüberwachung der Länder, die Tests von Magazinen wie *Öko-Test* und *Stiftung Warentest* oder die Marktbegehungen von Greenpeace: Alle stoßen immer wieder auf stark verunreinigtes Grünzeug, das stärker belastet ist, als das Gesetz erlaubt.

Die wohl am stärksten belastete Obstprobe fand die Lebensmittelüberwachung in Nordrhein-Westfalen im Jahr 2005. Es handelte sich um Weintrauben aus Spanien, auf und in denen die Behörden acht verschiedene (!) Pestizide fanden. Zusammengerechnet betrug die Belastung 11 Milligramm Gift pro Kilo Trauben. Drei der Werte überschritten die erlaubten Höchstmengen und zwei der Rückstände den toxikologischen Grenzwert der akuten Dosis für Kleinkinder. Letzteres ist ein Wert, der da erlassen wird, wo es sich um akut giftige Stoffe handelt, die sofort zu Übelkeit und Erbrechen führen. In der Traubenprobe war der Höchstwert in der Summe um das Zehnfache überschritten.

Illegale Gifte

Doch man braucht gar nicht bis nach Spanien schweifen, auch hierzulande regiert die Giftspritze auf dem Acker. Testeinkäufe der Umweltorganisation Greenpeace lassen vermuten, dass dabei teilweise Pestizide verwendet werden, die an sich gar nicht mehr erlaubt sind. Die Greenpeace-Leute kauften bei elf Agrarhändlern in Baden-Württemberg, Rheinland-Pfalz, Frankreich und Luxemburg verdeckt Pestizide. Dabei erwarben sie 38 Giftmittel, für die es in Deutschland seit Jahren entweder keine Zulassung mehr gibt oder nie gab oder die in der Europäischen Union verboten sind.

»Es darf nicht sein, dass hochgiftige verbotene Substanzen an jeder Ladentheke erhältlich sind oder über Direktversand und Internet eingekauft werden können und so letztendlich auf unseren Tellern landen«, kritisiert der Greenpeace-Landwirtschaftsexperte Martin Hofstetter. Zum Teil handle es sich um Stoffe, die weder in den Handel noch in die Umwelt und erst recht nicht ins Essen gelangen dürfen.

Doch als Greenpeace Verbraucherminister Horst Seehofer mit diesen Ergebnissen konfrontierte, schien den das nicht weiter zu stören. Denn dass illegale Pestizide gehandelt werden, ist ihm seit längerem bekannt. Zumindest wenn er das Pflanzenschutzkontrollprogramm der Bundesregierung kennt, in dessen Rahmen von den Länderbehörden kontrolliert wird, ob die Vorschriften des Pflanzenschutzrechts beim Verkauf und bei der Anwendung der Mittel eingehalten werden. Aus dem Bericht für das Jahr 2005 geht hervor, dass über ein Viertel der rund 3200 Verkaufsstellen Pflanzenschutzmittel im Angebot haben, die zu diesem Zeitpunkt gar nicht mehr zugelassen oder nicht aktuell gekennzeichnet waren.

Insidern sei seit langem bekannt, dass es mit dem Einsatz illegaler Pestizide vor allem im deutschen Obst- und Gemüseanbau Probleme gibt, sagt Hofstetter. Doch die politisch Verantwortlichen verschließen die Augen vor diesem Problem und lassen die Gifthändler ungeschoren davonkommen. Rein rechtlich wäre es möglich, Bußgelder von bis zu 40 000 Euro zu verhängen. Doch nach den Erkenntnissen von Greenpeace werde das von den Länderbehörden so gut wie nicht gemacht.

Hitze konserviert Herbizide

Hinzu kommt, dass das Klima für eine Erhöhung der Pflanzengiftkonzentration sorgt. Rückstände von Herbiziden, also Mitteln gegen Unkräuter, wurden in den vergangenen heißen Sommern im Boden häufiger gefunden als früher. An sich werden die Pflanzenbehandlungsmittel mit der Zeit im Boden abgebaut, doch »Hitzerekorde und anhaltende Trockenheit wie in den Sommern 2003 und 2006 lassen nicht nur Pflanzen austrocknen, auch Böden können dauerhaft geschädigt werden«, erklärt Bodenökologe Reiner Schroll vom GSF-Forschungszentrum für Umwelt und Gesundheit in Neuherberg bei München.

Er und sein Forscherteam beobachten im Rahmen eines Feldversuchs seit fast zehn Jahren vier Ackerböden. Sie wollen herausfinden, wie sich das Herbizid Isoproturon darin verhält, also ob es abgebaut wird, sich verändert oder unverwüstlich ist. Bis zum Sommer 2003 klappte es prima mit dem Abbau: Innerhalb von zwei

Monaten waren bis zu 60 Prozent des Giftes durch Mikroorganismen mineralisiert. Doch nach der anhaltenden Trockenheit in den vergangenen Sommern änderte sich etwas. In den obersten Zentimetern des Bodens fand so gut wie kein Giftabbau mehr statt. Durch die starke Trockenheit hatte sich sowohl die Anzahl der Bodenorganismen als auch die Zusammensetzung der Bodenflora total verändert. Auch die eingeleitete künstliche Bewässerung konnte nichts dagegen ausrichten. Im Sommer 2006 wurden nur noch 15 Prozent des Herbizids abgebaut.

Die Ergebnisse der Versuche seien besonders für den Ballungsraum München von Bedeutung, in dem die Böden eine ähnliche Beschaffenheit aufweisen wie die im Versuch. »Wenn Herbizide hier nicht mehr abgebaut werden, können sie leichter nach unten verlagert werden und eventuell ins Trinkwasser gelangen«, erklärt Schroll. Der Bodenökologe plädiert für schlichtes Umpflügen. In tieferen Bodenschichten sei die Dürre nicht so ausgeprägt wie in den oberen. Mikroorganismen könnten aus der Tiefe nach oben transportiert werden, sich dort ansiedeln und ihren Job machen. Der Trend in der konventionellen Landwirtschaft geht allerdings in eine andere Richtung. Die Böden werden zunehmend nur oberflächlich beackert, weil dies Zeit und Geld spart.

Werden Pestizide nicht abgebaut, gelangen sie aus dem Boden in die Ackerfrüchte und können somit auch auf dem Teller landen. Je nachdem, welche Substanz in den Körper gelangt, können Pestizide die Fortpflanzung beeinträchtigen, Krebs auslösen, das Hormonsystem durcheinanderbringen und möglicherweise auch zu Verhaltensauffälligkeiten bei Kindern führen. Nach neueren Erkenntnissen gibt es auch einen Zusammenhang mit der Parkinsonschen Krankheit, bei der sowohl die willkürlichen als auch die unwillkürlichen Bewegungsabläufe gestört sind. Betroffen sind vor allem Menschen zwischen 55 und 65 Jahren.

Dass hier Pestizide möglicherweise eine Rolle spielen. zeigt die in

Amerika durchgeführte Krebspräventionsstudie II. Hierfür wurden seit 1982 die Daten von mehr als einer Million Menschen erfasst. Unter anderem wurden die Teilnehmer auch danach gefragt, ob sie Kontakt zu Pestiziden haben, etwa beruflich oder als Gärtner in der Freizeit. Fast zwanzig Jahre später wurden rund 140 000 Personen erneut befragt, und zwar alle diejenigen, die seit 1992 an Parkinson erkrankt waren. Dabei kam heraus, dass fast 6 Prozent der Parkinsonkranken regelmäßig Gartengiften ausgesetzt waren. Diejenigen, die mit Pestiziden privat oder beruflich zu tun hatten, hatten ein um 70 Prozent höheres Risiko, an Morbus Parkinson zu erkranken, als diejenigen ohne Zugang zu den Giftstoffen.

Unklar sei allerdings, zu welchen Pestiziden genau die Betroffenen Kontakt hatten, mit welchen Mengen und wie oft sie damit konfrontiert waren, so die Autoren der Studie. Welches die auslösenden Stoffe sind, müssen nun weitere Studien zeigen.

KAPITEL 16

Keine Garantie für Extravitamine: Die Wahrheit über Biokost

»Tief im Waldviertel, im sonnigen Norden Österreichs, wächst so ziemlich alles, was von der Natur aus wirklich gut schmeckt. Kräuterfelder, so groß, dass man sich darin verlaufen kann. Frische Früchte voll natürlichem Saft, und Blumenblüten, die sonnenfrech auf wilden Wiesen spielen. Aber das ist des wirklich Guten noch nicht alles: Hinter dem großen Sonnentor, da werkeln die Bio-Bengelchen in ihrer Bio-Küche. Dass dort nur die allerfeinsten Zutaten (und nichts anderes!) in Säcke, Beutel, Töpfe und Tassen gefüllt werden, ist erstes Bio-Gesetz!«

Dies ist nicht etwa der Einstieg in ein Märchen aus dem Reich der sieben Zwerge. Er ist Teil einer Werbebroschüre der Biofirma Sonnentor im österreichischen Zwettl. Darin werden den Lesern verschiedene süße Ökoleckereien schmackhaft gemacht, etwa Fruchtgummi, Schokonussaufstrich, Himbeersirup und Schokokugeln. Und man hat ein wirklich gutes Gefühl, zumindest beim Lesen: »Statt Zucker nehm ich Apfelsaft, der Leib und Seele fröhlich macht«, erklärt die Firmenbroschüre die Vorzüge ihrer Süßwaren.

Doch hier liegt der erste Irrtum der Biokost. Immer wieder wird suggeriert, dass Biosüßigkeiten gesünder als übliche seien, nur weil sie Honig enthalten, mit braunem Zucker gesüßt sind oder aus Fruchtsaft hergestellt werden. Dabei weiß jeder Zahnarzt, dass Zucker aller Art, egal ob aus Früchten, Honig oder in der braunen Variante, die Zähne kaputtmacht. Fruchtsäfte sind sogar besonders heikel, da sie Säure enthalten, die den Zahnschmelz zusätzlich angreift (siehe auch Kapitel 9 »Bittersüße Lust«, S. 124). Da hilft auch das (geringe) Plus an Mineralstoffen oder Spurenelementen nichts, das in den biologischen Süßigkeiten steckt.

Hinzu kommt: Viele Biosüßigkeiten enthalten Aromastoffe, wenn auch »natürliche«. Doch sind sie nicht »Natur pur«, wie man meinen könnte. Sie verderben darum genauso den Geschmack wie der übliche aromatisierte Süßkram (siehe auch Kapitel 2 »Stark in Geschmack und Nebenwirkungen«, S. 32).

Zu dick aufgetragen

Biolebensmittel scheinen wahre Alleskönner zu sein. Im Zuge der derzeitigen Ökoeuphorie werden von Anbietern und Anhängern die Vorzüge der Biokost manchmal ein wenig zu sehr bejubelt.

Ungeachtet dessen: Bio boomt. So betrug der Umsatz im Jahr 2006 über 4,5 Milliarden Euro, das ist ein Plus gegenüber dem Vorjahr von 17 Prozent. Vor allem in den konventionellen Supermärkten mit Ökoangebot kletterten die Zuwächse in den ersten neun Monaten 2006 um mehr als 80 Prozent. Und 90 Prozent der Haushalte haben vergangenes Jahr mindestens einmal Biokost gekauft.

Aber auch wenn Biokost tatsächlich viele Vorteile gegenüber den konventionellen Lebensmitteln hat – Wunder vollbringt sie nicht. Doch genau der Eindruck wird erweckt. Biolebensmittel sollen besser schmecken, mehr Vitamine in sich haben und überhaupt gesünder sein. Sie seien frei von Schadstoffen, Pestiziden und heiklen Zusatzstoffen, heißt es, und im Kuh- und Schweinestall könnten die Tiere die Sau rauslassen.

Doch man muss differenzieren. Die Behauptung, dass Bioprodukte besser schmecken, leitet sich entweder aus Tierversuchen ab oder aus persönlichen Erfahrungen. In einem Test ließ man Kaninchen die Wahl: Biomöhre oder lieber die konventionelle? Die Nager bevorzugten die Biomöhre – möglicherweise hatte sie einen intensiveren Geruch verströmt, von dem sich die Tiere angezogen fühlten. Auch Verzehrtests mit Äpfeln fielen zugunsten der Biovariante aus. Für die Sorte Idared ergaben sie, dass die Biofrucht bei den (menschlichen) Testessern am besten ankam. Anderen Untersuchungen zufolge wurden Biokartoffeln ebenfalls von den Probanden bevorzugt.

Aber einzelne Ergebnisse können nicht verallgemeinert werden. Fachleute sind sich darin einig, dass der Geschmack eines Produkts von sehr vielen verschiedenen Faktoren abhängig ist. Bei Obst und Gemüse zählen dazu die Sorte, die Anbaubedingungen, der Erntezeitpunkt und der Reifegrad (siehe auch Kapitel 15 »Wässrig und fad«, S. 207).

Wird konventionelles Grünzeug zum Beispiel mit reichlich Stickstoffdünger in die Höhe gepusht, ist darin sehr viel Wasser enthalten. Das Aroma verwässert, die Gurke schmeckt tatsächlich fader und lascher als die aus einem Biogarten. Wird eine konventionelle Tomate hingegen beim Gärtner im Freiland aufgezogen, bekommt viel Sonne und wird vollreif geerntet, ist der Geschmack möglicherweise besser als der einer im Gewächshaus oder unter Folien gezogenen Biotomate aus Holland. Und zwar einfach deshalb, weil Letztere keine Sonne abbekommen hat und vermutlich unreif geerntet wurde.

Als der Sternekoch Vincent Klink für die *taz* einmal verschiedene Tomaten probierte, urteilte er über die Ökocherrytomaten aus Italien von Lidl: »Diese Tomaten schmeckten genauso schlecht wie Discountertomaten aus konventionellem Anbau. Da sie noch grün geerntet werden und erst auf dem Weg nach Deutschland rot werden, kann dies auch kaum anders sein.«

Der Glaube versetzt Tomatenberge

Doch Essen ist vor allem Gewöhnungssache. Eine große Rolle spielt, welche Erwartungen mit dem Essen verbunden sind. Das zeigen Versuche des Sensoriklabors beim Technologie-Transfer-Zentrum in Bremerhaven. Sie ergaben, dass Kinder, denen man Biojoghurts und konventionelle Joghurts vorsetzte, immer den als »natürlich« bevorzugten, den sie von zu Hause her kannten. Die Biovariante kam also bei den Naturköstlern besser an, die mit dem synthetischen Geschmack bei den Normalessern. Das erklärt auch, warum sich gewohnheitsmäßige Discounterkunden oftmals gar nicht mit gesundem Biofood anfreunden können und Fertiggerichte mit Ökolabel gewöhnungsbedürftig bis ungenießbar finden.

Doch der Glaube versetzt Berge. Das machen Untersuchungen der schwedischen Wissenschaftlerin Lisbeth Johansson deutlich. Sie ließ knapp 180 Probanden die verschiedensten Sorten Tomaten verkosten, sowohl Biofrüchte als auch konventionelle. Wenn die Testesser meinten, dass es sich um Bioware handelte, beurteilten sie die Tomaten als sehr gut und lecker – auch dann, wenn sich hinter der Probe konventionell erzeugte Früchte verbargen. Umgekehrt wurden die Tomaten abgelehnt, die vermeintlich aus konventioneller Erzeugung stammten – sogar wenn sie »Bio« waren.

Bio strotzt nicht vor Vitaminen

Sieht man bei der Frage, ob Bioprodukte mehr Vitamine enthalten als konventionelle, genauer hin, sind die Ergebnisse widersprüchlich. Die Mitarbeiter des österreichischen Forschungsinstituts für biologischen Landbau nahmen 170 Studien unter die Lupe, die sich mit der biologischen Qualität von Bioprodukten und konventioneller Ware befassten, und kamen zu dem Schluss: »Bio ist besser.«

Biogemüse und Ökoobst enthalten der Auswertung zufolge deutlich mehr Vitamine. Bioweißkraut habe 30 Prozent mehr Vitamin C in sich, auch Ökotomaten und Ökoäpfel seien reicher an dem Vitamin.

Das mag für Vitamin C gelten. Doch die einseitige Betrachtung einzelner Vitamine kann nicht zu einer Gesamtaussage führen. Lebensmittel enthalten schließlich noch andere Vitamine, außerdem Mineralstoffe, Spurenelemente und auch sogenannte sekundäre Pflanzenstoffe, die einen günstigen Einfluss auf Herz-Kreislauf- und Krebserkrankungen haben.

Paradoxerweise steigt der Gehalt einiger wichtiger Nährstoffe gerade durch die konventionelle Erzeugung. Studien zufolge nimmt beispielsweise der Gehalt an Carotin, einem A-Vitamin, und von Vitamin B_1 in Möhren zu, je mehr Stickstoffdünger eingesetzt wird. Stickstoff ist ein wichtiger Bestandteil des Düngers, der in der konventionellen Landwirtschaft eingesetzt wird, weil er das Gemüse in kurzer Zeit zu ansehnlicher Größe bringt. Auch der Kaliumgehalt steigt in Gemüse unter üblicher Düngung, einfach deshalb, weil er schon im Düngesack steckt. Der enthält vor allem Stickstoff, Phosphor und Kalium (NPK-Dünger). Dagegen hat die Art der Anbauweise unter dem Strich keine Auswirkungen auf den Gehalt an Phenolen und Flavonoiden. Das sind sekundäre Pflanzenstoffe, die in pflanzlichen Lebensmitteln nur in Minimengen enthalten sind.

Auch das sogenannte antioxidative Potential von Biofrüchten ist nicht höher als das von konventionell erzeugten. Das antioxidative Potential beschreibt die Abwehrleistung einiger sekundärer Pflanzenstoffe gegen freie Radikale, die via Zigarettenrauch oder Sonnenlicht in den Körper gelangen und sich hier negativ auswirken, da sie zum Beispiel Krebserkrankungen begünstigen.

An der Bundesforschungsanstalt für Ernährung in Karlsruhe wurden Äpfel der Sorte Elstar und Golden Delicious aus verschiedenen Anbaugebieten hinsichtlich ihres Gehalts an sekundären Pflanzenstoffen untersucht. Überprüft wurde zudem, ob Männer, die morgens nüchtern ein Kilo Bioäpfel verputzten, im Blut mehr Schutzstoffe zeigen als nach dem Verzehr von konventionellen Früchten. Unter dem Strich gab es weder direkt in den Früchten noch in Bezug auf den Gehalt an Schutzstoffen, die im Blut kursierten, nennenswerte Unterschiede.

Aber im Einzelfall zeigte die eine oder andere Anbauweise Vorzüge. So hatten Bio-Delicious-Äpfel von drei verschiedenen Standorten höhere Polyphenolgehalte als konventionelle Früchte. Doch es gab auch eine Probe unter den konventionellen Äpfeln, deren Gehalt an gesundheitsfördernden Substanzen höher war als in der Biovariante.

Macht Biokost trotzdem stark?

Was Biokost eigentlich bewirkt, sollte eine kleine, auf Initiative des Anbauverbands Demeter durchgeführte Studie zeigen, die im baden-württembergischen Kloster Heiligenbronn durchgeführt wurde. 22 Nonnen aßen vier Wochen lang ausschließlich Biokost, anschließend mussten sie über denselben Zeitraum konventionelle Lebensmittel verspeisen. Nach Abschluss der Biophase gaben die Ordensschwestern an, sich fitter, vitaler, konzentrierter und gesünder zu fühlen als sonst. In ihrem Blut konnten auch mehr Abwehrstoffe nachgewiesen werden, die wiederum den Körper vor Erkrankungen von außen schützen.

So weit, so gut. Doch die Wissenschaft beurteilte die Studie als unbrauchbar, weil die Zahl der Probanden zu gering gewesen sei und weil die Nonnen wussten, dass sie Biokost aßen und der Zeitraum des Versuchs zu kurz war.

Größere Studien gibt es aber nicht. Darum klammert man sich an Hinweise und Bausteine, die darauf hindeuten, dass schadstoffarme Biokost Vorteile hat. So zeigen US-Studien, dass bei Kindern, die mit Biokost ernährt wurden, die Belastung des Urins mit Abbauprodukten von Pestiziden nur ein Sechstel so hoch ist wie die von konventionell ernährten Kindern. Pestizide können je nach Substanz von Aufmerksamkeitsdefiziten über Entwicklungsstörungen bis hin zu schlechteren Lernleistungen gerade bei den Jüngsten diverse Schäden anrichten.

Biobraten oder Mastschwein?

Dann also lieber Biofleisch? Das ist doch Natur pur?

Ja und nein, könnte die Antwort lauten. Tatsächlich sind die Bedingungen, unter denen Schweine und Rinder aus Ökoerzeugung gehalten werden, wesentlich günstiger als in der konventionellen Tierhaltung. Die Liste der Vorzüge ist lang: Ökotiere haben entweder Ausgang ins Freie oder verfügen im Stall über genügend Bewegungsspielraum. Sie stehen auf Einstreu und nicht auf Betonböden, die den Gelenken schaden. Hühner dürfen im Mist oder im Sand kratzen. In den Ställen gibt es Sitzstangen, auf denen das Federvieh ruhen und schlafen kann. Die Tiere halten sich nicht im Neonlicht auf, sondern die Ställe werden durch Tageslicht erhellt. Ist nicht gerade Stallpflicht angezeigt, wie es in Zeiten der Vogelgrippe der Fall ist, hat das Federvieh auch Ausgang ins Freie. Das Futter stammt zum Großteil aus kontrolliert biologischem Anbau, im Idealfall sogar vom eigenen Hof. Leistungsförderer, Tiermehl und Antibiotikazusätze sind tabu. Darum hat ein Ökoschwein sein

Schlachtgewicht nach etwa zehn Monaten erreicht, ein konventionelles in der Hälfte der Zeit.

Erkranken die Tiere, kommen zunächst homöopathische oder pflanzliche Präparate zum Einsatz. Wenn die nicht helfen, zum Beispiel bei schweren Eutererkrankungen der Kühe, können auch konventionelle Medikamente wie Antibiotika eingesetzt werden. Damit behandelte Tiere dürfen später aber nur dann geschlachtet werden, wenn die Arzneien komplett abgebaut sind, so dass sich keine Rückstände in Schnitzel und Steak finden. Die Abbauzeiten sind doppelt so lang wie in der konventionellen Tierhaltung.

Trotzdem ist das Biotierleben nicht der Himmel auf Erden. Die Richtlinien der Ökoanbauverbände und auch der EU-Ökoverordnung für tierische Lebensmittel, die Vorgaben für die Tierhaltung, das Futter und den Einsatz von Medikamenten macht, sind zwar relativ streng. Doch in der Praxis gibt es Schwachstellen, wie eine Studie des Agrarprofessors Albert Sundrum von der Universität Kassel ergab. Sundrum nahm die Haltungsbedingungen von Schweinen auf 21 Biohöfen unter die Lupe und stellte fest: Nur drei Betriebe stellten den Tieren so viel Auslauf zur Verfügung, wie es die EU-Verordnung vorschreibt. In den anderen Fällen standen die Tiere dichtgedrängt oder waren sogar angebunden, was laut den Vorschriften nur in Ausnahmen erlaubt ist.

Hochleistungsbiokuh

Bei der Tiergesundheit lag ebenfalls einiges im Argen. Auch wenn es gut klingt, dass im Krankheitsfall Homöopathie und Pflanzenmedizin zum Einsatz kommen, Therapieversuche mit homöopathischen Mitteln oder Kräutern haben bei Eutererkrankungen von Milchkühen oftmals keinen Erfolg, weiß Sundrum. Entzündungen am Euter treten dort verstärkt auf, wo Ökomilchkühe Hochleistungen erbringen müssen. Das Bild von glücklichen Kühen auf der grünen Wiese, die ein bisschen Milch geben, ist im Zuge von Biomilch bei McDonald's und Lidl nur noch die Ausnahme. Eine Biokuh gibt heute pro Jahr rund 1000 Liter mehr Milch als noch vor zehn Jahren, berichtet die Zeitschrift *SZ Wissen.* In manchen Bioställen liege die Milchleistung nur 15 Prozent unter der von konventionell gehaltenen Tieren.

In der Schweinehaltung bereiten zudem Parasitenlarven den Erzeugern Sorge. Sie können die Leber der Tiere schädigen. Als Albert Sundrum Schlachtkörper und Organe von 4100 Schweinen aus 21 Biobetrieben überprüfte, stellte er fest, dass nur 36 Prozent eine vollkommen gesunde Leber hatten. Bei konventionell erzeugten Schweinen waren hingegen 57 Prozent der Tiere gesund. Dafür waren die Lungen der Bioschweine gesünder als die der konventionell gehaltenen Schweine.

Das Problem ist der Preis, sagt Sundrum. Weil die Kunden möglichst wenig für Lebensmittel ausgeben wollen und der Preisabstand zu konventionellem Fleisch nicht zu groß sein darf, wird das Fleisch zu billig verkauft. So bleibt kaum Spielraum, um Verbesserungen zur Tiergesundheit zu finanzieren.

Bio hat mehr Omega-3-Fettsäuren

Gesichert zu sein scheint hingegen, dass Biomilch mehr gesunde Fettsäuren zu bieten hat als konventionelle. Das ergaben Untersuchungen der Bundesforschungsanstalt für Ernährung und Lebensmittel in Kiel, die Biomilch und konventionelle Milch im Hinblick auf verschiedene Fettsäuren analysierte. Dabei kam heraus, dass die Mengen an Omega-3-Fettsäuren (Linolensäure, Eicosapentaensäure) in Biomilch ganzjährig höher sind als in der konventionellen Milch.

Das liegt vor allem daran, dass Biokühe häufiger auf der Weide stehen oder Gras zu fressen bekommen als konventionelle Turbomilchkühe. Das Grünfutter fördert die Bildung von Omega-3-Fettsäuren, die einen herzschützenden Effekt haben sollen.

Nitrit in der Biowurst?

In die Wurst kommt nicht immer das Gelbe vom Ei. Während es für die Tieraufzucht seit 1999 eigene Vorgaben gibt, die seit dem Jahr 2000 gelten, gab es für Wurst- und Fleischwaren lange Zeit überhaupt keine eigenen Vorschriften. Erst kürzlich wurden sie festgeschrieben, und Ende 2007 treten sie in Kraft.

Erstellt wurde eine Liste mit etwa 60 Zusatzstoffen, die in die Wurst kommen dürfen. Die meisten sind harmlos. Umstritten sei aber die Verwendung von Nitritpökelsalz für Wurstwaren, die zukünftig unter bestimmten Bedingungen erlaubt sein wird, sagt Alexander Gerber. Er ist Geschäftsführer beim Bund Ökologische Lebensmittelwirtschaft in Berlin, der die Interessen der Anbauverbände vertritt. Bei ihnen ist Nitrit in der Wurst bisher tabu. Es dient zwar dem Haltbarmachen von Schinken und Wurst und sorgt dafür, dass sich Salami und Rohschinken nicht bräunlich verfärben, aus Nitrit können sich aber zusammen mit bestimmten Eiweißstoffen Nitrosamine bilden. Die sind krebserregend.

Deutlich weniger Pestizide in der Ökokost

Ansonsten sind für Biokost, ob vom Tier oder aus pflanzlichen Rohstoffen, nur etwa 10 Prozent der in der EU zugelassenen 315 Zusatzstoffe erlaubt. Das ist ein eindeutiges Plus, das Bioessen verbuchen kann.

Der größte Vorteil der Bionahrung liegt aber im Verbot des Einsatzes von synthetischen Pflanzenschutz- und Düngemitteln. Dies ist nicht nur ein aktiver Beitrag zum Umweltschutz (siehe S. 237), sondern schlägt sich auch direkt auf die Qualität nieder. So enthält Biokost nachweislich geringere Rückstandsmengen an Pflanzenschutzmitteln, ergab das »Öko-Monitoring« der Chemischen und Veterinäruntersuchungsämter Baden-Württemberg, in dessen Rahmen im Jahr 2005 Gemüse und Obst aus biologischer Erzeugung hinsichtlich der Belastung mit Pflanzenschutzmitteln untersucht wurde. Unter die Lupe genommen wurden Blatt- und Wurzelgemüse, Zuchtpilze, Trauben, Zitrusfrüchte, exotische Früchte sowie Kartoffeln. Dabei stellte sich heraus, dass beim Ökogemüse der Gehalt an unerwünschten Stoffen im Mittel bei 0,003 Milligramm pro Kilogramm liegt. Das ist wesentlich weniger als im konventionellen Grünzeug, hier lag der mittlere Gehalt bei 0,4 Milligramm per Kilo.

Eine Untersuchung der Kwalis Qualitätsforschung in Fulda bestätigt dieses positive Ergebnis. Sie analysierte zwischen 1994 und 2002 genau 3521 Obst- und Gemüseproben. Fast 34 Prozent der konventionellen, aber nur knapp 3 Prozent der Biogemüse wiesen Rückstände bis zur erlaubten Höchstmenge auf.

Doch mit dem zunehmenden Run auf Ökokost scheint es vermehrt Probleme mit der Qualität zu geben. Im Zuge des Lebensmittelmonitorings der Bundesregierung 2005 wurden auch 215 Tomatenproben auf 100 verschiedene Pflanzenschutzmittel untersucht. Mit dabei waren konventionelle sowie als ökologisch gekennzeichnete Früchte. 85 Prozent der konventionellen Tomaten und auch 78 (!) Prozent der Ökofrüchte zeigten Rückstände.

Das ist ein Ergebnis, das bei Bioverfechtern für Irritationen sorgen dürfte, doch es lässt sich erklären. Beim Messen wurde nämlich auch Bromid erfasst, das im konventionellen Landbau zur Bodenentseuchung eingesetzt wird, aber auch in größeren Mengen natürlicherweise im Boden steckt. Rechnet man Bromid heraus, weil davon ausgegangen werden kann, dass der Ökobauer nicht mit Bromid entseucht, sind 95 Prozent der Ökotomaten clean, und nur noch 5 Prozent mit Rückständen behaftet. Das geht schon eher in die Richtung der Erfahrungswerte, die auch der Bundesverband Naturkost Naturwaren (BNN) ermittelt, wenn er Biogemüse und -obst unter die Lupe nimmt. In der jünsten BNN-Studie, die Anfang 2007 vorgestellt wurde, lag die Belastung von Biotomaten allerdings bei null.

Problematischer Giftcocktail

Ein weiteres Ergebnis des Lebensmittelmonitorings ist, dass sich auf 8 Prozent der Ökoparadeiser mehr als ein Pestizidwirkstoff fand, bei den konventionellen Tomaten sogar in 55 Prozent der Fälle. Die Proben aus Deutschland enthielten am seltensten, die aus Spanien am häufigsten mehr als einen Rückstand.

Das war bisher anders gewesen. Die Untersuchungen der Kwalis-Forscher ergaben nur in 0,5 Prozent der Biolebensmittel und »nur« in fast 14 Prozent des konventionellen Grünzeugs Mehrfachrückstände. Auch aktuelle Tests des BNN kamen zu dem Ergebnis, dass sich in keinem Fall in Ökoware Mehrfachrückstände fanden.

Mehrfachrückstände sind besonders problematisch, da sich die Stoffe in ihrer Giftigkeit potenzieren; die Wirkung der Mischung ist also wesentlich problematischer als die der einzelnen Substanz. Dennoch werden Pestizidmixturen zunehmend im konventionellen Anbau eingesetzt, da es für die Erzeuger so am einfachsten ist, unter den vom Gesetz her erlaubten Höchstmengen für die einzelnen Stoffe zu bleiben.

Grundsätzlich kann es immer passieren, dass Pflanzenschutzmittel von konventionell bewirtschafteten Feldern auf Ökofelder verwehen. Teilweise kleben die Pestizide auch in den Verpackungsmaschinen, wenn für konventionelle und Ökoware ein und dieselbe

Maschine genutzt, diese aber nicht entsprechend gereinigt wird. Das fand der BNN heraus, als er vereinzelten Belastungen beispielsweise bei Zitrusfrüchten nachging.

In als Ökoware gekennzeichnetem Gemüse können sich aber auch deshalb Rückstände finden, weil es sich eigentlich um konventionelle Früchte handelt, weil also betrogen wurde. Dies scheint häufiger bei Zuchtpilzen der Fall zu sein, wie das »Öko-Monitoring« zeigt: »Bei Ökozuchtpilzen, die 2005 zum ersten Mal umfangreicher beprobt wurden, war jede vierte Probe zu beanstanden«, heißt es in dem Bericht. »Hier wurde vermutlich in erheblichem Umfang konventionelle Ware mit einem Ökozeichen vermarktet.«

Weniger Nitrat im Salat

Sicher ist, dass Ökogemüse wesentlich weniger Nitrat in sich hat als konventionelles Grünzeug. Leicht verfügbarer Stickstoff, wie er im konventionellen Dünger enthalten ist und sich als Nitrat in der Pflanze wiederfindet, wird durch organischen Biodünger, wie er bei Ökoware zum Einsatz kommt, in geringerem Umfang bereitgestellt. Zwar wird der Nitratgehalt auch durch den Erntezeitpunkt, die Sorte und die Lichtverhältnisse beeinflusst, aber Ökogemüse sind im Schnitt wesentlich geringer mit Nitrat belastet.

Das »Öko-Monitoring«, für das im Jahr 2005 genau 37 Proben Tiefkühlspinat hinsichtlich ihres Nitratgehalts überprüft wurden, ergab: Der Nitratmittelwert von Ökoware ist mit 583 Milligramm pro Kilo gegenüber dem Mittelwert von Nicht-Ökoware mit 935 Milligramm deutlich erniedrigt. Ähnliches hatten die Untersuchungen zu Tiefkühlspinat verschiedener Qualität in den Vorjahren ergeben. Untersuchungen von *Öko-Test* bestätigen, dass auch Ökokartoffeln Vorteile gegenüber herkömmlichen Knollen zeigen. Biokarotten punkten ebenfalls hinsichtlich der Nitratbelastung.

Der Verzicht auf synthetische Dünge- und Pflanzenschutzmittel nützt nicht zuletzt auch der Umwelt. Das bestätigt eine mehrjährige Studie des schweizerischen Forschungsinstituts für biologischen Landbau in Therwil. Im unteren Baselgebiet verglichen die Forscher die Effizienz und Bodenfruchtbarkeit von vier verschiedenen Landwirtschaftssystemen. Dazu zählte der biologisch-dynamische Anbau, der vom Demeterverband praktiziert wird und als einer der strengsten gilt, sowie der organisch-biologische Landbau, wie ihn die Anbauorganisation Bioland empfiehlt. Des Weiteren wurde der integrierte Anbau unter die Lupe genommen, der ähnlich wie der konventionelle Anbau synthetische Pflanzenschutz- und Düngemittel erlaubt, wenn auch nur im Bedarfsfall. Und last not least diente der konventionelle Anbau als Vergleich.

Die im US-Fachmagazin *Science* publizierten Ergebnisse zeigen: Die Erträge von Weizen, Kartoffeln, Feldgemüse, Futtergerste und Wiese bleiben im biologischen Anbau im Mittel zwar um 20 Prozent hinter denen des konventionellen Anbaus zurück. Doch dafür liegt der Biodüngemitteleinsatz 30 bis 60 Prozent unter dem konventionellen Niveau. Ebenso war der Verbrauch an Energie um fast 20 Prozent geringer. Gleichzeitig war aber die Fruchtbarkeit des Bodens auf den Ökoäckern erheblich besser: Der Humusgehalt nahm zu, die Zahl der Würmer, Insekten, Spinnen und Kleinstlebewesen war deutlich höher.

Bioimportware

Diese günstige Bilanz kippt aber, wenn Ökogemüse und -obst importiert werden. Vorbei sind die Zeiten, in denen sich Bioköstler allein mit regional erzeugten Produkten zufriedengaben. Jeder größere Naturkostladen oder Biodiscounter hat heute rund ums Jahr Tomaten, Paprika, Salate aller Art, Kiwis, Mandarinen oder Avocados zu bieten. Auch Erdbeeren im Winter sind keine Seltenheit. Um 15 Prozent haben die Bioimporte 2005 im Vergleich zum Vorjahr zugenommen. Haben Äpfel hierzulande gerade keine Saison, werden sie eben aus einem EU-Land oder auch aus Übersee eingeflogen.

Und hier kippt die Ökobilanz, errechnete Martin Demmeler von der TU München in *SZ Wissen:* Ein aus Chile nach Deutschland importierter Ökoapfel benötigt 520-mal so viel Energie wie eine regional erzeugte Biofrucht.

KAPITEL 17

Von Mangel keine Spur: Die Wahrheit über Vitamine

Kasimir Funk war ein mitfühlender Mensch. 1884 in Polen geboren, hatte er ansehen müssen, wie Menschen dahinsiechten, nur weil ihre Ernährung nicht stimmte. Er sah, wie ihnen die Haut welkte, die Haare und Zähne ausfielen, obwohl ihre Teller eigentlich halbwegs gut gefüllt waren. Es gab Fleisch, Brot und auch konserviertes Gemüse aus Dosen, und dennoch schien ihren Körpern etwas Entscheidendes zu fehlen.

Als Biochemiker war Kasimir Funk einer der Wissenschaftler, die entdeckten, dass die Qualität der Nahrung nicht nur von dem abhängt, was uns satt macht und Energien bringt, sondern auch von anderen Nährstoffen, nämlich den »accessory food factors« (sinngemäß: »zusätzliche Nahrungselemente«). Funk war es, der 1912 den Begriff »Vitamine« einbrachte, der sich zusammensetzte aus lateinisch »Vita«, »das Leben«, und den Aminen, einer Gruppe von Stoffen, die in der Chemie eine zentrale Rolle spielen.

Zwar weiß man heute, dass Vitamine mehrheitlich gar nicht zu den Aminverbindungen zählen, doch am Begriff sollte sich nichts mehr ändern. Mit seiner wohlklingenden Verbindung zum Leben sorgte er dafür, dass die neu entdeckten Stoffe schnell populär wurden. Die Mineralien brauchten viel länger dazu, weil ihr Begriff aus dem Lateinischen »minerale« = Erzgestein abgeleitet ist, was nicht gerade nach Gesundheit klingt. Der Durchbruch für sie kam erst, als für eine ihrer Untergruppen der Terminus *»essentielle* Spurenelemente« eingeführt und damit ihre Unentbehrlichkeit herausgestrichen wurde.

Die Vitamine starteten schon zu Kasimir Funks Zeiten voll durch.

Gerade englische und amerikanische Wissenschaftler waren regelrecht begeistert und glaubten, mit den neuen Stoffen eine Formel für das gesunde und lange Leben schlechthin gefunden zu haben. Allerorten entstanden in den Labors Vitaminprodukte, die den Konsumenten schiere Wunder versprachen.

Funk selbst konnte das nicht nachvollziehen: »Es herrscht mittlerweile ein solcher Vertrauensexzess und eine solche Leichtgläubigkeit, dass die Öffentlichkeit ohne kritische Reflexion die vielfältigen pharmazeutischen Produkte annimmt, von denen gesagt wird, sie seien auf der Basis von Vitaminen, und die laut Aussage der Hersteller Wunder bewirken sollen. Diese Ausschlachtung, meistens ohne wissenschaftliche Grundlage, tut den wichtigen Entdeckungen der Vitaminforschung Unrecht und birgt die Gefahr, die geduldigen Arbeiten der Wissenschaftler zu diskreditieren.«

Das klingt, als hätte er es heute gesagt. Und auch in seiner kritischen Einstellung zum eigentlichen Wert der Vitamine bewies Funk Weitsicht: »Im Gegensatz zu den begeisterten Lobrednern dürfen es die Skeptiker nicht unterlassen, die Frage zu stellen, wie die Wissenschaft der Vitamine plötzlich so notwendig geworden sein kann. Wie konnten sich Generationen von Menschen über Jahrhunderte hinweg mit so ausgezeichneter Gesundheit erhalten, ohne jemals auch nur die Existenz von Vitaminen erahnt zu haben? Die Antwort ist leicht. Solange sich die Menschheit nur mit natürlichen Produkten zufriedengab, solange sie die perfektionierten Maschinen nicht kannte, mit Hilfe derer Mehl stark gesiebt, Dosennahrung hergestellt, eingefrorenes Fleisch aus Australien und Argentinien verzehrt werden kann usw., war es nicht notwendig, dass man Vitamine kannte.«

Auch darin ist Funk immer noch aktuell: Vitamine werden erst dann zum Problem, wenn die Nahrung sich der Natur entfremdet und an Vitaminen verliert. Die richtige Antwort darauf besteht jedoch darin, der Nahrung wieder eine neue Qualität und Natürlichkeit zu geben. Und nicht darin, denaturierte Nahrungsmittel mit Vitaminen und Mineralien aus den Labors aufzupeppen oder entsprechende Pillen und Pulver unters Volk zu bringen. Wer das tut, verstärkt nur den Trend zur Denaturierung unserer Nahrungsmittel.

Vitamine sind allgegenwärtig

Fragt man die Konsumenten von »Functionalfood« wie Multivitaminsäften, Probiotika, Vitaminpillen und Mineralpulvern nach den Motiven für ihren Kauf, so hört man meistens, dass sie damit einem Nährstoffmangel vorbeugen wollen. Das zeigt, wie tief sie die Propaganda der Pharma- und der Nahrungsergänzungsindustrie verinnerlicht haben.

Tatsache ist, dass wir gerade im Vitaminsektor noch nie so wenig vom Mangel bedroht waren wie heute. Das liegt allerdings nicht daran, dass die Lebensmittel besser geworden wären, sondern vor allem daran, dass Vitamine mittlerweile überall der Nahrung zugesetzt werden – und oft wissen wir gar nichts davon.

Spätestens seit Ende der fünfziger Jahre die Firma Eckes den Orangensaft »Hohes C« auf den Markt brachte, weiß wohl jeder, dass Obstsäfte Beträchtliches leisten können, wenn es um unsere Vitaminversorgung geht. Der Haken daran: Selbst wenn zehn unterschiedliche Fruchtsaftkonzentrate zu einem Saft zusammengemischt werden, kommt man nicht auf Vitaminwerte, die ausreichen, um mit ihnen werben zu dürfen. Das deutsche Recht verlangt nämlich, dass 100 Milliliter eines Lebensmittels mindestens 15 Prozent des Tagesbedarfs an einem Vitamin decken, damit der Anbieter damit auf seinem Etikett werben darf. Damit können Fruchtsaftkonzentrate nicht dienen. Die meisten von ihnen haben nicht mehr Vitamine als der Abfall in der Biotonne.

Also müssen die Labors ran. Als im Januar 2006 für die Zeitschrift *Öko-Test* dreißig Mehrfruchtsäfte aus Supermärkten, Reformhäusern und Bioläden getestet wurden, fand man gerade mal drei Bioprodukte, denen kein Vitaminzusatz beigemischt war. Auch Quarks und Joghurts werden massiv mit Vitaminen geimpft. Die Fruchtzwerge enthalten auf 100 Gramm 0,2 Mikrogramm an Vitamin B_{12} (ein Fünftel des Tagesbedarfs), die gleiche Menge »Zott Monte« deckt bereits 25 Prozent des täglichen B_{12}-Bedarfs. Laut maßgeblicher Nährwerttabelle der Ernährungswissenschaftler Beate und Helmut Heseker enthält ein vitaminisierter Fruchtjoghurt durchschnittlich neunmal so viel Folsäure und siebzehnmal so viel Vitamin C wie ein Standardjoghurt.

Das Vitamingeheimnis der Salami

Oft wandern Vitamine auch »undercover« in die Wurst oder in andere Nahrungsmittel, die nicht unbedingt als Vitaminlieferanten gelten. Man findet sie dann im Kleingedruckten auf der Zutatenliste, wobei sie – wie es sich für echte »Undercover-Agenten« gehört – auch mal unter Decknamen wie E 101 (Riboflavin/B_2) oder E 160 a (Carotine) firmieren.

Tiefkühlpommes bleiben beim Backen gelb und knackig, weil ihnen Vitamin C zugesetzt wurde, das als Antioxidans und Säuerungsmittel für einen frischen Teint sorgt. Auch eine Salami enthält heute bis zu 20 Milligramm Vitamin C, und Shrimps wären weiß oder schwarz, würde man sie nicht frühzeitig in einer Vitamin-C-Lösung baden.

Neben Vitamin C ist Riboflavin gerne undercover unterwegs. Das B-Vitamin bildet gelbe, nadelförmige Kristalle mit überdurchschnittlicher, aber nicht zu greller Färbekraft, weswegen es unter dem Kürzel E 101 von der Lebensmittelindustrie schon länger als

Farbstoff eingesetzt wird. Haupteinsatzgebiet sind Süßwaren, vor allem Desserts, Cremespeisen, Speiseeis und Pudding. Aber auch Käse, Spargelcremesuppen und Mayonnaise verdanken ihren cremig-gelben Teint einer deftigen Portion Riboflavin.

Wenn es dagegen knallig gelb oder knallig orange zugehen soll, schlägt die Stunde von Betacarotin, zum Beispiel in Limonaden und Fruchtsäften. Extraportionen an farbigem Carotin machen ungefähr 15 Prozent der gesamten Herstellungskosten von Shrimps und Lachs aus, und viele Käsesorten würden bleich und unerkannt kaum einen Supermarktbesucher zugreifen lassen, wenn man sie nicht mit dem Hauptwirkstoff der Möhre geimpft hätte.

Selbst Salzstangen, Chips, Schokolade und Erdnüsse – früher Garanten für vitaminfreie Kost – liefern heute Vitamine. So enthalten 100 Gramm Butterkekse 134 Mikrogramm Vitamin A, brillieren Erdnüsse mit 250 Mikrogramm Thiamin (Vitamin B_1) und die Milchschokolade mit 370 Mikrogramm Pyridoxin (Vitamin B_6). Kartoffelchips enthalten auf 100 Gramm neben 60 Mikrogramm Carotinoiden 17 Milligramm Vitamin C, die verwandten Kartoffelsticks kommen sogar auf 47 Milligramm Vitamin C. Zum Vergleich: Die gleiche Menge an Äpfeln bietet lumpige 12 Milligramm, und selbst die Grapefruit bleibt mit 44 Milligramm unter dem Vitamin-C-Wert der würzigen Kartoffelsticks.

Auch Kinderschokolade und Milchschnitte enthalten Vitamin C, sie glänzen zudem mit B-Vitaminen und Betacarotin. Ganz stark: Die Milchschnitte enthält auf 100 Gramm ungefähr 5 Milligramm Vitamin E und damit deutlich mehr als Butter (2,2) oder Sesam- und Walnussöl (4,1 beziehungsweise 3,2 Milligramm), denen man ja eigentlich die Lufthoheit am Vitamin-E-Himmel zutrauen würde. Zudem muss der Milchschnittenanteil an der Vitaminversorgung noch aus anderer Sicht sehr hoch eingestuft werden. Denn was lässt sich leichter essen: 100 Gramm Schokolade oder 100 Gramm Pflanzenöl?

Von Asthma bis Zwillinge – wenn Vitamine zum Risiko werden

Vitamine sind also immer und überall. Es ist durchaus möglich, dass wir bereits auf dem Weg zur Übervitaminisierung unserer Gesellschaft sind. Wer meint, das könne doch weiter nicht schlimm sein, schließlich hätten Vitamine ja nur positive Eigenschaften, irrt sich gründlich. Auch Vitamine können Schadstoffe sein. Es hat sich nämlich gezeigt, dass die Kunstvitamine an sich schon Schaden anrichten können. »All diese Substanzen haben eine obere Grenze«, so Günther Wolfram, Professor für Ernährungslehre an der TU München, »ab der sie negativ wirken.«

Auf ein weiteres Problem der Vitaminzusätze macht Rolf Großklaus vom Bundesinstitut für Risikobewertung aufmerksam: »Es ist bisher ungeklärt, ob solche isolierten Wirkstoffe sich nicht verändern, wenn sie einem Lebensmittel zugesetzt werden.« Es ist also nicht auszuschließen, dass sie unwirksam werden oder schädliche Effekte entwickeln, wenn sie sich als Laborprodukte auf einmal mit der Gesellschaft von Tausenden von Naturstoffen arrangieren müssen.

Vertreter der Vitaminemedizin propagieren immer wieder, dass es praktisch keine Krankheit gäbe, die nicht mit Vitaminen therapierbar wäre oder sich zumindest prophylaktisch in den Griff bekommen ließe. Diese Aussage ist sicherlich falsch, erst recht in Bezug auf die isolierten Vitamine der Pharmaindustrie. Was schon eher zutrifft, ist die Tatsache, dass es nur wenige Krankheiten gibt, die man nicht mit Hilfe von hochdosierten Extraportionen an Vitaminen *auslösen* könnte:

- Das Asthmarisiko von Kleinkindern erhöht sich laut einer Erhebung des Children's National Medical Center, Washington, um das 1,3fache, wenn sie in den ersten sechs Lebensmonaten ein Multivitaminpräparat erhalten haben. Bei Nahrungsmittelallergien steigt das Risiko sogar um das 1,6fache. Die Wissenschaftler erklären sich diesen Effekt damit, dass durch die Vitamine vermutlich bestimmte Teile des Immunsystems überaktiviert werden.

- Menschen ab 50 Jahren gehören zu den Hauptabnehmern von Vitaminpillen und vitaminisierten Nahrungsergänzungen. Auf der anderen Seite wird ihnen auch immer wieder geraten, bestimmte Impfungen durchführen zu lassen, etwa gegen Grippe oder Pneumokokken. Tatsache ist jedoch: Vitaminpillen und Impfungen passen nicht zueinander. Forscher der Wright-Patterson Air Force Base im amerikanischen Ohio fanden nämlich heraus, dass die regelmäßige Einnahme von Multivitamintabletten die Immunantworten auf eine Impfung deutlich abschwächt. Der Grund: Vitamine mobilisieren das unspezifische Immunsystem, also jenen Teil der Immunabwehr, der die ungebetenen Erreger attackiert, bevor das spezifische, exakt auf bestimmte Erreger geeichte Immunsystem in Aktion tritt. Mit anderen Worten: Vitamine machen das unspezifische Immunsystem so »heiß«, dass es die beim Impfen zugeführten Erreger vernichtet, bevor die spezifische Immunabwehr sie erkennen und eine gezielte Strategie gegen sie entwickeln konnte.
- Vitaminpräparate können schwere allergische Reaktionen verursachen, vor allem dann, wenn sie gespritzt werden. Besonders potente Allergene sind Thiamin, Riboflavin und Vitamin K. Im schlimmsten Fall kommt es zu anaphylaktischen Schocks mit Herz- und Atemstillstand.
- Als fettlöslicher Stoff kann sich Vitamin E im menschlichen Gewebe anreichern und dadurch für allerlei Schäden sorgen. In den USA und Europa häufen sich Fälle von Bluthochdruck infolge der Einnahme von Vitamin-E-Präparaten. Wissenschaftler der Johns Hopkins University ermittelten, dass schon eine Vitamin-E-Dosis von 400 I.E. (Internationalen Einheiten) das Risiko für einen früh-

zeitigen Tod signifikant ansteigen lässt. 400 I.E. entsprechen etwa 268 Milligramm – eine Menge, die ohne weiteres von vielen Vitamin-E-Präparaten erreicht wird, die man ohne Rezept in Supermärkten oder Drogerien erhält.

- Als Tagesration von Vitamin A empfehlen Ernährungswissenschaftler etwa 1 Milligramm. Laut Untersuchungen des Universitätshospitals im schwedischen Uppsala reichen aber schon täglich 1,5 Milligramm Vitamin A (eine Ration, die sich problemlos über angereicherte Margarinen, Frischkäseaufstriche und Multivitaminsäfte erzielen lässt), um die Knochendichte im Oberschenkelhals um 10 Prozent abzusenken und das Risiko für Brüche im Hüftknochen zu verdoppeln. Chemiker und Physiologen können diese Befunde nicht mehr überraschen. Denn sie wissen schon länger, dass Vitamin A den Knochenabbau beschleunigt und die Wirkung von Vitamin D einschränkt: Je größer die Aufnahme von Vitamin A, desto weniger kann Vitamin D dabei helfen, Kalzium in die Knochen einzulagern.
- Die Einnahme von Folsäurepräparaten erhöht das Risiko von Mehrlingsgeburten, weil dadurch die sogenannte Adhäsion gefördert wird, also das Anhaften von Embryonen. Von 1980 bis 1997 stieg in den USA die Zahl der Zwillingsgeburten um 42 Prozent, bei den Drillings- und weiteren Mehrfachgeburten waren es sogar 370 Prozent. In demselben Zeitraum etablierte sich Folsäure als Standardmedikament für schwangere Frauen, das helfen soll, Fehlbildungen am Embryo zu verhindern, und als Standardzusatz in Getreideprodukten, Salz und Tütensuppen, der vor Herzinfarkten schützen soll. Also: Nicht nur Hormone, auch Folsäurezusätze sorgen für das medizinisch durchaus riskante Kinderglück im Doppel- oder Mehrfachpack.
- Vitamin C wird gerne als unproblematischer Biostoff gepriesen, weil es im Fall einer Überdosierung einfach ausgeschieden wird. Doch auch hier widerspricht die Realität der Theorie. In einer Stu-

die der American Heart Association erwiesen sich 500 Milligramm Vitamin C pro Tag als Dickmacher der Arterienwände. Und zwar nicht nach außen verdickend, was unproblematisch wäre, sondern nach innen. Das wiederum steht im krassen Gegensatz zum Credo der sogenannten Orthomolekularmedizin, die zu therapeutischen Zwecken mit extrem hohen Vitamindosierungen arbeitet und gerade Vitamin C eine vorbeugende Wirkung gegen Herzinfarkte und Schlaganfälle zuschreibt.

- Vitaminpräparate verstärken, dramatisieren oder schwächen die Wirkung von Medikamenten. Folsäure verstärkt die Wirkung von Antidepressiva, Vitamin E die Wirkung des Blutverdünners Warfarin, während Niacin (Vitamin B_3) in hohen Dosierungen zusammen mit dem Cholesterinsenker Lovostatin zur Schwächung und Auflösung von Muskelgewebe führt. Und wer glaubt, dass Aspirin und Vitamin C ein harmonisches Duo abgeben, nur weil sie in allen möglichen Schmerztabletten miteinander kombiniert werden, ist auf dem Holzweg. Hohe Dosen des Vitamins stehen im Verdacht, die Toxizität von Aspirin zu erhöhen. Sie erhöhen das Risiko von Ohrensausen, Schwindel, Sehstörungen und Verwirrtheitszuständen, die zu den typischen Symptomen einer Aspirinvergiftung zählen.

Krebsrisiko Betacarotin-Präparat

Auf dem Markt kursieren zahlreiche Präparate und Nahrungsergänzungen mit Betacarotin, einem Provitamin, das unserem Körper nicht nur als Vorstufe zu Vitamin A dient, sondern auch selbst entzündungs- und krebshemmende Eigenschaften hat. Als billiger orangegelber Farbstoff wird es zentnerweise Multivitaminsäften, Joghurts und anderen Produkten des »Healthfood« zugesetzt.

Eine besonders beliebte Zielgruppe der Betacarotin-Bomben sind

Raucher, weil sie ihren Körper massiv dem Beschuss von freien Radikalen aussetzen, die als Auslöser zahlreicher Erkrankungen gelten und von Radikalenfängern wie Betacarotin neutralisiert werden können. So weit jedenfalls die Theorie – die Realität sieht anders aus.

In einer finnischen Studie stieg nämlich bei Rauchern, die täglich 20 Milligramm Betacarotin einnahmen, die Lungenkrebsrate um 18 Prozent und die Gesamtsterblichkeit um 8 Prozent. In einer anderen Studie, veröffentlicht im *New England Journal of Medicine,* verabreichte man 18314 Rauchern und Asbestarbeitern täglich 30 Milligramm Betacarotin und 25000 I.E. (Internationale Einheiten) Vitamin A. Hier nahm die Zahl der Lungenkrebsfälle sogar um 28 Prozent zu, die Quote der Lungenkrebstoten explodierte um 46 Prozent. Die Wissenschaftler brachen die Studie 21 Monate früher ab als vorgesehen, weil sie den Testpersonen angesichts der offensichtlichen Gefahr nicht noch weitere Vitaminpillen zumuten wollten. Genützt hat es nichts. Die Autoren der Studie haben unlängst zugeben müssen, dass die Lungenkrebsrate der Testpersonen selbst sechs Jahre nach dem Ende der Vitamingaben noch deutlich erhöht sei.

Wie konnte das passieren? Wie kann ein Biostoff, der eigentlich als Radikalenfänger krebshemmend wirkt, auf einmal das genaue Gegenteil bewirken? Eine Antwort darauf lautet: Bei den Betacarotinen in Pillen, Multivitaminsäften und Supplementen handelt es sich nicht etwa um natürliche Substanzen, sondern um isolierte Kunstprodukte, die so in der Natur nicht vorkommen. Man schätzt derzeit, erklärt Ernährungswissenschaftler Vic Shayne vom Holistic Health & Counseling Center im amerikanischen Arizona, »dass es in der Natur über 270 Betacarotin-Varianten gibt«. Welche davon in welcher Kombination am wirksamsten sind, sei unbekannt. »Wir müssen aber davon ausgehen«, so Shayne, »dass die in den Präparaten üblichen Carotinkombinationen nicht annähernd die Wirksamkeit ihrer natürlichen Vorbilder erreichen.« Dafür aber haben sie ein erhöhtes Risiko, weil sie intensiver und ungehemmter wirken als ihre natürlichen Pendants, die ja stets im eingespielten Verbund mit anderen Biostoffen aktiv werden.

Die 20 Milligramm aus der finnischen Raucherstudie entsprechen gerade mal dem Betacarotin-Gehalt von 30 Gramm Möhren. Durch diese Menge an Karotten ist noch nie jemand zu Schaden gekommen, wohl aber durch die 20 Milligramm Carotin im Pillenformat.

Keine Wirkungsgarantie

Die Vitamine aus den Labors sind also durchaus nicht ohne Risiko. Das wäre ja allenfalls noch hinnehmbar, wenn wir wüssten, dass ihr gesundheitlich positiver Effekt überwiegt. Doch das ist keinesfalls sicher.

- So werden Vitaminpräparate gerne herzkranken Patienten als Schutz vor Infarkten empfohlen. Wissenschaftler der Harvard Medical School im amerikanischen Boston konnten diesen Effekt jedoch nicht bestätigen. In der Studie zeigten herzkranke Testpersonen, die sechs Monate lang täglich hochdosiertes **Vitamin C** und **E** erhielten, keine gesünderen Herzkranzgefäße und auch keine besseren Cholesterinwerte als eine ebenfalls herzkranke Vergleichsgruppe, die lediglich mit einem Placebo versorgt wurde.
- Auch **B-Vitamine** schützen offenbar nicht vor Herz-Kreislauf-Erkrankungen, obwohl sie erhöhte Homocysteinwerte im Blut senken, die als großes Risiko für die Blutgefäße gelten. Wissenschaftler der University of North Carolina in den USA verabreichten 1840 Schlaganfallpatienten zwei Jahre lang Vitamin-B-Präparate und einer gleich großen Kontrollgruppe ein wirkungsloses Place-

bo. Am Ende zeigten die vitaminisierten Patienten zwar niedrigere Homocysteinwerte, doch ihr Risiko für einen erneuten Schlaganfall oder Infarkt lag bei 20 Prozent – genauso hoch wie in der Kontrollgruppe.

- **Folsäure** soll nicht nur Neuralrohrdefekte bei Neugeborenen verhindern, sie wird von Frauenärzten und Ernährungsmedizinern auch als wirksame Vorbeugung gegen Frühgeburten angesehen. Tatsache ist jedoch: Trotz gestiegener Verordnungen des Vitamins kommt derzeit hierzulande fast jedes zehnte Baby vor der 37. Schwangerschaftswoche zur Welt. Das sind so viele wie nie zuvor, von 1992 bis 2004 stieg die Quote um 30 Prozent. Ein tragischer Trend, denn Frühgeburten kosten nicht nur 750 Millionen Euro pro Jahr, sondern traumatisieren auch die Psyche der betroffenen Frauen.
- **Vitamin D** sorgt dafür, dass sich im Knochen ausreichend Kalzium anlagert. Deswegen gilt das Vitamin als Standardmedikament, um Frauen, aber auch Männer im fortschreitenden Alter vor den Knochenaufweichungen der Osteoporose zu schützen. In einer Studie des Londoner Guy's Hospital an 70 gesunden Frauen mit einem Durchschnittsalter von 47,2 Jahren konnte dieser Effekt jedoch nicht bestätigt werden. Die Knochendichte blieb gleich, egal, ob die Testpersonen Vitamin D erhielten oder aber ein Scheinmedikament.
- Dafür zeigte eine finnische Studie der Universität Jyväskylä, dass sich der tägliche Verzehr von Käse positiver auf die Knochendichte von zehn- bis zwölfjährigen Mädchen auswirkt, als wenn man ihnen ein kombiniertes **Kalzium-Vitamin-D-Präparat** verabreicht.
- Hartnäckig hält sich schließlich das Gerücht, wonach große Dosierungen an **Vitamin C** vor Erkältungen schützen sollen. Die wissenschaftliche Datenlage dazu ist jedoch dünn. Peter Kardos von der Deutschen Atemwegsliga vermutet, dass der Glaube dar-

an »aus einer Zeit des mit der Ernährung einhergehenden Vitaminmangels vor hundert Jahren« stamme. Doch heute, im Zeitalter von Tiefkühlkost und reichhaltigem Obst- und Gemüseangebot, sieht die Situation ganz anders aus. Selbst Peter Weber vom Vitaminhersteller Roche Vitamins & Fine Chemicals (der mittlerweile zum holländischen Pharmaunternehmen DSM gehört) muss zugeben: »Die meisten wissenschaftlichen Studien der letzten Zeit kommen zu dem Ergebnis, dass eine prophylaktische Gabe von Vitamin C keinen signifikanten Einfluss auf die Anfälligkeit für Erkältungskrankheiten hat.« Seinen Arbeitgeber und die anderen Pharmakonzerne hindert diese Erkenntnis freilich nicht daran, ihr Vitamin C weiterhin zur Immunkräftigung und zur Abwehr von Infekten anzupreisen.

Offenkundig bleiben Laborvitamine ihre Wirkung oft schuldig und erweisen sich natürlichen Lebensmitteln als deutlich unterlegen. Das liegt daran, dass Vitamine in ihrem natürlichen Umfeld unnachahmlich sind. »Wir gehen heute davon aus«, erklärt Günther Wolfram von der TU München, »dass beispielsweise Obst und Gemüse nicht wegen einzelner Substanzen gesund sind, sondern weil sie eine ausgewogene Mischung vieler Stoffe enthalten.«

Niemand weiß, aus wie vielen Puzzlestücken diese Mischung besteht. Ernährungswissenschaftler Gerhard Jahreis von der Universität Jena spricht zwar von »10 000 verschiedenen Inhaltsstoffen, die den menschlichen Stoffwechsel beeinflussen«, gibt aber im gleichen Atemzug zu, dass man davon »gerade mal 4000« kennen würde. Und von denen könne niemand sagen, »wie die in Wechselbeziehung zueinander stehen«.

Deshalb kann es eben immer wieder vorkommen, dass ein Stückchen Käse besser wirkt als ein hochdosiertes Laborvitamin.

KAPITEL 18

Dick und rund, na und? Die Wahrheit über die Folgen von Übergewicht

Stefan Bauer hatte Pech. Weil er 110 Kilo auf die Wage brachte und an Bluthochdruck litt, sollte er kein Beamter werden. Im Oktober 2006 wurde ihm die Beamtentätigkeit schlichtweg verwehrt. Bauer, der Lehrer an einer Karlsruher Hauptschule war, könne ja vorzeitig dienstunfähig werden, hieß es – bei seinem Körperumfang. Ob er ein guter Pädagoge ist, seinen Unterricht mit Bravour meistert und bei den Kids beliebt ist, darum ging es hier nicht. Nur überzählige Kilos zählten bei der Entscheidung, ob er Beamter werden dürfe.

Herr Bauer ist kein Einzelfall. Schon mehrfach entschieden die Gerichte zuungunsten dicker Menschen. So wurde ein 29-Jähriger Lehrer in Hessen aus einem Dienstverhältnis auf Probe entlassen, weil er 120 Kilo wog und sich weigerte abzuspecken. Dem Dienstherrn sei es nicht zuzumuten, so die Entlassungsbegründung, dass er für spätere dauerhafte Gesundheitsschäden aufkommen müsse, nur weil der Mitarbeiter zu träge sei, etwas zu unternehmen.

Fragwürdiger Body-Mass-Index

Nicht nur die Tatsache, dass jemand wegen seines Gewichts zu einem Menschen zweiter Klasse abgestempelt wird, ist ein Armutszeugnis. Auch der Beurteilungsmaßstab, der als Grundlage der Entscheidungsfindung dient, ist fragwürdig. Bei der Beurteilung des Leibesumfangs der potentiellen Staatsdiener wurde der sogenannte Body-Mass-Index (BMI) herangezogen, auf Deutsch Körpermasseindex. Der BMI ergibt sich aus dem Körpergewicht geteilt durch die

Körpergröße in Meter zum Quadrat. Eine Person von 78 Kilogramm und einer Größe von 1,66 Meter hat also einen BMI von 28,3 (78 : $1{,}66^2 = 28{,}3$). Nach den aktuellen Tabellen gilt dies bereits als Übergewicht, also dick.

Zum Vergleich: Ein BMI von über 18 bis unter 25 gilt als Normalgewicht. Ab BMI 25 beginnt das Übergewicht, bis BMI 30 wird es als »leicht« bis »mäßig« bezeichnet, darüber hinaus als »stark«. Ab BMI 40 gelten die Betroffenen als »extrem« übergewichtig.

Der BMI ist sicher zur Orientierung geeignet, um zu beurteilen, wo ein Mann oder eine Frau gewichtsmäßig steht. Über den Gesundheitszustand der Betroffenen sagt er aber nichts aus. Hat ein Sportlehrer ordentlich Muskeln angesammelt, aber kaum ein Gramm Fett auf den Rippen, würde er nach diesen Kriterien auch als Beamter abgelehnt, obwohl er gar nicht dick ist. Tatsächlich ist das schon mehrfach passiert, wurde aber nach juristischen Auseinandersetzungen meist wieder revidiert.

Auch ist Körperfett nicht generell ungesund, sondern nur das, was direkt am Bauch sitzt. Die Rede ist vom Wohlstandsbäuchlein, dessen Fettzellen besonders aktiv sind und somit den Stoffwechsel durcheinanderbringen können (siehe S. 260 f.). Eine Frau mit Fettpolstern an den Oberschenkeln hat gesundheitlich nichts zu befürchten, auch wenn sie vielleicht mit ihrer Figur unzufrieden ist. Auch ein dickes Hinterteil schadet gesundheitlich gesehen nichts. In die BMI-Bewertungen finden diese Tatsachen jedoch keinen Eingang.

Das Alter wird beim BMI ebenfalls nicht berücksichtigt. Je älter die Menschen werden, umso mehr steigt das Gewicht. Im Alter ist ein BMI von 28 durchaus im Bereich des Normalgewichts anzusiedeln.

Inwieweit Übergewicht schadet, ist bislang gar nicht eindeutig geklärt. Manche Mediziner schlagen schon Alarm, wenn der BMI ein wenig über 25 liegt. Andere sind gelassener und sagen, das individuelle Wohlfühlgewicht sei das richtige Gewicht. Kommen keine weiteren Risikofaktoren wie Bluthochdruck oder Diabetes hinzu, sei auch ein BMI von 30 in Ordnung.

Einig sind sich die Fachleute darüber, dass die Tendenz zu Übergewicht großenteils durch die Gene vorgegeben ist. Welche das sind, darüber wird noch diskutiert. Fast monatlich servieren Forscher aus aller Welt ein neues Gen, das angeblich das Gewicht bestimmt. So analysierten Wissenschaftler des GSF-Forschungszentrums für Umwelt und Gesundheit im April 2006 rund 100 000 Genvarianten und suchten nach Auffälligkeiten, die bei Menschen mit Übergewicht verstärkt auftreten. Sie stellten eine Erbgutveränderung in der Nähe eines Gens fest, das an der Steuerung des Fettstoffwechsels beteiligt ist. Personen, die das Gen mit der Bezeichnung »rs756605« tragen, sind zu 30 Prozent häufiger übergewichtig als Menschen, bei denen es nicht zu finden ist. Dieses Gen wurde in einem Praxistest der Universität Duisburg-Essen um den Mediziner Johannes Hebebrand auch bei stark übergewichtigen Kindern und ihren Eltern gefunden.

In früheren Studien war bereits ein Gen analysiert worden, das die Sättigung beeinflusst und bei Übergewichtigen fehlt. Klar ist aber auch, dass ungünstige Gewohnheiten wie mangelnde Bewegung, zu viel Fernsehen und stundenlanges Arbeiten am Computer, Schlafmangel und ständige Diäten das Gewicht steigen lassen (siehe Kapitel 19 »Das dicke Ende«, S. 268).

Dass es gute und schlechte Futterverwertwerter gibt, wie der Volksmund weiß, scheint allerdings auch wahr zu sein. Die schlechten Verwerter können soviel essen, wie sie wollen, und nehmen kaum ein Gramm zu. Die guten Verwerter nutzen jede Kalorie aus und müssen etwas dafür tun, dass das Gewicht im Lot bleibt. Das stützt eine Ende 2006 veröffentlichte Studie der Washington University. Danach sollen im Darm von Übergewichtigen bestimmte Bakterien vorhanden sein, die mehr Energie aus jedem Gramm Zucker oder Fett herausholen als die Darmflora von Normalgewichtigen. Dass dies tatsächlich der Fall ist, müssen aber weitere Studien zeigen.

Dick und rund mit Folgen?

Das Frauenmagazin beim Zahnarzt, Diätbücher, die Broschüren der Krankenkassen und Gesundheitsbehörden – allerorten herrscht scheinbar Einigkeit darüber, dass Übergewicht und Adipositas (wie starkes Übergewicht auch genannt wird) eine Reihe von gesundheitlichen Problemen mit sich bringen.

Im November 2006 warnte die Weltgesundheitsorganisation (WHO) davor, dass Übergewicht und Adipositas die Gesundheit von Kindern und Erwachsenen »schwerwiegend« beeinträchtigen würden. Zu viele Kilos gehen mit einem erhöhten Risiko für Herz-Kreislauf-Erkrankungen, Diabetes (Zuckerkrankheit), Gelenkbeschwerden und auch psychischen Störungen einher, heißt es. In der Schwangerschaft komme es bei Übergewichtigen verstärkt zu Komplikationen, auch das Operationsrisiko sei erhöht, und dicke Menschen erblinden doppelt so häufig wie dünne. Unter dem Strich verkürze Adipositas das Leben. Prognostiziert wird eine um fünf Jahre verminderte Lebenserwartung für Männer bis zum Jahr 2050, wenn der derzeitige Trend zum Übergewicht weiter anhält.

Doch so klar, wie es scheint, ist die Sachlage nicht. Zwar kompliziert Übergewicht tatsächlich eine Schwangerschaft, das OP-Risiko steigt, und Stoffwechselstörungen wie erhöhtes Cholesterin können die Folge sein. Eine Vielzahl von Studien, die in jüngerer Zeit veröffentlicht wurden, zeigt aber auch, dass es gar nicht so eindeutig ist, ob Übergewicht wirklich krank macht. So wird als eine Ursache für den Typ-2-Diabetes, den sogenannten Altersdiabetes, ein hohes Körpergewicht genannt. Bei Menschen, die regelmäßig sehr viel essen, ermüdet die Bauchspeicheldrüse irgendwann, da sie ständig Insulin produziert, mit dem das Zucker aus dem Blut in die Zellen eingeschleust wird, um den Blutzuckerspiegel im Lot zu halten. Daraus kann sich mit der Zeit ein Diabetes manifestieren.

Ob die Zahl der Diabetiker in den vergangenen Jahren aber tatsächlich gestiegen ist, sei unklar, schreibt das Robert-Koch-Institut (RKI) in seinem in der Reihe *Gesundheitsberichterstattung des Bundes* erschienenen Themenheft »Diabetes mellitus«. Die Ergebnisse dazu seien sehr widersprüchlich. Wissenschaftler gehen zwar davon aus, dass es immer mehr Diabetiker gibt, und es wird geschätzt, dass zur Zeit etwa 5 Prozent der Bevölkerung an verschiedenen Formen von Diabetes leiden. Doch dies sei vor allem darauf zurückzuführen, dass der Anteil älterer Menschen in der Bevölkerung angestiegen sei. Klar, je mehr ältere Menschen es gibt, umso mehr können auch an Diabetes erkranken. Doch ob die Zahl der Betroffenen in den letzten Jahren überproportional gestiegen ist und ob das, wenn es denn zutrifft, unter anderem deshalb so ist, weil es immer mehr dicke Menschen gibt, ist fraglich.

Die RKI-Forscher rechnen vor: Vergleicht man die Jahre 1991 und 1998 und nimmt man an, dass sich die Altersstruktur nicht verändert hat (was nicht der Fall ist), »wäre die Prävalenz [die Häufigkeit] des Diabetes 1998 sogar etwas niedriger als 1991«.

Eine über Jahrzehnte laufende Studie in der Augsburger Bevölkerung konnte ebenfalls keine absolute Zunahme der Diabetiker feststellen. Und nicht nur hierzulande scheint es keine »Diabetes-Epidemie« zu geben, wie immer mal wieder in den Medien zu hören ist. »Daten aus Nordeuropa zeigen zudem eine relativ konstante Erkrankungshäufigkeit des bekannten Diabetes in der erwachsenen Bevölkerung in den letzten 15 Jahren«, so das RKI.

Angaben zur Häufigkeit von Diabetes müssen immer im Zusammenhang mit dem Beurteilungsmaßstab gesehen werden, der gewählt wird. Und dass der sehr verschieden sein kann, darauf weist der Lebensmittelchemiker Udo Pollmer vom Europäischen Institut für Lebensmittel- und Ernährungswissenschaften hin: »Die Definition von Diabetes wurde geändert. Galt früher ein Blutzucker-Nüchternwert von 140 als Schwelle zur Krankheit, so hat die WHO ihn jetzt auf 126 festgesetzt. Weltweit wurden damit Abermillionen von Menschen von einem Tag auf den anderen zu Diabetikern gemacht.«

Zwar mag diese Definition ihren Sinn haben, das sagt auch Pollmer. Aber es sei nicht vertretbar, erst den Grenzwert zu senken und dann die Bürger mit Horrormeldungen in der Presse aufzuschrecken, die Zuckerkrankheit avanciere zur »Volksseuche Nr. 1«.

In dieselbe Richtung deuten die Ergebnisse der Augsburger Langzeitstudie. Sie hatte bei 8,2 Prozent der Teilnehmer im Alter von 55 bis 74 Jahren einen Diabetes diagnostiziert, wenn der sogenannte Glukosetoleranztest zugrunde gelegt wurde. Dabei wird der Blutzucker mehrfach bestimmt, nämlich auf nüchternen Magen und nach mehreren Stunden. Jedoch fanden sich nur noch 4,9 Prozent Diabetiker, wenn die einfachere Methode, der Nüchternblutzucker, als Kriterium herangezogen wurde, bei dem nur der morgendliche Zuckerwert im Blut gemessen wird.

Verkürzt Übergewicht die Lebenserwartung?

Jeder weiß doch, dass Übergewichtige früher sterben. Wirklich? Noch im August 2006 kam eine US-amerikanische Studie mit 186 000 Teilnehmern zu dem Schluss, dass schon leichtes Übergewicht (im mittleren Lebensalter) das Risiko eines vorzeitigen Todes um 20 bis 40 Prozent erhöht. Sehr dicke, fettleibige Menschen hatten demnach sogar ein zwei- bis dreifach höheres Risiko, früher zu sterben. Dazu im Widerspruch steht eine Auswertung von vierzig Studien mit insgesamt 250 152 Patienten, die sich ebenfalls der Frage widmete, ab wann das Gewicht die Lebenserwartung beeinträchtigt. Sie kommt zu dem Ergebnis, dass nicht sehr dicke, sondern *sehr schlanke* Menschen aus Gewichtsgründen Lebensjahre einbüßen. Dünne sind auch stärker gefährdet, an der koronaren Herzkrankheit zu sterben als leicht und mittelgradig übergewichtige Menschen (BMI 30 bis unter 35). Die sehr dicken Menschen mit einem BMI von über 35 zeigten insgesamt keine erhöhte Sterblichkeit. Jedoch war bei ihnen das Risiko am größten, an einer Herzkrankheit zu sterben.

Zu einem ähnlichen Schluss kommt auch die Auswertung von Gesundheitsdaten, die ein Team um die Wissenschaftlerin Katherine Flegal von den Centers for Disease Control und Prevention, der obersten Gesundheitsbehörde Washingtons, vorgenommen hat. Flegal fand heraus, dass Menschen mit einem BMI zwischen 25 und 30 die niedrigste Sterblichkeit haben. Das scheint auch deshalb logisch, weil es sonst mit der Lebenserwartung der US-Amerikaner in den vergangenen Jahren rapide bergab gegangen wäre. Ist es aber nicht.

Bekanntlich zählen die Amerikaner zu den dicksten Menschen der Welt. Hier gibt es XXL-Betten, Kinositze im Großformat, und sogar die Särge sind in den vergangenen Jahren einige Nummern größer geworden. Doch während die Lebenserwartung 1980 im Schnitt 73,7 Jahre betrug, lag sie im Jahr 2000 bei 77 Jahren. Das kann an der besseren medizinischen Versorgung liegen. Vermutlich aber haben die zahlreichen Präventionsprogramme dazu geführt, dass gerade Übergewichtige besser auf sich achten. Es gibt wohl kaum einen Amerikaner, der nicht die Cholesterin-, Fett- und Zuckerwerte der wichtigsten Lebensmittel kennt.

Speck schützt

Dass ein gewisses Fettpolster schützend wirkt, sagt einem schon der gesunde Menschenverstand. Nach Operationen oder Krankheiten haben Übergewichtige bessere Karten, weil sie stabiler sind und das Fettpolster bei Appetitlosigkeit den Körper nährt. Bekannt ist zudem, dass Menschen mit Aids oder bösartigen Tumoren eine bessere Überlebensprognose haben, wenn sie ein höheres Gewicht haben. So können sie Krankheitsschübe oder auch eine Chemotherapie besser verkraften.

Auch ältere dicke Menschen, die an Herzinsuffizienz leiden, haben bessere Überlebenschancen, wie eine Studie des Kardiologen Jochen Senges vom Klinikum Ludwigshafen zeigt. Als er die Daten von 2661 Patienten mit Herzinsuffizienz auswertete, kam heraus, dass von den über 65-jährigen Patienten, die einen sehr hohen BMI hatten und somit als fettsüchtig galten, in einem Jahr »nur« 4 Prozent starben, in drei Jahren waren es 16 Prozent. Von den Patienten mit Normalgewicht hingegen überlebten 23 Prozent das erste Jahr nicht, und fast jeder zweite verstarb innerhalb von drei Jahren.

Von ihren überzähligen Pfunden profitieren auch übergewichtige Menschen, die nierenkrank sind und an der Dialyse hängen. Ob Männlein oder Weiblein – mit steigendem Gewicht nimmt ihre Überlebenschance zu. In einem Kommentar im angesehenen *American Journal of Clinical Nutrition* werden diese Phänomene als »umgekehrte Epidemiologie« bezeichnet. Das bedeutet: Ging man bislang davon aus, dass Nierenkranke umso früher sterben, je mehr sie wiegen, so sieht es de facto genau umgekehrt aus. Der Körperspeck bietet einen Überlebensvorteil. Dicke mit Vorerkrankungen haben also die besseren Chancen, alt zu werden. Die Autoren fordern weitere Studien, um zu überprüfen, ob nierenkranke Menschen tatsächlich von ein paar Pfunden mehr profitieren und inwieweit sich die Lebensqualität und Überlebenschancen dadurch verbessern.

Vor Brustkrebs scheinen Adipositas und Übergewicht ebenfalls zu schützen. Dicke Frauen bekommen seltener Brustkrebs, vor allem dann, wenn sie schon in jungen Jahren einen höheren BMI hatten, stellte die Ärztin Karin Michels von der Harvard Medical School in Boston fest. Sie analysierte die Daten von 1398 Frauen, die im Lauf von vierzehn Jahren ein Mamma-Karzinom entwickelt hatten, und fand heraus, dass Frauen, die einen BMI über 30 hatten, also schon als adipös gelten, eine um fast 20 Prozent geringere Brustkrebsrate hatten als normalgewichtige Frauen. Möglicherweise sorgen die bei dicken Frauen geringeren Hormonspiegel, insbesondere von Progesteron und Estradiol, dafür, dass sie seltener Brustkrebs entwickeln.

Apfel oder Birne?

Doch es kommt entscheidend darauf an, wo das Fett sitzt. Mediziner unterscheiden die Apfel- und die Birnenform. Sitzt das Fett vor allem vorne am Bauch, spricht man von der Apfelform, weil die Figur von weitem an einen Apfel erinnert. Lagert es sich eher auf den Hüften an, handelt es sich um die Birnenform. Gefährlich werden kann vor allem das stammbetonte Übergewicht. Schon Mitte der fünfziger Jahre stellte der französische Arzt Jean Vague fest, dass der »Wohlstandsbauch« Stoffwechselstörungen wie erhöhte Fettwerte, Bluthochdruck und Diabetes begünstigt. Der Grund: Das Bauchfett ist keine schwabbelige, schlaffe Masse, sondern die dortigen Fettzellen sind wesentlich agiler als ihre Verwandten an den Hüften und am Oberschenkel. Am Bauch ist das Gewebe stärker durchblutet und enthält mehr Nervenfasern. Die Bauchfettzellen können deshalb Fettbausteine viel rascher aus dem Blut aufnehmen und wieder freisetzen als andere Fettdepots. Dadurch werden eine Reihe von Stoffwechselvorgängen gestört, erklärt der Ernährungsmediziner Hans Hauner von der TU München und fügt hinzu: »Männer mit Übergewicht sind meist stärker gefährdet als Frauen, denn Männer neigen wesentlich häufiger zu einer stammbetonten Fettverteilung, also der Apfelform.«

Ein Taillenumfang von 102 Zentimetern erhöht das Risiko für einen Herzinfarkt bei Männern innerhalb von zehn Jahren um das 1,8fache gegenüber einem Umfang von unter 88 Zentimetern, ergab eine Studie der Universitätsklinik II in Lübeck um den Kardiologen Heribert Schunkert. Das bedeutet auch: »Fettpolster an den Hüften, am Po und an den Oberschenkeln, die vor allem von Frauen als heikel angesehen werden, sind vielleicht ein optisches Problem, gefährlich sind sie aber nicht«, sagt Claudia Müller vom Frankfurter Zentrum für Essstörungen.

Problem Untergewicht

Problematischer als ein paar Kilo mehr auf den Knochen ist, dass heute viele Menschen zu wenig wiegen. Bei einer Studie der Universität Jena unter 369 Gymnasiasten und 367 Studenten wurden 32 Prozent der Befragten als untergewichtig eingestuft. Damit ist die Zahl der untergewichtigen jüngeren Leute mehr als doppelt so hoch wie die der übergewichten Jungen und Mädchen, die dem Kinder- und Jugendgesundheitssurvey des Robert-Koch-Instituts zufolge bei 15 Prozent liegt.

»Schlanksein wird immer mit Fitness und Vitalität gleichgesetzt«, sagt Claudia Müller. Darum wird dieses Ideal von den meisten Frauen angestrebt. Von den erwachsenen Frauen haben rund 75 Prozent schon einmal eine Diät gemacht. 92 Prozent kennen ihr aktuelles Gewicht.

Abspecken muss zwar nicht mit ungesunder Ernährung einhergehen. Sicher ist aber, dass häufige Diäten das Immunsystem schwächen und auf Dauer nur immer dicker machen (siehe Kapitel 19 »Das dicke Ende«, S. 268). Obendrein führt das vorherrschende Schlankheitsideal dazu, dass schon die Jüngsten aufs Gewicht achten. Statt zu essen, was ihnen schmeckt, haben fast 50 Prozent der Mädchen zwischen elf und dreizehn Jahren bereits eine Diät gemacht, ergab eine Jenaer Studie um den Psychologen Bernhard Strauß.

Erschreckend dabei ist, dass vielen die Selbstwahrnehmung abhanden gekommen ist. So schätzten sich 42 Prozent der Befragten in der Studie der Uniklinik Jena als übergewichtig ein. Tatsächlich zu viel wogen aber nur 8 Prozent. Dafür waren 33 Prozent der Befragten untergewichtig. Selber so gesehen haben dies aber nur 6 Prozent. »Viele Frauen haben die realistische Wahrnehmung ihres eigenen Körpers und die Zufriedenheit mit der Figur verlernt«, sagt Psychologe Strauß. Der Grund: »Dünnsein wird als etwas Normales angesehen. Darum nehmen wir Untergewicht gar nicht mehr wahr«, gibt Claudia Müller zu bedenken.

Dass Schlanksein mit Schönsein gleichgesetzt wird, dafür sorgen nicht nur die Medien und die Welt der Models, an der sich gerade junge Frauen orientieren, sondern auch die Eltern. Sind die Mütter (und zunehmend auch die Väter) oft auf Diät, wird dies von den Kindern als etwas Gegebenes angesehen und als normal empfunden. Mit der Folge, dass die Gedanken nur noch ums Essen kreisen. Das hat Konsequenzen. Nach der Befragung von 7498 Kindern und Jugendlichen durch die KiGGS-Studie des Robert-Koch-Instituts zeigen fast 29 Prozent der Mädchen und 15 Prozent der Jungen ein gestörtes Essverhalten.

Anders in Ländern, in denen ein üppiges Körpergefühl vorherrscht. Dort seien Essstörungen lange nicht so ausgeprägt wie hierzulande, berichtet *Psychologie heute.* Das ändert sich aber sofort, wenn die Menschen in eine andere Kultur wechseln. »Man weiß aus Studien, dass zum Beispiel junge Griechinnen, die in ihrem Herkunftsland unter einem Ideal größerer Körperfülle aufgewachsen sind, dann, wenn sie nach Deutschland immigrieren, unter dem Einfluss eines schlankeren Schönheitsideals anfälliger für Essstörungen sind«, so *Psychologie heute.*

Extrem mager

Kommt es ganz extrem, wird ein zunächst leichtes Untergewicht zur Magersucht. Vermutlich 0,5 bis 1 Prozent der Frauen ist von dieser Krankheit betroffen. Wie viele es genau sind, weiß niemand, da es eine hohe Dunkelziffer gibt. Magersucht, das bedeutet: Der Body-Mass-Index ist sehr gering (weniger als 17,5), das Untergewicht wurde absichtlich herbeigeführt, und es machen sich bereits gesundheitliche Probleme bemerkbar, bei Mädchen etwa die ausbleibende Menstruation.

Oft beginnt die Krankheit schleichend. Die Betroffenen lassen die Hauptmahlzeiten aus mit der Begründung, keinen Hunger zu haben. Sie zeigen ein starkes Interesse für fettarme und eiweißreiche Lebensmittel mit dem Argument, gesund essen zu wollen. Kalorientabellen hängen am Kühlschrank. Viele Betroffene beginnen exzessiv Sport zu treiben, um die wenigen verzehrten Kalorien wieder abzustrampeln. Die Mahlzeiten, die stattfinden, werden aufwendig zelebriert.

Nun sind Sport und gesunde Ernährung etwas Begrüßenswertes. Doch wenn sie ins Extrem umschlagen, ist Vorsicht geboten. Vor allem, wenn weitere Faktoren wie ein geringes Selbstwertgefühl und die Ablehnung des eigenen Körpers hinzukommen. Das Hungern ist so etwas wie eine Bestrafung, aber auch Aufmerksamkeit und Anerkennung sollen durch den überschlanken Body erzeugt werden; schließlich geht der erste Eindruck über das äußere Erscheinungsbild.

Nicht zuletzt durch Probleme mit den Eltern kann es dazu kommen, dass die eigene Person abgelehnt wird und das Gewicht sinkt. Fachleute wissen, dass nie nur ein Faktor dazu führt, dass das Gewicht außer Kontrolle gerät, sondern meist eine Verkettung mehrerer Umstände nötig ist.

In den USA gibt es inzwischen regelrechte Fanclubs beziehungsweise Foren, in denen die Magersucht als erstrebenswerter Lebensstil propagiert wird. Mehr als vierhundert Websites zeigt Google allein für die USA an, auf denen die Anorexie, wie die Magersucht im Fachjargon heißt, richtiggehend gefeiert wird. In einem »Skinny-Forum« (Forum für Dünne) werden zum Beispiel Anleitungen gegeben, wie junge Frauen bis auf die Knochen abmagern können. Hier werden auch Tips ausgetauscht, wie Frau es schaffen kann, immer dünner zu werden. Vorbilder sind superdünne Models. Stolz werden die eigenen Bilder ins Netz gestellt, die zeigen, wie dünn der Body der Magersüchtigen geworden ist.

»Diese Magersüchtigen holen sich Anerkennung und Lob für ihr selbstmörderisches Essverhalten aus den anonymen Chatrooms«, schreibt *Psychologie heute.* In Spanien wurde Anfang 2007 eine solche Website gesperrt, die zur Magersucht anstachelte, indem ein Wettbewerb veranstaltet wurde, bei dem es darum ging, möglichst wenig zu essen. Besonders viele Punkte erhielt, wer gar nichts mehr zu sich nahm. Bevor die beste Hungerkünstlerin gekürt wurde, machte die Behörde die Seite dicht.

Die gesundheitlichen Folgen der Magersucht sind verheerend. Durch ständigen Nährstoffmangel kann es zu Herzrhythmusstörungen kommen, der Blutdruck sinkt, und auch das Gehirn kann in

Mitleidenschaft gezogen werden, so dass die Betroffenen nicht mehr in der Lage sind, einfachste alltägliche Entscheidungen zu treffen. Wird die Krankheit nicht erkannt und behandelt, kann sie tödlich enden. Rund ein Sechstel der Magersüchtigen hungert sich zu Tode, begeht Selbstmord oder stirbt an Infektionen, ergab eine Studie der Uniklinik Heidelberg.

Essen und Brechen

Weiter verbreitet als die Magersucht ist mit bis zu 4 Prozent die Ess-Brech-Sucht. Die Betroffenen, meist Frauen, essen pro Mahlzeit rund 6000 Kalorien. Das entspricht etwa dem Dreifachen des täglichen Energiebedarfs einer Frau. Damit die zugeführten Kalorien nicht ansetzen, wird nach dem Essen alles wieder erbrochen. Oder es werden Abführmittel und Appetitzügler genommen und exzessiv Sport betrieben, alles mit dem Ziel, nur ja kein Gramm Fett anzusetzen. Nach außen hin wirken die Betroffenen völlig normal, doch innerlich sind sie oftmals sehr unsicher und auch aggressiv. Mit dem Essen wird ein Teil des Frusts und der Anspannung, die sie erleben, im wahrsten Sinne des Wortes herausgekotzt.

Beim »Binge-Eating«, einer weiteren Essstörung, werden von den Betroffenen unter einer Heißhungerattacke bis zu 10000 Kalorien verschlungen, allerdings ohne danach zu erbrechen. Anschließend leiden die Betroffenen unter einem schlechten Gewissen, sie haben Schuldgefühle und bekommen nicht selten auch Depressionen.

Wie lässt sich verhindern, dass es zu solchen Extremen kommt? »Wichtig ist, dass man für eine ausgewogene Ernährung sorgt, und zwar von Anfang an. Regelmäßige und gemeinsame Mahlzeiten sind ganz entscheidend«, sagt die Kinder-, Jugend- und Erwachsenenpsychiaterin Barbara Buddeberg-Fischer. »Gleichzeitig aber sollte in der Familie kein übertriebener Kult ums Essen gemacht werden, weil junge Menschen dazu neigen, gerade die Rituale zu unterlaufen, die in ihren Elternhäusern besonders gepflegt werden. Am Tisch sollte miteinander gesprochen, aber nicht gestritten werden. Denn ungute Erfahrungen im Zusammenhang mit Mahlzeiten können später zu einer Essensverweigerung führen.«

Vielleicht ist die supersuperschlanke Figur ja doch ein bisschen passé? Winzige Anzeichen gibt es jedenfalls. So zeigt seit einigen Jahren die Kosmetikmarke Dove keine superschlanken Schönheiten mehr, sondern normalgewichtige Frauen mit realistischen Rundungen. Und nachdem das 21-jährige Elite-Model Ana Carolina Reston im November 2006 an Magersucht verstarb – sie wog bei einer Größe von 1,74 Meter nur noch 40 Kilogramm –, ordnete der italienische Ministerpräsident Romano Prodi an, dass italienische Modekonzerne wieder mehr »vollschlanke Models von mediterraner Schönheit« auf den Laufsteg schicken sollen.

Die Madrider Modewoche beschloss im September 2006 sogar, dass nur noch Models mit einem BMI über 18 auf dem Laufsteg zugelassen werden. Das entspricht zwar gerade der untersten Grenze zum Normalgewicht, ist also sehr schlank, aber immerhin ist es ein Schritt in die richtige Richtung. Allerdings bekamen die Madrider Modemacher ein Problem: Sie hatten Mühe, den Laufsteg voll zu bekommen, da normalschlanke Models kaum zu haben waren.

Den Vogel schoss allerdings der Modezar Jean Paul Gaultier ab, als er im Rahmen einer Jubiläumsshow ein sichtlich übergewichtiges

Model präsentierte. Statt der üblichen Schrumpfgrößen präsentierte Model »Velvet« XXL-Mode. Ihre Formen zeigte sie in einem sexy Bustier und schwarzen Strapsen. Dem britischen Boulevardblatt *Sun* zufolge wollte Jean Paul Gaultier damit demonstrieren, dass Schönheit universell sei: Er denkt, dass alle Frauen schön sind, und möchte die Stereotype in der Gesellschaft hinterfragen.

KAPITEL 19

Das dicke Ende: Die Wahrheit über Schlankheitsdiäten

»Ich hungerte mich von Größe 42 auf 38 herunter, indem ich grünen Tee trank. Das kurbelt den Stoffwechsel an«, gesteht das Model Sophie Dahl in *Gala*. Sie, die einst Übergrößen auf dem Laufsteg zeigte, ist nun ultraschlank – und hungert ständig dafür.

»Ich aß jeden Tag merkwürdiges gesundes Zeug, machte Yoga und verbot mir Zucker und Weizen«, erklärt die Schauspielerin Gwyneth Paltrow.

Der TV-Star Portia de Rossi hungerte sich mit 300 Kalorien am Tag und exzessivem Sport fast zu Tode. Dafür war ihr nichts zu blöd: »In den Mittagspausen stieg ich aufs Laufband, mit Ventilator vor dem Gesicht, damit mein Make-up nicht verwischt.«

Stars und Sternchen haben Sorgen, könnte man sagen. Doch weit gefehlt. Abnehmen ist generell ein Dauerthema. 93 Prozent der Frauen und 90 Prozent der Männer kontrollieren ständig ihr Gewicht, ergab eine Umfrage der GfK-Marktforschung im Auftrag der *Apotheken-Umschau*. Frühere Studien zeigten, dass drei Viertel der Frauen schon mindestens einmal eine Diät gemacht haben. Ein nicht unerheblicher Teil ist ständig auf Diät, zählt also beim Einkaufen und beim Essen die Kalorien und lässt auch die eine oder andere Mahlzeit ausfallen, wenn die Tagesbilanz nicht stimmt.

Die allerneueste neue Diät

Schützenhilfe erhalten Abnehmwillige in Diätratgebern. Ob *Glyx. Der 4-Wochen-Power-Plan* (Glyx = Glykämischer Index, er teilt die

Kohlenhydrate in »gute« [Vollkorn] und »schlechte« [Zucker, Nudeln] ein), *Low-Fat, Schlank im Schlaf, Abnehmen mit dem inneren Schweinehund, Die neue Atkins-Diät* oder *Die Forever-Young-Diät* – alle versprechen, dass das Traumgewicht erreicht werden kann.

Auch die Magazine und Zeitschriften präsentieren mindestens zweimal im Jahr – bevorzugt nach den üppigen Festtagen und vor der Bikinisaison – die allerneuesten neuen Diäten. Mal soll mit Hilfe von Ananas abgenommen werden, mal mit Kartoffeln, mal mit grünem Tee. Manche Magazine zeigen sogar wöchentlich die »besten Diätrezepte und Tricks«, mit denen der Traum vom schlanken Körper wahr werden soll, allen voran *Bild der Frau*.

Sattmacher und Fettbremsen

Wem Einkaufen und Kochen für die Diät zu aufwendig ist, der wirft ein paar Abnehmpillen ein. 65 Prozent der Frauen haben schon einmal versucht, mit Hilfe von Schlankheitsmitteln in Form von Pillen, Pulvern und Drinks abzunehmen, ergab eine Onlineumfrage von Sozioland.

Im Internet werden unzählige frei verkäufliche Mittelchen angeboten. Sie funktionieren nach verschiedenen Prinzipien. Einige wollen den Appetit nehmen, andere quellen im Magen auf und sollen auf diese Weise längerfristig satt machen. Manche sollen Nahrungsfett an sich binden, andere verhindern, dass Nudeln, Brot oder Kartoffeln überhaupt verdaut werden.

En vogue sind derzeit verschiedene Kakteengewächse. Etwa Hoodia, ein afrikanisches Kaktusgewächs, das den Hunger nehmen soll. Die Ureinwohner Afrikas verspeisten es traditionell, wenn sie längerfristig auf Beutezug gingen und fürs Essen wenig Zeit blieb oder nichts zu finden war. Kräftig angepriesen wird auch NeOpuntia, ein Präparat aus dem Feigenkaktus *Opuntia ficus-indica.* Wie auch das aus Krabbenschalen gewonnene Chitosan soll es Fett aus der Nahrung binden, unverdaut ausscheiden und somit die Kalorienbilanz mindern. Andere Präparate wie CM3 Alginat oder Grapefruit Spezial Ballaststoff-Tabletten quellen hingegen im Magen auf, machen ihn voll und halten so längerfristig satt.

Abnehmen auf Rezept

Vom Arzt verordnet werden muss hingegen der Wirkstoff Orlistat (Xenical-Kapseln), der aber erst ab Body-Mass-Index 30 zum Einsatz kommen darf. Anders als bei den freiverkäuflichen Mitteln gibt es Untersuchungen, die zeigen, dass das Medikament die Spaltung der Fette im Dünndarm hemmt. Sie werden unverdaut ausgeschieden und mindern somit die Kalorienbilanz.

Seit September 2006 auf dem Markt ist der Wirkstoff Rimonabant (Acomplia-Filmtabletten). Er blockiert im Gehirn einen Rezeptor, der Appetit signalisiert, wenn es beim Bäcker um die Ecke gut duftet.

Daneben gibt es auch noch die aufs Gehirn wirkenden Stoffe Sibutramin (Reductil-Kapseln), Amfepramon, Norpseudoephedrin, Mefenorex und Phenylpropanolamin. Sie haben allesamt gravierende Nebenwirkungen und werden darum nur auf Rezept abgegeben.

Schon dass es solche Mengen an Abnehmhilfen gibt, müsste stutzig machen. Gäbe es die ultimative Fett-weg-Pille, würden nicht immer neue Mittel auf den Markt kommen. Tatsächlich aber boomt das Geschäft mit den Schlankheitsmitteln. Fast 112 Millionen Euro Umsatz machten die Drogeriemärkte, Apotheken, Verbrauchermärkte, Discounter und Supermärkte damit im Jahr 2005, ermittelte das Marktforschungsunternehmen IMS Health in Frankfurt. Das ist zwar etwas weniger als im Jahr zuvor, doch die Deutschen seien nicht des Abnehmens überdrüssig geworden, sondern bei vielen ist schlichtweg der Geldbeutel nicht mehr so voll, vermutet Angela Clausen, die Diätexpertin der Verbraucherzentrale Nordrhein-Westfalen.

Ein Großteil des Schlankbudgets wird vermutlich im Internet ausgegeben, das inzwischen ein wichtiger Anbieter ist. Hier werden wöchentlich neue Schlankmacher angepriesen. Und verschreibungspflichtige Substanzen wie Orlistat oder Sibutramin gibt's mit Hilfe der internationalen Apotheken problemlos auch ohne Rezept.

Diäten produzieren Diätversager

Sicher ist aber, weder Diätbücher noch Abnehmhilfen noch Operationen, bei denen sehr dicken Menschen Körperfett abgesaugt oder weggeschnitten wird, haben Deutschland schlanker gemacht. Seit Jahren steigt die Zahl der übergewichtigen Männer, Frauen und Kinder. Der mittlere BMI aller Bundesbürger liegt bei 25 – der landläufigen Lehrmeinung nach beginnt hier das Übergewicht. Nach dem Gesundheitssurvey 2003 des Robert-Koch-Instituts (RKI) ist jede zweite Frau und sind zwei Drittel der Männer zu dick.

Unter den Kindern sind bereits 15 Prozent übergewichtig, davon leiden 6 Prozent sogar unter Adipositas, der Fettsucht. Damit hat sich die Zahl der übergewichtigen Kinder in den vergangenen zwanzig Jahren verdoppelt, ergab die KiGGS-Studie des RKI, die im Auftrag verschiedener Ministerien bei 17 641 Kindern durchgeführt wurde.

Dass der Zeiger der Waage immer weiter rechts ausschlägt, hat nicht nur etwas mit zu viel Fastfood, Fernsehen, mit den Genen oder mit zu wenig Bewegung zu tun. Die Diäten sind schuld. Es würden regelrecht »Diätversager« produziert, indem man Übergewichtigen Diäten empfiehlt, kritisiert Gunther Hölz, der Chefarzt der Kurpark-Klinik in Überlingen am Bodensee. »Versager« deshalb, weil Diäten meist scheitern. Trotz anfänglicher Gewichtsverluste schafft es weniger als ein Drittel der Abnehmwilligen langfristig, das einmal erreichte Gewicht zu halten.

Das hat nichts mit mangelndem Willen zu tun, der gerade dicken Menschen immer wieder nachgesagt wird. Der Körper selbst macht nicht mit. Von Natur aus ist er darauf programmiert, optimal zu funktionieren. In fetten Zeiten legt er sich ein Polster zu, von dem in Notzeiten gezehrt wird. Wird ihm Nahrung vorenthalten, wie dies beim Abnehmen der Fall ist, drosselt er einfach den Energieverbrauch, arbeitet auf Sparflamme und setzt Energie aus den Fettdepots frei. Auch der sogenannte Grundumsatz wird gesenkt, das ist die Energie, die für die Funktionsfähigkeit sämtlicher Organe im Ruhezustand benötigt wird.

Das Problem: Wird wieder normal gegessen, weil die Diät abgeschlossen ist, orientiert sich der Körper am abgesenkten Energieumsatz. Mit der Folge, dass alles, was darüber hinaus gegessen wird, zu viel ist und wieder als Speckpolster auf den Hüften landet. Das Gewicht steigt also an. Es sei denn, es wird weiterhin sehr kalorienarm gegessen wie zu Diätzeiten.

Der Energieverbrauch des Körpers sinkt aber auch mit jeder Diät, weil er nicht nur an die Fett- und Glykogenspeicher (Zuckervorrat) geht, sondern auch die Eiweißvorräte anzapft. Wer 10 Kilo abspeckt, bei dem schwinden etwa 7 Kilo Fett und 3 Kilo eiweißreiche Muskelmasse. Nun ist es aber so, dass vor allem die Muskelmasse Kalorien verbraucht, um zu funktionieren, und nicht das Körperfett. Nimmt die Muskelmasse während einer Diät also ab, sinkt auch der Energieverbrauch, es wird weniger verbrannt, und das Körpergewicht steigt.

Weil das Ausgangsgewicht oft bald wieder erreicht ist, spricht man auch vom Jo-Jo-Effekt: Das Gewicht bewegt sich auf und ab wie das bekannte Kinderspielzeug.

So weit jedenfalls die Theorie.

»Das Problem dieser Aussagen ist, dass sie nur zum Teil zutreffend sind. Dort, wo sie zutreffen, wird oft das Ausmaß der Veränderungen überschätzt«, sagt der Ernährungspsychologe Volker Pudel. Der Göttinger Experte setzt sich schon seit Jahren intensiv mit den Hintergründen des Ab- und Zunehmens auseinander. Er widerspricht einigen gängigen Aussagen, wie man sie in jedem Diätratgeber liest.

Pudel bestreitet zum Beispiel, dass nach dem Abnehmen praktisch lebenslänglich auf Sparflamme gegessen werden muss, weil sich der Körper an die geringere Kalorienmenge gewöhnt und jedes Zuviel als Fett speichert. Untersuchungen seines Kollegen Joachim Westenhöfer bei 27 Probanden hatten ergeben, dass ihr Grundumsatz während der zwölfwöchigen Diät zwar von 2009 auf 1700 Kalorien pro Tag gesenkt wurde. »Eine geringfügige körperliche Aktivität vorausgesetzt, wäre aber auch am Ende der Gewichtsreduktion eine Ernährung mit zum Beispiel 1800 Kalorien für keinen Patienten hypokalorisch«, das heißt, 1800 Kalorien wären keine Schmalhanskost und somit durchaus akzeptabel und machbar, sagt Pudel.

Er schränkt auch die Aussage ein, dass der Grundumsatz beim Abnehmen dauerhaft gesenkt werde und somit jede Diät sinnlos sei, weil überschüssige Kalorien zwangsläufig als Fettpolster auf den Hüften landen würden. In einem Versuch mussten Probanden dreimal für zwei Wochen eine Diät durchführen, zwischendurch aber jeweils vier Wochen pausieren. Dabei kam heraus, dass der Grundumsatz jeweils am Ende der Diät zwar verringert war, sich aber nach einer Pause von vier Wochen, in der die Probanden normal essen durften, wieder normalisiert hatte. Pudel folgert: Der Energieverbrauch wird in einem bestimmten Umfang zwar an die Kalorienzufuhr angepasst, diese Anpassung sei aber insgesamt moderat, so dass eine Gewichtsabnahme aus physiologischer Sicht nicht unmöglich sei.

Das Handwerkszeug für die Praxis fehlt

Dass Diäten oft nichts bringen außer Frust, kann also nicht nur an den Körpervorgängen liegen. »Blitzdiäten funktionieren nie, weil sie den Abnehmwilligen keinerlei Handwerkszeug mit auf den Weg geben, wie sie zu bewussten Essern werden«, erklärt Ernährungspsychologe Joachim Westenhöfer von der Hochschule für angewandte Wissenschaften, der in dem Buch *Warum Diäten scheitern* zitiert wird. Darum schnelle das Gewicht nach dem Hungern gleich wieder in die Höhe. Nicht selten wiegen die Betroffenen sogar mehr als zuvor, weil nach der großen Enthaltsamkeit besonders doll zugeschlagen wird.

Was bleibt, sei ein angeknackstes Selbstbewusstsein, weil »sie es schon wieder nicht geschafft haben«. Dauerhaft schlank zu werden sei aber keine Sache von zwei, drei Wochen, sondern ein längerfristiges, jahrelanges Vorhaben, an dem man richtig arbeiten muss.

Der Internist Gerhard Harry Scholz meinte auf einer Ärzteveranstaltung zum Thema Übergewicht sogar, dass auf ein paar Wochen oder Monate angelegte Programme kaum helfen. »Eine lebenslange Betreuung ist notwendig.«

Diäten machen krank

Unter ständigem Gewichts-Hiphop leidet nicht nur die Psyche. Die gesamte Körperabwehr wird in Mitleidenschaft gezogen. Das zeigt eine Studie an 114 übergewichtigen Frauen nach der Menopause, die das Fred Hutchinson Krebsforschungszentrum und die Washington

University unter Leitung der Wissenschaftlerin Cornelia Ulrich durchgeführt haben. Die Frauen wurden zu ihren Diätgewohnheiten in den vergangenen zwanzig Jahren befragt und auch körperlich untersucht.

Es stellte sich heraus, dass diejenigen, die häufiger als einmal mehr als 5 Kilogramm abgenommen hatten, nachweislich weniger Killerzellen im Blut hatten als diejenigen, die keine oder selten Diäten gemacht hatten. Je häufiger das Gewicht rauf- und runtergegangen war, desto geringer war die Aktivität der Abwehrzellen.

Die Körperpolizei ist unverzichtbar zum Schutz vor Krankheiten aller Art. Eine geringe Killerzellaktivität geht zum Beispiel mit häufigen Infekten und Erkältungskrankheiten einher und auch mit einem erhöhten Krebsrisiko.

Wer nur einmal Diät gehalten hat, um es auszuprobieren, muss sich aber keine Sorgen machen. Einmaliges Abnehmen hatte der Studie zufolge keine Auswirkungen auf das Immunsystem. Hingegen scheint es sich zu lohnen, das neue Gewicht zu halten, und zwar nicht nur wegen der Figur. Die Aktivität der Immunzellen nahm um 40 Prozent zu, wenn Frauen das Gewicht fünf Jahre und länger stabil gehalten hatten.

Abnehmen erhöht auch das Risiko für Gallensteinerkrankungen. »Die Steinbildung ist umso höher, je schneller und ausgeprägter die Gewichtsabnahme ist«, so der Diätexperte Hans Hauner vom Zentrum für Ernährungsmedizin der TU München in den Richtlinien für die Behandlung von Adipositas. »Studien zeigen, dass Frauen, die mehr als 4 Kilogramm in zwei Jahren abnahmen, ein um 44 Prozent erhöhtes Risiko für eine Gallenkolik haben«, erklärt Frank Lammert, Leiter der Medizinischen Klinik und Poliklinik I an der Bonner Universitätsklinik. Beträgt die Gewichtsabnahme mehr als 25 Prozent des ursprünglichen Gewichts, verdoppele sich das Risiko sogar.

Auch die Knochen leiden, wenn zu viel Gewicht in kurzer Zeit verloren wird. Weil Mineralstoffe wie zum Beispiel Kalzium aus den Knochen gelöst werden, wenn die Diät nur sehr wenige Kalorien bietet, kann es zu einer Abnahme der Knochendichte kommen. »Bei Frauen, die nach dem fünfzigsten Lebensjahr eine Gewichtsabnahme begannen, wurde eine erhöhte Inzidenz von Hüftfrakturen festgestellt«, erklärt Hauner. Das bedeutet: Wer im mittleren Lebensalter abnimmt, muss aufpassen, dass die Knochen nicht brüchig werden.

Mit zunehmendem Alter ist das Risiko, an Osteoporose, dem Knochenschwund, zu erkranken, bereits ohnehin erhöht, weil der Knochenabbau durch Veränderungen im Hormonhaushalt beschleunigt wird. Doch auch eine ungünstige Ernährung mit phosphorreichen Lebensmitteln, insbesondere Cola, begünstigt den Knochenschwund, denn die darin enthaltene Phosphorsäure entzieht dem Knochen Kalk. Nach einer amerikanischen Studie führte der Verzehr von täglich mehr als drei Gläsern Cola bei Frauen zur Herabsetzung der Knochendichte, einer Vorform der Osteoporose. Doch auch Kinder, die abnehmen sollen und gleichzeitig viel Cola light trinken, können morsche Knochen bekommen.

Verkürzt Abnehmen das Leben?

Wenn Ärzte ihren Patienten raten abzunehmen, geht es nicht um ein besseres Aussehen, sondern es stehen handfeste medizinische Gründe dahinter. Bekannt ist, dass sich bei sehr dicken Menschen, die rund 10 Kilo ihres Gewichts verlieren, die sogenannten Risikofaktoren verbessern. So kann ein durch Übergewicht ausgelöster Blutdruck durch Abnehmen um 10 bis 15 Prozent gesenkt werden. Erhöhte Cholesterinwerte werden ebenfalls um 10 Prozent reduziert, das »schlechte« LDL-Cholesterin sogar um bis zu 15 Prozent. Das »gute« HDL-Cholesterin steigt hingegen um 2 bis 8 Prozent an, was durchaus erwünscht ist. Auch die Blutzuckerwerte normalisieren sich, und chronische Entzündungen gehen um bis zu 30 Prozent zurück.

Doch bewirken solche gesundheitlichen Verbesserungen, dass die Betroffenen länger leben? Bisher herrschte Einigkeit darüber, dass sich durch Abnehmen die Gesamtsterblichkeit vermindert. Wer also den Blutdruck in Richtung Normalwert einpendelt und die Blutfettwerte und den Blutzucker senkt, bei dem vermindert sich das Risiko, vorzeitig zu sterben, um etwa 20 Prozent (im Vergleich zu denjenigen, die nichts unternehmen). Doch eine finnische Studie stellt dies nun in Frage. Hier wurden die Daten von 19 993 Zwillingen gleichen Geschlechts ausgewertet, die vor 1958 geboren wurden. Die 2957 Personen, die übergewichtig waren, wurden 1975 gefragt, ob sie abzunehmen beabsichtigten. Später wurde dann geprüft, ob sie es auch getan hatten.

Logisch wäre gewesen, wenn denjenigen, die die Mühsal des Abspeckens auf sich genommen hatten, ein längeres Leben beschert worden wäre. Doch das Gegenteil war der Fall. Es stellte sich heraus, dass ausgerechnet diejenigen, die das Abspecken geschafft hatten, ein um 86 Prozent erhöhtes Sterberisiko hatten. Das fand man heraus, als die Sterberegister des Landes bis zum Jahr 1999 ausgewertet wurden. Diejenigen also, die ihr Gewicht reduziert hatten, starben früher als diejenigen, die es gelassen hatten.

Warum das so ist, darüber zerbrachen sich die Fachleute um Studienleiter Jaakko Kaprio vom Nationalen Institut für öffentliche Gesundheit in Finnland den Kopf. Sie vermuten, dass mit dem Diäthalten nicht nur Fett, sondern auch wichtige Fitmachersubstanzen wie Eiweiß, Mineralien und Spurenelemente verlorengehen. Darunter würde die Gesamtvitalität leiden, so dass es mit der Gesundheit insgesamt bergab gehen könnte.

In einem Kommentar gibt der renommierte Epidemiologe Meir Stampfer von der Harvard School of Public Health jedoch zu bedenken, dass unklar sei, ob diejenigen, die abgenommen hatten und verstorben waren, möglicherweise geraucht hatten. Weil Rauchen schlank, aber auch krank macht, könne dies zu einer verkürzten Lebenserwartung führen. Auch Krankheiten wie zum Beispiel Krebs führen zu einem unerwünschten Gewichtsverlust.

Anders essen, Stress vermeiden, bewegen

Wenn Frauen (und zunehmend auch Männer) abnehmen wollen, haben sie in der Regel nicht die Gesundheit oder gar den Wunsch nach einem längeren Leben im Blick, sondern die Figur. Einer Onlineumfrage von Sozioland zufolge wollen 58 Prozent der Frauen abnehmen, um Gewicht zu verlieren. Nur 2 Prozent sagen, dass sie aus gesundheitlichen Gründen eine Diät machen.

»Ich hatte immer das Gefühl, dass mich alle anstarren und über mich lästern«, gesteht die einst 98 Kilo schwere Petra Schulz in der Zeitschrift *Alles für die Frau.* Sie nahm 22 Kilo ab. Bleibt die Frage, ob sie ihre neue Figur halten kann.

Eine Umfrage der Deutschen Angestellten-Krankenkasse ergab, dass 55 Prozent der Abnehmwilligen nach einer Diät bald wieder zunehmen. Jeder Fünfte wiegt dann wieder genauso viel wie vorher, 7 Prozent bringen sogar mehr Kilos auf die Wage als zuvor.

Warum das so ist, erklärt der Neurobiologe Gerald Hüther von der Universität Göttingen: »Viele Menschen leben heute mit einer großen Unruhe.« Gestresste aber bekommen keinen Appetit auf einen Teller kalorienarmes Gemüse, sondern Lust auf Süßes und Fettes. Bekanntlich lässt sich zumindest vorübergehend ein wohliges Gefühl erzeugen, wenn der Schokoriegel oder das Stück Sahnetorte im Bauch landet. »Die meisten haben schon einmal erfahren, dass Süßigkeiten irgendwie helfen, mit Stress fertigzuwerden. Diese Wirkung lässt sich auch mit Fett erreichen, es ist Balsam für die Seele«, erklärt Hüther. Fett und Zucker setzen nämlich das Hormon Serotonin frei, das Glücksgefühle erzeugt. Dadurch fühlt man sich ruhiger, gelassener und weniger gestresst, ja vielleicht sogar glücklich und zufrieden. Da die Wirkung aber nur kurze Zeit anhält, muss nachgelegt werden. Und das Kalorienkonto wird weiter belastet.

Darum muss es beim Abnehmen um dreierlei gehen: anders essen, Stress bewältigen, mehr bewegen. Sicher, Gemüse, Obst und Vollkornprodukte sind gesund und sollten die Basis der Ernährung sein. Neueren Erkenntnissen zufolge ist es aber auch wichtig, nicht zu streng zu sich selbst zu sein. Denn der Vorsatz »Ich esse nie mehr Schokolade« führe, wenn doch ein Stückchen genascht wird, leicht zu dem Gedanken: »Jetzt ist es auch egal« – und schon wird eine ganze Tafel Schokolade vertilgt, erklärt der Ernährungspsychologe Thomas Ellrott. Günstiger wäre es, zu sagen, »Ich versuche, in der nächsten Woche mit zwei Tafeln Schokolade auszukommen.« Wer das schafft, ist stolz auf sich selbst, hat einen Erfolg zu verbuchen und ist motiviert, weiterzumachen.

Abnehmwillige müssen auch lernen, mit Stresssituationen besser umzugehen. Dabei hilft es, sich bewusst zu machen, in welchen Situationen besonders gern zu viel gegessen wird: Wenn im Büro Termindruck herrscht, wenn es mit dem Partner Stress gibt oder wenn einem die Kinder auf der Nase herumtanzen? Für all diese Fälle ist es gut, Alternativen parat zu haben, die nichts mit Futtern zu tun haben. Gegebenenfalls werden sie auf einer Notfallliste notiert und an den Kühlschrank gehängt. Mögliche Essalternativen sind: im größten Chaos bis zwanzig zählen, ein kurzer Spaziergang, wenn der Stress zu groß wird, oder auch ein wohltuendes Bad, sofern es der Alltag zulässt. Längerfristig hilft auch Yoga oder Autogenes Training.

Nützlich ist es immer, Bewegung in den Alltag zu bringen. Dadurch kann nicht nur dem Abbau von Muskelmasse entgegengewirkt werden. Neurobiologische Studien zeigen, dass Sport und Bewegung aller Art zufrieden macht. Zum einen durch die dabei ausgeschütteten Endorphine, die als euphorisierende Aufputschhormone wirken, andererseits aber auch durch die verbesserte Muskelspannung, die vom Gehirn insgesamt in ein Gefühl der Stärke umgewandelt wird. Vorausgesetzt jedenfalls, die sportlichen Aktivitäten werden gerne und freiwillig gemacht. »Sonst wird es wieder Stress«, so Hüther, »und dann muss man aus lauter Frust gleich wieder etwas essen.«

KAPITEL 20

Essen und Trinken ist nicht alles: Die Wahrheit über gesunde Ernährung

Kennen Sie den Begriff »Food desert« (»Ernährungswüste«)? Erfunden wurde er in England. Und seine Geschichte beginnt Ende der neunziger Jahre, beispielsweise in West Everton, einem Stadtteil von Liverpool.

West Everton strahlt nicht unbedingt vor Schönheit. Hier stehen alte Fabriken, Hochhäuser, Mietskasernen und Plattenbauten. Ein »vergessener« Ort, in dem der Lebensrhythmus von Arbeitslosigkeit, Frust und Armut bestimmt wird. Es gibt wohl noch Kneipen, in denen die Leute ihren Blues runterspülen können, doch keine Lebensmittelgeschäfte mehr.

Zum nächsten Supermarkt sind es mehr als drei Kilometer. Wer dort einkaufen will, muss den überfüllten Bus oder aber ein teures Taxi nehmen. Am Ziel angekommen, findet man in dem »General Store« keine Frischkost, sondern vor allem Tiefkühl- und Dosenware. Wer ins nächstliegende große Einkaufszentrum will, wo es ein reichhaltiges Angebot an Obst und Gemüse gibt, muss zweimal die Buslinie wechseln – da wird aus dem Einkaufstrip schnell eine Tagestour, der man sich nicht allzu oft aussetzt. Warum die Leute nicht mit dem eigenen Auto fahren? Weil das für 86 Prozent der Einwohner ein Wunschtraum ist, aber keine Realität.

»Für die Menschen in West Everton ist es sehr schwierig, frisches Obst und Gemüse zu bekommen«, klagt Clare Mahoney vom englischen National Institute for Mental Health. Die Folge: Man isst überwiegend Fertignahrung und Vorgekochtes. Und das schmeckt nicht nur fad, sondern ist auch ungesund. Die Statistik scheint dies zu belegen: Etwa 40 Prozent der Einwohner von West Everton sind chronisch krank, jedes fünfte Kind hat Asthma, die Sterblichkeitsrate liegt fast doppelt so hoch wie im übrigen Liverpool – und dort sterben die Menschen ohnehin schon früher als sonstwo in England.

Doch sind es wirklich nur einseitige Ernährung und Mangel an Frischkost, die diese Menschen krank gemacht haben? Wenn man West Everton näher betrachtet, fallen einem vor allem zwei Worte ein: Armut und Hoffnungslosigkeit. In solchen Gegenden leben die Menschen generell ungesünder als anderswo. Sie greifen häufiger zu Zigaretten und Alkohol, Sport findet überwiegend passiv vor dem Fernseher statt, wenn der FC Liverpool zur TV-Session bittet. Auch herrschen in West Everton mehr Frust, Zukunftsangst und Brutalität, von denen schon lange bekannt ist, dass sie krank machen und das Leben verkürzen. Ganz zu schweigen davon, dass dort auch keine gasbetriebenen Etagenheizungen für Wärme sorgen, sondern noch die »gute« alte Kohle in den Bollerofen geschoben wird – eine Heizungsmethode, die besonders Kindern auf die Atemwege schlägt.

Es ist also Vorsicht angebracht, wenn hohe Sterblichkeits- und Krankheitsquoten einseitig auf Ernährungsdefizite zurückgeführt werden sollen. Das, was wirklich auf unsere Gesundheit und unsere Lebenserwartung schlägt, sind Armut, Bildungs- und Bewegungsmangel, Frust und Hoffnungslosigkeit. Die Ernährung spielt natürlich auch mit, doch sie ist nur ein Teil des Puzzles. Ein wichtiger Teil. Aber eben nicht alles.

Das Dorf der alten Leute

In Daratsos, einem kleinen Dorf im Westen Kretas, leben überdurchschnittlich viele Menschen, die über 90 Jahre alt sind. Touristen kommen dorthin, und sie denken sich: »Klar, dass die hier so alt werden. Das liegt bestimmt am Olivenöl.« Und man beschließt, sich bei der nächsten Einkaufstour auch einen dieser 10-Liter-Kanister Olivenöl zu besorgen, die in großen Stapeln im Supermarkt stehen.

Sicherheitshalber fragen wir jedoch einen der Senioren in einem Café, was er selbst als Grund für sein gesegnetes Alter ansieht. Seine Antwort: »Ich hatte immer Arbeit. Und ich hatte niemals wirklichen Kummer.«

Die Ernährung spielt keine Rolle? »Doch. Ich habe niemals hungern müssen. Ich sagte ja: Ich hatte niemals wirklichen Kummer.«

Und das Olivenöl? »Was soll damit sein?«

Na ja, hat Ihnen das geholfen, so alt zu werden? »Keine Ahnung. Wer kann das schon wissen? Das haben hier doch alle.«

Dann nickt uns der Mann zu und geht.

Vom Wirt hören wir, wohin der 91 Jahre alte Opa gehen wird: zurück in sein 4 Kilometer entferntes Nachbardorf. Es liegt 200 Meter höher als das Café, in dem wir gerade sitzen.

Manchmal sagen kleine Aktionen mehr als viele Worte.

Nur das Ganze zählt

Keiner einzigen Ernährungslehre ist es bislang gelungen, ihren gesundheitlichen Wert zweifelsfrei zu belegen. Wir wissen wohl, dass Mittelmeerköstler und japanische Fischesser überdurchschnittlich lange leben und sich einer überdurchschnittlichen Gesundheit erfreuen. Wir wissen aber nicht mit letzter Sicherheit, ob es an ihrer Ernährung liegt. Die Ursache für diese Erkenntnislücke liegt darin, dass solche Menschen nicht nur anders essen und trinken, sondern insgesamt anders leben als der Rest der Welt. Es ist also prinzipiell möglich und sogar überaus wahrscheinlich, dass ihr besserer Gesundheitszustand mit ihrem Lebensstil zusammenhängt, von dem die Ernährung lediglich einen Teil bildet.

Ganz zu schweigen davon, dass auch das Erbgut mitspielt. So

leben nirgendwo auf der Welt so viele hundertjährige Männer wie auf Sardinien. »Wenn Männer von irgendjemandem lernen können, wie man 100 Jahre alt wird«, so Claudio Franceschi von der Universität Bologna, »dann sind es die Männer aus den sardischen Bergen.« Der Immunologieprofessor fand aber auch heraus, dass dies wohl nicht an der Mittelmeerkost und auch nicht am Rotwein der Insel liegt, sondern viel eher daran, dass die Evolution den sardischen Trägern des Y-Chromosoms über die Jahrtausende eine Art Altersgen eingepflanzt hat. Weswegen denn auch die sardischen Frauen nicht älter werden als in anderen Gebieten der Welt, sondern nur die Männer.

Auf den Lebensstil kommt es an

Während man in Ländern wie Kreta eher unbewusst zur gesunden Ernährung findet, ist das hierzulande meist die Folge einer bewussten Entscheidung. Nichtsdestoweniger gilt hier wie dort: Der gesunde Speisezettel steht nicht isoliert da, er entwickelt sich im Kontext einer Lebenseinstellung und Lebensführung, die insgesamt mehr auf Gesundheit orientiert sind als bei anderen Menschen.

Das Frankfurter Institut für sozial-ökologische Forschung beschreibt die Anhänger einer anspruchsvollen und gesundheitsbewussten Ernährung wie folgt: 26 bis 45 Jahre alt, überwiegend weiblich (das ist wichtig, denn Frauen leben insgesamt gesünder als Männer) und Nichtraucher, drei Viertel von ihnen haben einen akademischen Abschluss, nur in jedem dritten Haushalt lebt ein Kind.

Das sind die wahren Pfunde, die – neben der genetischen Veranlagung – über Gesundheit und Krankheit entscheiden. Denn gesund ist, wer viel weiß und viel verdient, wer nicht raucht und nicht säuft und wer entweder keine Kinder hat oder aber in einer Gesellschaft lebt, die Familien unterstützt. Die gesunde Ernährung ist nur ein Rädchen im Gesamtgetriebe eines gesunden Lebens.

Und trotzdem wird über dieses Rädchen so heißblütig gestritten wie über sonst kaum etwas. Man kann eher die Anhänger von Bayern München und Werder Bremen an einen Tisch bitten als einen Veganer und einen Protagonisten der Atkins-Diät. Selbst unter rettungslos verfeindeten Politikern wird nicht so polemisiert und gepöbelt wie unter den Anhängern von Ernährungslehren. Warum ist das so?

Essen oder nicht essen – das ist die Frage

Der Philosoph Ludwig Feuerbach (1804–1872) konnte seinerzeit nicht ahnen, dass ausgerechnet sein beiläufig hingeschriebenes Bonmot »Der Mensch ist, was er isst« zu den häufigsten Sinnsprüchen heutiger Ernährungslehrer werden sollte. Denn zu seiner Zeit grassierte das Problem, dass es viele gab, die nur wenig zu essen hatten, und nur wenige, die viel zu essen hatten. Einen armen Menschen erkannte man meistens daran, dass er dünn war und ums tägliche Essen kämpfen musste, während die Reichen an Fett zulegten und sich auch um schöne Dinge wie Philosophie, Kunst und Theater kümmern konnten. Dies war das Umfeld, das Feuerbach inspirierte, und er inspirierte wiederum Karl Marx und dessen Gesellschaftskritik.

Heute sieht das alles, zumindest in der industrialisierten Welt, ganz anders aus. Das Übergewicht wanderte zu den niedrigeren sozialen Schichten ab, während man unter den bildungsstarken Bürgern mehr schlanke Vegetarier, Vollwertköstler und sonstige Anhänger exquisiter und kalorienarmer Kostformen findet. Mit anderen Worten: Zu Feuerbachs Zeiten war der kulinarische Verzicht ein Schicksal, das man ertragen musste, heute ist er ein Luxus, für den man sich bewusst entscheiden kann.

Mit dieser Entwicklung hat auch der Spruch des Philosophen eine neue Bedeutung bekommen. Heute gilt, wie Kulturwissenschaftler Friedemann Schmoll von der Universität Tübingen betont, eher der Satz: »Der Mensch ist, was er *nicht* isst.« Denn in einer Welt des Überflusses kann man sich als Individuum besser abgrenzen, indem man verzichtet, anstatt alles kritiklos zu konsumieren, was auf dem Markt angeboten wird. Das bewusste Nicht-Essen, also das Einhalten von Nahrungstabus, wie etwa beim Vegetarismus das Meiden von Fleisch, hat, wie Schmoll betont, »eine identitätsverbürgende Dimension« bekommen.

Klar, dass etwas, das zur Identität eines Menschen beiträgt, heftiger verteidigt wird als etwas, das nur als äußerliches Attribut betrachtet wird. Sage ich einem Rohköstler, dass ich seine Ernährungsstrategie missbillige und für dumm halte, attackiere ich damit seine Persönlichkeit. Dass ich da mit energischer Gegenwehr rechnen muss, ist nur logisch.

Doch das ist nicht die einzige Ursache für die Heißblütigkeit, mit der Ernährungsdiskussionen geführt werden.

Essen ist gut, Kontrolle ist besser

»In keinem anderen Bereich ist so leicht ein Gefühl der Kontrolle zu erzielen wie beim Essen«, erklärt die Soziologin Eva Barlösius von der Universität Duisburg-Essen. Liebe, Job, Karriere, Kinder, Regierungen, Elternhaus, Medizin – alles ist dem eigenen Einfluss weitgehend entzogen. Gerade in unserer restlos durchverwalteten Welt gibt es kaum noch etwas, über das ich als Individuum wirklich frei entscheiden kann. Doch was man sich einverleibt, darüber entscheidet man immer noch selbst. Kommt dann noch die Hoffnung hinzu, mit einer bestimmten Ernährungsstrategie Krankheiten verhindern zu können, wächst der Eindruck, dass man sein Leben wirklich in die eigenen Hände genommen hat. Wer lässt sich solch ein Gefühl schon widerstandslos abnehmen?

Zu dem Gefühl der Kontrolle passt, dass die Nahrungsaufnahme ein zutiefst symbolischer Akt ist. Beim Essen und Trinken nehmen wir ein Stück Welt in uns auf. Verweigern wir uns hingegen bestimmten Nahrungsmitteln, verweigern wir uns auch einem Stück Welt. Dabei kann durchaus ein Akt der Emanzipation herausspringen! Denn wer sich nach Jahren der Völlerei zu einer Diät durchringt, wer von Dosenmais auf Biokost umsteigt, wer den Fastfood-Ketten den Rücken kehrt und stattdessen sogar seine Nudeln selbst herstellt, signalisiert, dass er nicht mehr dazu bereit ist, alles hinzunehmen, was die Ernährungsindustrie ihm vorsetzt. Er signalisiert, dass er die Kontrolle über sein Leben wiedergewonnen hat, dass er nicht mehr willens ist, ein ohnmächtiges Rädchen im Konsumgetriebe zu spielen. Er will kein Allesfresser mehr sein, weder im kulinarischen noch im gesellschaftlichen Sinne. Er will nicht unter der Kontrolle von manipulierenden Mächten stehen, sondern ein Individuum sein, das diesen Mächten ein energisches Nein entgegenschleudert und sich selbst zu bestimmen sucht.

»Hinter jeder Ernährungslehre steht ein Gesellschaftsentwurf«, erläutert Barlösius. Ein *persönlicher* Lebensentwurf, mit dem man sich dem großen Konsens verweigert. Jede Diskussion zu Ernährungsfragen hat eben auch etwas von einer Diskussion über grundsätzliche Werte, und daran können sich die Gemüter bekanntlich leicht entzünden.

Tabus sind immer und überall

Nichtsdestotrotz müssen sich die fanatischen Jünger von Ernährungslehren fragen lassen, ob es wirklich nötig ist, ihr Anliegen mit religiösem Eifer voranzutreiben. Andererseits müssen sich auch ihre

Gegner fragen lassen, ob es wirklich nötig ist, all die Vegetarier, Blutgruppendiätler, Vollwertköstler und anderen Ernährungsexoten in die Ecke des Krankhaften und Abartigen zu stellen und damit auf die Palme zu bringen. So behauptet beispielsweise Bestsellerautor Udo Pollmer, dass Vegetarier eigentlich eine Diät kaschieren wollen und sich unter ihnen viele Essgestörte befänden. Selbst Ernährungsberatern wird mittlerweile ein Hang zur Essstörung bescheinigt, so wie Psychiater und Psychologen mit dem Vorwurf leben müssen, selbst eine Schraube locker zu haben. Und wenn Pollmer mit seinem Buchtitel fordert: *Esst endlich normal!,* ist dies durchaus als Kampfansage an »die anderen« zu verstehen und impliziert, dass er sie eben für abnormal hält.

Aber was ist eigentlich »normale« Ernährung? Ist es tatsächlich normal, wenn wir einfach essen, was uns schmeckt, wo doch unser Geschmackssinn schon längst korrumpiert ist durch die Werbung der Lebensmittelindustrie und die Wucht ihrer unzähligen Aromastoffe und Geschmacksverstärker? Der einfache Weg muss ja nicht unbedingt der normale Weg sein.

Wir sollten auch bedenken, dass nicht nur der Speisezettel von Vegetariern und anderen Sonderköstlern von Nahrungstabus durchzogen ist. Auch die »Normalesser« beachten bei ihrem Essen und Trinken zahlreiche Tabus – und viele von ihnen machen aus ernährungsphysiologischer Sicht viel weniger Sinn als etwa der Fleischverzicht.

So graust uns beispielsweise vor dem Verzehr geschlachteter Hundewelpen, die in einigen Provinzen Chinas als Delikatesse gelten. Der Verzehr von Insekten wird hierzulande als Entomophagie ins Pathologische gedrängt, obwohl Heuschrecken und Maikäfer hochwertige, proteinreiche Nahrungsmittel sind. In Asien kommen noch heute Wasserwanzen auf den Teller, und in Mexiko bereichern mit Schokolade überzogene Grashüpfer den Speisezettel – die meisten von uns finden so etwas einfach nur ekelhaft, weil wir Insekten mit

»Ungeziefer« verbinden. Aus demselben Grund essen wir heute auch keine »Unkräuter« wie Löwenzahn mehr, obwohl der nicht schlechter schmeckt und erst recht nicht ungesünder ist als der Salat aus dem Treibhaus.

In Mitteleuropa war es bis zum 19. Jahrhundert üblich, Singvögel auf die Speisekarte zu setzen, man aß »Thüringer Meisensuppe«, »Helgoländer Drosselsoop« und »Leipziger Lerchen«. Heute sind diese kulinarischen Köstlichkeiten praktisch verschwunden. Und das nicht etwa, weil es zu gesundheitlichen oder hygienischen Problemen gekommen wäre, sondern weil sich das Image der Singvögel zum »gefiederten Freund« gewandelt hat – und den isst man genauso wenig wie seinen »treuesten Freund«, den Hund. »Unser Ekel ist nicht in der Materie – dem Hund – begründet«, erläutert Kulturforscher Schmoll, »sondern in den Köpfen beziehungsweise der Kultur, die unsere Magensäfte reguliert.«

Unser Alltag strotzt also nur so von ernährungsphysiologisch unbegründeten Nahrungstabus, wir sitzen dermaßen tief im Glashaus irrationaler Ernährungsregeln, dass wir nicht mit Steinen auf Ernährungslehren werfen sollten, nur weil sie uns suspekt vorkommen. Wer anders isst und trinkt als wir, der lebt auch anders als wir, weil Ernährung eben mehr ist als nur eine bloße Zufuhr von Nährstoffen. Wir sollten ihm das, sofern er uns nicht schadet, vorbehaltlos zugestehen. Das gehört zu dem Pluralismus der Meinungen, der in einer aufgeklärten Zeit selbstverständlich sein sollte.

Schau genau!

Zum Schluss gehen wir noch einmal nach Daratsos, dem kleinen Dorf im Westen Kretas. Auf dem Marktplatz fährt gerade ein Mann mit seinem Eierlaster vor. Das ist ein klappriger Lkw, auf dessen Ladefläche Dutzende von vergitterten Kisten gestapelt sind. Und in jeder Kiste sitzt auf engstem Raum ein Huhn, die oberen Hennen kacken den unteren Hennen auf die Köpfe. Der Mann hat also gewissermaßen die Produzenten seiner Ware stets bei sich. Eine Legebatterie auf Rädern.

Touristen kommen vorbei. Sie werden zornig. Erregen sich über den Mann, wie er nur die armen Tiere unter solch erbärmlichen Bedingungen halten könne. Niemals würden sie ein Ei bei diesem Verbrecher kaufen. Später dann, zurück in Deutschland, werden sie aber dann ein Ei essen. Vermutlich eines aus einer deutschen Legefabrik. Im Vergleich dazu wirkt der Eierlaster von Kreta wie ein Urlaub auf dem Bauernhof. Doch das sieht ja niemand …

Mahatma Gandhi sagte einmal, dass sich eine ethische Lebenshaltung meistens wie von allein entwickelt, wenn man mit offenen Augen durch die Welt geht. Er selbst hat sich immer persönlich ein Bild von einer Sache gemacht, bevor er sich dazu geäußert hat, auch wenn er glaubte, sie schon zu kennen. Wir sollten es ähnlich machen. Erst recht bei der Ernährung. Denn da die Lebensmittelindustrie weiß, dass viele ihre Produkte nicht essen würden, wenn sie wüssten, wie sie hergestellt werden, arbeitet sie überwiegend im Verborgenen.

Also: Augen auf! Sie müssen ja nicht zum militanten Anhänger irgendeiner Ernährungslehre werden. Es reicht, wenn Sie mit offenen Augen durch die bunte Welt unserer Lebensmittel gehen. Der Rest kommt dann schon von allein.

LITERATUR

Angres, Volker / Hutter, Claus-Peter / Ribbe, Lutz: *Futter fürs Volk. Was die Lebensmittelindustrie uns auftischt,* München 2006

Binder, Franz / Wahler, Josef: *Das neue Handbuch der gesunden Ernährung. Von Ahornsirup bis Zusatzstoffe,* München 2002

Binder, Franz / Wahler, Josef: *Zucker, der süße Verführer. Alles Wissenswerte und praktische Gesundheitstipps,* Kirchzarten 2004

Böge, Stefanie: *Äpfel. Vom Paradies bis zur Verführung im Supermarkt,* Dortmund 2003

Bruker, Max O.: *Gesund durch richtiges Essen,* München 2001

Buddeberg-Fischer, Barbara: *Früherkennung und Prävention von Essstörungen. Essverhalten und Körpererleben bei Jugendlichen,* Stuttgart / New York 1999

Deutsche Gesellschaft für Ernährung: *Ernährungsbericht 2004,* Bonn 2004

Ekmekcioglu, Cem / Marktl, Wolfgang: *Essentielle Spurenelemente. Klinik und Ernährungsmedizin,* Wien / New York 2006

Ellrott, Thomas / Ellrott, Birgit: *Fettfalle Supermarkt. Finden Sie die fettarmen Alternativen,* Neustadt a. d. Weinstraße 2006

Elmadfa, Ibrahim: *Ernährungslehre,* Stuttgart 2004

Gerhardt, Ulrich: *Gewürze in der Lebensmittelindustrie. Eigenschaften, Technologien, Verwendung,* Hamburg 1994

Goris, Eva: *Unser kläglich Brot. Gute Ernährung kommt nicht aus der Tüte,* München 2007

Grimm, Hans-Ulrich: *Die Ernährungslüge. Wie uns die Lebensmittelindustrie um den Verstand bringt,* München 2005

Grimm, Hans-Ulrich / Sabersky, Annette: *Die Wahrheit über Käpt'n Iglo und die Fruchtzwerge. Was die Industrie unseren Kindern auftischt,* München 2006

Grimm, Hans-Ulrich / Ubbenhorst, Bernhard: *Echt künstlich.*

Das Dr.-Watson-Handbuch der Lebensmittel-Zusatzstoffe, Stuttgart 2006
Grimm, Hans-Ulrich / Zittlau, Jörg: *Vitaminschock. Die Wahrheit über Vitamine. Wie sie nützen, wann sie schaden,* München 2002
Karmasin, Helene: *Die geheime Botschaft unserer Speisen. Was Essen über uns aussagt,* München 1999
Leitzmann, Claus: *Alternative Ernährungsformen,* Stuttgart 2005
Pollmer, Udo / Warmuth, Susanne: *Lexikon der populären Ernährungsirrtümer. Missverständnisse, Fehlinterpretationen und Halbwahrheiten von Alkohol bis Zucker,* München 2004
Sabersky, Annette: *Bio drauf – Bio drin? Echte Bioqualität erkennen und Biofallen meiden,* München 2006
Sabersky, Annette: *Das große Allergie-Lexikon. Die wichtigsten Allergene und Beschwerden von A–Z,* Stuttgart 2006
Sabersky, Annette: *Was isst du denn da? Lexikon der gesunden und ungesunden Kinderernährung,* Stuttgart 2005
Schlosser, Eric: *Fastfood Gesellschaft. Die dunkle Seite von McFood & Co.,* München, 2002
Schönberger, Gesa U. / Spiekemann, Uwe: *Gesunde Ernährung zwischen Natur- und Kulturwissenschaft. Die Arbeit der Dr. Rainer Wild Stiftung,* Münster 1999
Thimm, Utz / Wellmann, Karl-Heinz (Hrsg.): *Essen ist menschlich. Zur Nahrungskultur der Gegenwart,* Frankfurt a. M. 2003
This-Benckhard, Hervé: *Rätsel und Geheimnisse der Kochkunst. 55 Rezepte – naturwissenschaftlich erklärt,* München 2001
Weißbuch Allergie in Deutschland, hrsg. von Deutsche Gesellschaft für Allergologie und Klinische Immunologie (DGAI) / Ärzteverband Deutscher Allergologen (ÄDA) / Deutsche Akademie für Allergologie und Umweltmedizin (DAAU), München 2004
Zittlau, Jörg: *Frauen essen anders, Männer auch. Fakten und Hintergründe zum Speiseplan der Geschlechter,* Berlin 2004

REGISTER